"十四五"时期国家重点出版物出版专项规划项目

世界马克思主义与左翼研究论丛　　主编/姜辉

CAPITALISM ON A VENTILATOR:
THE IMPACT OF COVID-19 IN CHINA & THE U.S.

呼 吸 机
上 的
资 本 主 义

——新冠肺炎对中美两国的影响

[美]萨拉·弗朗德斯　[中国香港]李小轩◎主编
禚明亮　胡晓梅　易玥瞳◎译

当代中国出版社
Contemporary China Publishing House

版权合同登记号 图字：01-2021-4495

图书在版编目（CIP）数据

呼吸机上的资本主义：新冠肺炎对中美两国的影响 /
（美）萨拉·弗朗德斯，李小轩主编；禚明亮，胡晓梅，
易玥瞳译 . —— 北京：当代中国出版社，2022.1（2022.1 重印）
（世界马克思主义与左翼研究论丛）
书名原文：Capitalism on A Ventilator: The
Impact of COVID-19 in China and The U.S.
ISBN 978-7-5154-1125-5

Ⅰ . ①呼⋯　Ⅱ . ①萨⋯ ②李⋯ ③禚⋯ ④胡⋯ ⑤易
⋯　Ⅲ . ①新型冠状病毒肺炎—疫情防控—对比研究—中国
、美国—文集　Ⅳ . ① R512.930.1-53

中国版本图书馆 CIP 数据核字（2021）第 119993 号

出 版 人	冀祥德
策 划 人	陈秋霖
责任编辑	汪宗跃　周显亮　焦晓萍
责任校对	贾云华
印刷监制	刘艳平
封面设计	胡椒设计
出版发行	当代中国出版社
地　　址	北京市地安门西大街旌勇里 8 号
网　　址	http://www.ddzg.net　邮箱：ddzgcbs@sina.com
邮政编码	100009
编 辑 部	（010）66572264　66572154　66572132　66572180
市 场 部	（010）66572281　66572161　66572157　83221785
印　　刷	北京润田金辉印刷有限公司
开　　本	787 毫米 × 1092 毫米　1/16
印　　张	20.75 印张　2 插页　300 千字
版　　次	2022 年 1 月第 1 版
印　　次	2022 年 1 月第 2 次印刷
定　　价	72.00 元

"世界马克思主义与左翼研究论丛"
总　序

新中国成立 70 多年来，特别是改革开放 40 多年来，伴随着我国社会主义建设和改革事业的发展，我国的世界马克思主义研究经历了从起步到初具规模再到迅速发展的过程，也取得了一系列重要研究成果。国内译介了大量国外马克思主义流派和思潮的代表著作，推出了一批批具有真知灼见的研究成果，对促进我国的马克思主义研究发挥了重要作用。在不断引进、吸收国外著述和成果的同时，我国有关领域的学者坚持"引进来"和"走出去"相结合，不断把当代中国马克思主义研究成果推向世界，从国际视野出发坚持和发展马克思主义。对于世界马克思主义研究，不同领域、不同学科的研究者从不同的研究视角出发，着眼于不同的研究主题，见仁见智地提出了各自不同的观点，甚而进行了针锋相对的思想碰撞。在这样的争论中，世界马克思主义研究视域不断拓展，研究主题逐渐丰富，问题意识日趋明晰，为发展当代中国马克思主义服务的作用也日益凸显。

进入 21 世纪以来，世界正经历百年未有之大变局。当前，新旧国际秩序加速更替，"东升西降"的发展趋势日益明显，世界发生着有利于马克思主义和社会主义的深刻转变。处于新一轮衰退期的世界资本主义与处于新一轮上升期的世界社会主义之间的竞争和博弈更趋激烈，中国特色社会主义成为世界马克思主义的旗帜和世界社会主义的中流砥柱，且引领示范作用不断上升。我们就是在这样的时代背景和世界形势下推动世界马克思主义和世界社会主义研究，恢复并提振马克思主义真理的力量，提升运用马克思主义研究和解决实际问题的能力，不断推动 21 世纪马克思主义丰富发展。

总的来说，我国的世界马克思主义研究取得了较大成绩，但同时代和实践发展的要求相比，同发展 21 世纪马克思主义的时代任务和要求相比，世界马克思主义研究需要全面提升和加强，世界马克思主义学科需要建立、完善和发展，需要从整体上提升世界马克思主义研究水平。从研究层面看，应该从整体上把握世界马克思主义发展趋势，关注世界马克思主义研究的重大理论和现实问题，加强对当代世界前所未有之大变局的研究，加强对当代世界社会主义新情况、新特点的研究，加强对当代资本主义新变化、新趋势的深入研究，加强对当代中国马克思主义、21 世纪马克思主义的研究，为在新时代发展马克思主义作出原创性贡献。为了更好地加强对世界马克思主义和西方左翼的研究，中国社会科学院马克思主义研究院策划出版了这套"世界马克思主义与左翼研究论丛"。

本套丛书涉及的研究范围广、问题多，包括马克思主义基本理论，现实社会主义国家发展，发达国家与发展中国家的马克思主义和社会主义，国外左翼政党和社会运动，世界马克思主义流派和思潮，等等。在研究中着重体现了以下方面的原则和特点：

一是加强对世界范围内马克思主义发展的全面系统研究。世界马克思主义流派众多，如何看待这些流派的性质和内容，如何在研究中以我为主、为我所用，是至关重要的问题。我们研究世界范围内的马克思主义，目的是服务于发展当代中国马克思主义、21 世纪马克思主义，所以要以科学、辩证的态度，挖掘有价值的资源，吸收有益成果，拓展我们的视野，得到有意义的启示。习近平总书记指出："对国外马克思主义研究新成果，我们要密切关注和研究，有分析、有鉴别，既不能采取一概排斥的态度，也不能搞全盘照搬。"[①] 国外马克思主义研究内容庞杂，价值取向多元。有的思潮流派从总体上看是在马克思主义框架中研究问题，基本上属于马克思主义范畴；有的虽以"马克思主义"自称，但从实质上看偏离了马克思主义基本原理和价值取向；有的以"创新马克思主义"为旗号，实际上歪曲和否定马克思主义。为此我们要真正坚持马克思主义立场观点方法，区别根本性质，辨析基本观点，挖掘积极内容，并在具体的历史和社会条件下具体对待各个流派和思潮，用科学辩证的态度来研究和认识国外马克思主义。同时，结合当代马克思主义发展的理论需要和现实需要，坚持问题导向，注重吸收有益资源为我所用，通过比较鉴别获得启示，积极推动马克思主义的理论创新，推动21世纪马克思主义的发展。研究中应避免单一化、碎片化、片面化、抽象化、凝固化，秉持批判精神，既深度挖掘国外马克思主义和左翼思潮的合理内核，又分析其立场和方法的局限，认真吸收有益资源，为继续丰富发展马克思主义服务。

二是加强对重大理论和现实问题的研究。当前，全面推进世界马克思主义研究，有三个方面是相互联系、密不可分的：一是世界资本主义研究，二是世界社会主义研究，三是中国特色社会主义研究。只有坚持问题导向，把这三方面研究有机结合起来，才能全面地看问题，深刻掌握世界马克思主义和社会主义的发展现状和趋势。还有，研究中把关注的焦点集中在21世纪初世界资本主义与世界社会主义的新发展、新变化、新特征，关注两大制度之间在新的力量对比格局下的合作、竞争态势和趋势，关注资本主义危机对两大制度及其关系的影响，关注世界格局和世界体系的演变及走向，关注国外左翼及进步力量的应对战略策略新变化与实践活动新走向，等等，在研究重大理论和现实问题中推动世界马克思主义研究的

---

① 《习近平谈治国理政》第2卷，外文出版社2017年版，第67页。

发展。

三是加强对资本主义发展变化及其新特征的研究。习近平总书记在中共十八届中央政治局第四十三次集体学习时强调指出："当代世界马克思主义思潮，一个很重要的特点就是他们中很多人对资本主义结构性矛盾以及生产方式矛盾、阶级矛盾、社会矛盾等进行了批判性揭示，对资本主义危机、资本主义演进过程、资本主义新形态及本质进行了深入分析。这些观点有助于我们正确认识资本主义发展趋势和命运，准确把握当代资本主义新变化新特征，加深对当代资本主义变化趋势的理解。"[①] 当前，资本主义在经历新的危机后出现了许多全局性、根本性的变化，资本主义各种矛盾激化并深刻影响着世界政治经济格局。要通过全面深刻的研究，把握资本主义变化发展规律及其新特点，在"中国之治"和"西方之乱"的比较研究中，坚定中国特色社会主义的道路自信、理论自信、制度自信、文化自信。

四是加强对世界社会主义及其在 21 世纪新发展的研究。东欧剧变、苏联解体近 30 年了，经过时间沉淀、实践检验和历史过滤，在今天不断形成并凸显反映历史真相、趋于客观理性、揭示深层规律的经验教训的总结，意义重大，为 21 世纪世界社会主义的新发展和走向振兴提供了宝贵的历史借鉴。加强对国际共运史和东欧剧变、苏联解体的研究，可以以史为鉴，从世界社会主义的曲折发展中吸取教训，坚持和发展新时代中国特色社会主义。当前，中国特色社会主义成为世界社会主义发展的最大亮点，成为世界社会主义的标志性参照系。社会主义中国在世界东方的崛起，正在充分展示着社会主义的优越性、感召力和吸引力。中国在发展崛起中，最重要的是集中精力办好自己的事情，不断提高我们的综合国力，不断改善人民的生活，不断建设比资本主义具有优越性的社会主义，不断为我们赢得主动、赢得优势、赢得未来打下更加坚实的基础。在这样的时代背景下，加强中国特色社会主义与世界社会主义关系的研究，深入研究新时代中国特色社会主义的

---

① 《习近平谈治国理政》第 2 卷，外文出版社 2017 年版，第 67 页。

世界意义，对于 21 世纪马克思主义和世界社会主义的发展具有重大意义和贡献。

是为序。

2020 年 5 月 1 日

译者前言

祎明亮　等

事实证明，美国政府抗击新冠肺炎疫情的成绩是极为糟糕的。截至北京时间 2021 年 6 月 28 日上午 9 点，美国共有 3449.4 万例确诊病例，死亡病例超过 61.9 万例。美国联邦储备委员会称，随着新冠肺炎疫情开始对美国经济产生影响，近 40% 的美国低收入者失去了工作。叙利亚总统政治与新闻顾问布赛纳·沙班（Buthaina Shaaban）认为，不同国家对这场疫情的应对质量是衡量不同政治体制效率和人民性的重要尺度。他指出："这场全球性疫情揭示了各个政治体制在民众生命与生命质量问题上的立场。何种体制更加珍视民众的生命？我们生活在什么样的体制中？"① 正如奥地利工人党主席蒂博尔·曾克（Tibor Zenker）2020 年 3 月 15 日在中央委员会会议上的讲话中所指出的："在资本主义制度下，疾病总是一个阶级问题。因此，我们必须从阶级的角度来考虑问题。""工人阶级暴露在被摧

---

① 《叙利亚总统顾问：中国抗疫体制优势"令人惊叹"》，http://column.cankaoxiaoxi.com/2020/0323/2405492_2.shtml。

毁的卫生系统之下，而富人负担得起私人医生和设施、昂贵的药品、设备和特殊治疗。"① 因此有美国学者指出，资产阶级政府甚至将新冠疫情危机当作开展阶级斗争的一种手段。2020 年 4 月，美国著名生态马克思主义学者约翰·贝拉米·福斯特（John Bellamy Foster）在接受专访时直击要害地指出，今天我们在美国看到的事情其实是一种基于阶级属性的"社会谋杀"现象，这是恩格斯在《英国工人阶级状况》中曾经论及的。政府在面对疫情蔓延时所遵循的资产阶级利益至上的原则，不顾广大工人阶级的生命健康，最终"谋杀"了美国广大工人阶级。② 相比之下，布赛纳·夏班甚至直截了当地指出："事实上，中国的政治和社会体制在这次公共卫生和人道主义危机中被证明是最能发挥能量、最珍视民众生命、最高效减轻损失、最有力领导社会、最妥善应对危机的。"③

可以说，生活在美国的广大人民最能深刻体会新冠疫情背景下政府的所作所为，他们最具有发言权，最能清晰地看到美国资本主义政府应对新冠疫情时所持的立场。为此，许多有良知的左翼学者和作家发出了自己的声音，出版了这样一本书，名字叫《呼吸机上的资本主义》，副标题是《新冠肺炎对中美两国的影响》，共同发出了这样一句呐喊：病榻上躺着的是——资本主义制度！

一、关于本书的基本情况

《呼吸机上的资本主义》是第一本由美国进步人士包括华裔在内的多民族左翼人士第一时间联合出版的著作，全书近 400 页，于 2020 年 9 月在美国出版。该书以进步主义的左翼视角分析全球新冠疫情，对比为什么以中国为首的社会主义国家在处理疫情问题上获得巨大成功，而以美国为首的西方资

---

① http://www.solidnet.org/article/Party-of-Labour-of-Austria-Disease-and-capitalist-class-society/.

② https://mronline.org/2020/04/11/trump-neo-fascism-and-the-covid-19-pandemic/.

③ 《叙利亚总统顾问：中国抗疫体制优势"令人惊叹"》，http://column.cankaoxiaoxi.com/2020/0323/2405492_2.shtml.

本主义国家却处理得一塌糊涂、完全失败。本书因为对美国政府进行尖锐批评，在亚马逊平台上架不到两周就被封杀。正如该书编者之一的李小轩所指出的："对于这本揭露和批判美国抗疫失败、肯定中国成功的书，美国主流媒体精英是绝对不会喜欢的。面对本书，他们选择了集体沉默，只沉迷于莫名其妙的'中国制造病毒'和'中国疫情责任'论。疫情影响全世界，抗疫也应该由全世界人类共同合作，但美国国家政策对中国的敌意影响了各个领域的正常讨论。"

本书分为引言和 6 部分内容，文章的作者绝大多数是美国左翼人士。他们的文章大都具有强烈的问题意识，文笔客观冷静，文风坚强有力，批判美国政府抗疫失败，在美国和世界范围内积极宣传中国政府应对疫情的巨大成绩，揭露美国主导的反华丑化宣传和种族主义的话语本质。许多文章针砭时弊，直指美国资本主义制度的痛处，全面展现新冠疫情背景下中美两国抗疫的真实情况，能给读者带来许多重要启示。

二、关于编者概况

本书由美国共产主义活动家萨拉·弗朗德斯和著名左翼活动家李小轩联合编写，并邀请欧美 30 余位著名左翼人士、记者和评论家撰文。书中的许多重要章节写于 2020 年 3 月至 6 月，当时正值中国逐步战胜疫情，社会慢慢恢复正常，而美国疫情一步步走向严重直至灾难之时。美国的有识之士受到灵魂拷问，被迫积极寻找问题的答案：为什么中国和古巴等社会主义国家抗疫成功，而美国等欧美发达资本主义国家却完全失败？

读罢此书，我被这些美国左翼人士的实事求是的学术态度和坚韧不拔的斗争精神所感动，尤其是在美国右翼政治甚嚣尘上、左翼人士和观点不断遭到打压的背景下，敢于说真话，敢于讲实话。同时，在偶然间我看到本书联合编者萨拉·弗朗德斯〔及其丈夫迈克尔·克莱默（Michael Kramer）〕、李小轩于 2019 年 9 月底瞻仰上海中共一大会址的合影照片时，让我一度陷入沉思。

编者萨拉·弗朗德斯，女，美国工人世界党秘书处成员，美国反战活动家，"工人世界"网长期撰稿人。她曾在该党官网——"工人世界"网发表文章《追踪香港抗议背后的资金》，文章披露美国各类基金会粗暴干涉中国内政，指出在香港的抗议行动中，美国国家民主基金会、洛克菲勒基金会、索罗斯基金会等都给予了支持[①]，她的文章和评论多次得到中国学界的关注。

编者李小轩，男，旅美华侨，著名左翼活动家，1966 年出生于中国香港，早年生活在日本横滨。1995 年起参与美国工运活动，主要包括美国劳联属下的 APALA 亚太劳工联盟和美国 USAS 学生劳工权益组织，2020 年 11 月起受聘为南京农业大学美国法律与政治研究中心特聘研究员。目前定居在美国旧金山。

实际上，萨拉·弗朗德斯所在的美国工人世界党（Workers World Party，WWP），是一个信奉马克思列宁主义，以实现社会主义为目标的美国共产主义政党。1958 年，萨姆·马西（Sam Marcy）和他的追随者们脱离了美国社会主义工人党，并于 1959 年创建此党。该党在美国的一些大城市设立了办公室和报社编辑部，以接受捐赠作为党的资金来源。该党只是众多美国共产主义政党中的一个，虽然规模较小，但它代表着 21 世纪美国共产主义政党的一种声音。在中国共产党建党 100 周年的历史时刻，我想到在共和党、民主党之外，中国共产党是否需要从战略上加强与美国其他政党尤其是共产主义政党的党际关系，以丰富新时代对美关系的新策略？实际上，萨拉·弗朗德斯的知名度在中国也很高。此前，由华中师范大学国外马克思主义政党研究中心 World Communist Parties 公众号发布的萨拉·弗朗德斯《社会主义基础如何帮助中国抗击冠状病毒》一文，曾得到中国网友上万次浏览、点赞及转发，在中国及海外学界产生了较大影响。因此，通过阅读以萨拉·弗朗德斯、李小轩以及本书其他作者为代表的美国左翼学者的观点，让我们得以管窥当代美国左翼人士的基本主张和活动情况。

---

① 参见邢文增：《教唆、干涉与操纵：英美左翼关于香港问题真相的看法》，《世界社会主义研究》2019 年第 11 期。

　　总体来看，《呼吸机上的资本主义——新冠肺炎对中美两国的影响》是一本不可多得的、客观真实反映美国左翼学者如何看待中国政府抗疫成功、美国政府抗疫失败的原因、反华宣传和对华新冷战策略、种族主义等问题的重要资料。其基本立场是批判美国资本主义制度应对疫情失败，驳斥美国媒体将责任嫁祸于中国并进行反华主义宣传的行径，对中国政府抗击新冠肺炎疫情和中国特色社会主义现代化建设予以正面分析和评价。正是因为本书所秉承的真实性和客观性等原则，深深刺痛了美国政府和相关出版管理机构的神经，他们不得不对本书采取粗暴无理的下架方式，实施意识形态禁令，目的在于压制国内左翼学者的言论主张的对外传播。2020 年 9 月，该书由美国亚马逊网上书城上架发行，但两周后他们突然选择封杀。亚马逊先声称是技术性原因，之后又认为本书内容里有很多没有"官方来源"的信息，"违反了规定"，所以不可以在他们渠道上架。令人欣慰的是，根据编者李小轩的介绍，经过多方努力，2020 年 12 月，作者们终于通过美国以外的出版商，将本书再次上架出售①。

　　我与李小轩先生其实是"以文相识"。2021 年 1 月 10 日，他通过微信联系到我，说是通过我发表在英文国际期刊《国际思想评论》(*International Critical Thought*) 的一篇关于美国抗疫的文章②找到了我的联系方式，并于 2 月 1 日将其主编的这本书邮寄到我的手里，使我或许有幸成为国内学界第一位阅读此书的读者。我的研究领域主要是国外共产党和世界社会主义运动，通过李小轩先生，我得以幸运地结交萨拉·弗朗德斯以及来自美国社会主义团结党的约翰·帕克（John Parker）、美国自由道路社会主义组织的琼·罗斯贝克（Joe Losbaker）和美国革命共产党的特拉维斯·莫拉莱斯（Travis Morales）等同志，与他们的直接交流使我更深入地了解美国左翼共产主义政党的理论和实践探索情况。此后不久，李小轩先生邀请我为此书撰写书评，以便向中

---

① https://world-view-forum.myshopify.com/products/capitalism-on-a-ventilator.

② 文章链接：Victor Wallis & Mingliang Zhuo（2020），"Socialism, Capitalism, and the COVID-19 Epidemic: Interview with Victor Wallis," *International Critical Thought*, 10:2, 153-160, DOI:10.1080/21598 282.2020.1783920.

国的读者介绍美国学界和左翼人士对中美抗疫的真实想法和认识成果。在认真读罢此书之后，我欣然应允，并将该书评发表在国内微信公众号"青马先声"上，受到读者们的热烈欢迎。该公众号部分热心读者，包括我的好朋友张晓红和张欢欢女士建议尽快将此书翻译成中文并出版。随后，我联系了胡晓梅和易玥瞳两位同志，她们热情地接受了我的邀请，我们就下一步的翻译计划进行了具体商讨。因此，这本译著的出版是我们3个人集体智慧的结晶。

在本书的出版过程中，我们要特别感谢当代中国出版社各级领导的大力支持与协调，感谢中国社会科学院副院长、当代中国研究所所长姜辉同志和中国社会科学院马克思主义研究院党委书记、副院长辛向阳研究员的关注与鼓励，同时对当代中国出版社副社长陈秋霖和总编室王敏老师的辛勤付出表达敬意。书中不当之处，敬请读者们批评指正！

2021 年 6 月 21 日于北京建国门内大街 5 号

中译本序言

［中国香港］李小轩

2019 年底至 2020 年初在中华大地突如其来、百年不遇的新冠肺炎疫情考验了中国，考验了全世界，也考验了每个人在疫情面前的智慧和善恶。

我们的书——《呼吸机上的资本主义》（*Capitalism on a Ventilator*）的出版，是美国左翼支持中国人民的自发行动，是当时"逼上梁山"的紧急的决定。

故事开始于 2019 年，当时由于美国推行外交霸凌主义，中美关系日趋紧张，美国特朗普政府发动针对中国的贸易战，支持香港暴乱分子，美国国会还公然通过反华涉疆法案。我作为中美民间交流协会会长，当年紧急组织了三次美国左翼访华团。最大的一次是 12 月，我们组织了美国和英国 20 位左翼进步人士的"丝路一带一路"考察团，实地调查了解中国新疆的真实情况。行程结束后，我们集体决定支持其中一位考察团成员编写出版一本关于我们这一次新疆行程的书。无独有偶，不久武汉因暴发疫情而封城，我们就决定就把书的主题改为讨论中国的抗疫。

当时美国右派大规模散布所谓"武汉病毒研究所泄漏新冠"的恶毒谣言攻击中国，我们感觉到问题的严重性！加上当时国内作家方方的所谓"武汉日记"也计划在美国亚马逊翻译出版，我们明白自己必须尽快出版一本正面评价中国抗疫的书，来反击他们的恶毒攻击。

2020 年 3 月初我提出这个想法，很快获得很多人的支持和鼓励，最后选定与我相识多年的美国左翼老朋友、作家、美国工人世界党（Workers World Party）的萨拉·弗朗德斯（Sara Flounders）合作，以她的左翼出版社名义出版我们的书。最初本书计划我们两人各写一半，介绍中国在 1 月至 2 月抗疫的成就和反驳美国对中国疫情的抹黑，制成 100 页以内的小型书，5 月出版。但随着时间的推移，疫情的发展超出我们的想象，包含内容也跟着越来越多。3 月，包括美国在内的所有欧美发达国家新冠肺炎疫情迅速恶化，感染和死亡数字一下子就远超中国，欧美才开始学习中国的抗疫经验，去封城封国。相比之下，中国在 3 月底已经控制住了疫情，准备解封武汉。特朗普政府却把美国的抗疫搞得一团糟。中美两国可以说是高下立判、胜负分明。我们内部讨论后，决定把本书的重点放在既介绍中国的疫情，也介绍美国的疫情，通过对比来探讨为什么美国抗疫失败而中国抗疫却成功了。想到当时新闻每天不断批判世界上医疗最发达的美国却连最基本的医护人员用的防护设备（PPE）也无法保障供应，很多患者因为医院没有足够的呼吸机而最后面临死亡。盛怒之下，我就想到了本书最贴切的名字——《呼吸机上的资本主义》，寓意资本主义在本次疫情中完全失败，正在崩溃的边缘挣扎。

本书由几十位作家完成，这是我们在政治上初心上的考虑：出版此书除了有教育人民、驳斥反华谣言等目的外，也是将此书作为一个平台，广泛联系各方志同道合的有识之士，多交朋友，为以后长期言论战做准备。因为疫情的迅速变化，主题方向也跟着形势变化改变了几次，内容也更多元化更包容，不同作家可以主攻不同方向。本书第一批收集的文章是 2020 年 2 月至 5 月，最初收集的文章基本集中在反驳欧美造谣和赞扬中国抗疫的成功。但到了 3 月美国疫情失控，我们就决定追加批判美国 3 月至 6 月抗疫失败、疫情中的种族歧视和资本家利用疫情大发国难财等内容的十几篇文章。到了 6 月美国非洲裔男子乔治·弗洛伊德被警察暴力杀害而触发的"黑人的命也是命"（Black Lives Matter，BLM）运动，我们决定在这方面再加几篇批判疫情造成美国少数民族更受压迫的文章。最后到 7 月，为了彰显国际主义精神，我们还追加了古巴、越南等社会主义国家抗疫成功的经验的几篇文章。最后 7 月底定稿，前后花了 4 个月，收集了几十位作家的作品。我和弗朗德斯作为联合编辑，只是提供了书中少数几篇文章。

本书出版的所有工作，包括排版、封面设计等都是由志愿者花时间做的，完全没有出版成本。但印刷出书的费用我们就遇到了坎坷：没钱怎么办？在 9 月初正式出版发行时，我们决定自我"违反"政治原则，跟美国最大的电商——亚马逊合作，在他们平台挂牌代理印刷和出售本书。

为什么？因为我们没钱去找承包商印刷和发行，而亚马逊作为美国最大的网上书商，他们会为独立出版机构提供零成本出版书籍的优惠。他们这样做不是出于善意或帮助美国文艺发展，而是为了用自身实力和"免费"促销作为诱惑，把出版市场的竞争对手一个个打败，最终垄断欧美出版舆论市场。这是马克思《资本论》中典型的垄断资本主义的做法。资本家垄断财富，也代表美国政府垄断言论。我们这一种批判美国、盛赞中国抗疫的左翼公共政策分析书籍，在美国绝对是政治"不正确"的，所以上架两周后就被亚马逊强行下架查封了，给出的所谓"理由"是我们书里面的内容不是来源于权威渠道，意思就是说我们在"胡说八道"。这是很可笑的狡辩，因为我们大部分文章里面的信息数据都是来源于主流媒体和官方网站。其实我们跟亚马逊的恩怨已经不是第一次。包括我们在内的美国工人运动多年以来都支持亚马逊员工组织工会和争取更好的待遇。本书就有几个章节的内容批判亚马逊在疫情期间不关心员工的死活，没有为员工提供基本个人防护设备，造成大量货仓工人感染病毒甚至死亡，而企业却贪得无厌，靠股价飙升大发国难财，老板杰夫·贝索斯（Jeff Bezos）赚得盆满钵满。可以说，以亚马逊为代表的美国财阀，在新冠肺炎疫情中把这一系列阶级矛盾推上了灾难性高潮。该书被逼下架后，我们一方面与亚马逊展开了几个月漫长的据理力争，另一方面向各界紧急筹款，终于在 12 月成功筹到足够的钱自费印刷，并找到一个非美国网络书籍平台发行。虽然我们不停地批判他们的错误决定，包括发表文章、举办线上研讨会和签名活动等，但亚马逊一直对我们置之不理，甚至于强加更多审批材料要求，事情就僵持了下来。

直到 2021 年 3 月初，我们书里其中一位作者，美国著名左翼调查记者麦克斯·布鲁门特尔（Max Blumenthal）在他推特账号上报道我们的书被亚马逊封禁的消息，立刻就被国内观察者网、环球网和《中国日报》等转载报道，情况才终于有了突破！不到一天时间亚马逊就认怂了，无条件解封我们的书，恢复上架！在被亚马逊封禁后，我们曾经悲观地认为本书最多只能销售几千本，但经国内媒体曝光后，国内外很多人知道了我们的书，出现了热卖潮，最热时，曾经在 Kobo 电子书平台里最高上升到热门搜索书籍的第 4 名。希望我们下一步计划出版本书第二版时，可以邀请国内更多权威人士参与供稿。

美国现在的疫情非常糟糕，一方面，大多数美国人经过一年疫情的折磨，都接受和习惯了戴口罩和保持社交距离来防止疫情；另一方面，他们又对严格的防疫规定产生厌倦，千方百计地要小聪明来消极应对和抵抗。随着天气转暖，3 月至 4 月美国各地学校开始春假旅游，美国疫情又会飙升。很多人不愿意接受的事实就是：这一次疫情将在世界范围内持续几年时间。美国跟中国在抗疫行动上的差距，将使美国无法避免 2021 年重复 2020 年发生过的一系列天灾人祸。无论特朗普时代还是拜登的新政府，美国依然会继续选择自我折腾。正如美国反亚裔分子在疫情中的心态，就很有美国代表性：在身处困境而导致的失落无法控制时，只能天天靠无聊的偏见来取笑中国，从而安慰自己。在疫情开始时，他们完全相信反华媒体散布的武汉实验室病毒泄漏祸害全球论，心中暗喜自己在美国很安全。当中国抗疫完胜、美国疫情变得一塌糊涂时，他们就开始骂中国妨害了他们在美国的财路。现在中国形势大好而美国疫情和经济形势严峻，他们就假装美国一切安然无恙，说疫情没有那么严重，加州不应该这么严格封城，看共和党有新冠病例的州市，没有封城还不是活得好好的嘛（其实他们自己也曾经感染过新冠，只是对外不提）。他们把自己的所有失落、失败都赖在中国身上，仇恨中国已经成为美国社会"政治正确"的主流，心中琢磨一定要千方百计想出阴招，找中国报仇和买单。对欧美国家的种种愚蠢言行，大家必须有充分的心理准备。

只有当疫情成为专治各种反抗的灵丹妙药之时，最终才能把美国的傲慢和漠视有效地压倒，欧美疫情才有可能最终战胜，中国和大多数第三世界国家的和平稳定才可能有长久保证。所以，无论在疫情后期的舆论战准备、软实力的加强，还是5年至10年防控疫情的综合规划，中国都需要有新的眼光、规划和意志。因此，我在2021年3月21日决定由美国洛杉矶回国。这是我疫情以来第二次回国，可以用"过程艰巨"来形容。回国的目的就是继续跟国内各方面专家、学者和左翼友人广泛地交流，安排下一步的工作，但我觉得付出的代价是值得的！

最后，非常感谢禚明亮博士，他的安排和翻译，使我们的书在中国出版成为可能。感谢当代中国出版社对我们的支持，希望以本次发行中文版为契机，帮助建立中美民间友好人士的广泛交流和合作。

写作始于2021年3月20日美国加利福尼亚州南帕萨迪纳市家中
完成于2021年3月30日中国广州市隔离酒店中

目　录

第一部分　来自中国的警告

第二部分　无端指责中国

第三部分　美国疫情的螺旋式恶化

第四部分　美国制度化的种族主义与新冠肺炎疫情

第五部分　中国的全球性援助

第六部分　掀起反华恶浪

附录　资料

英文版序言

审查有多种形式：为什么关于美国23.8万人死于新冠肺炎与中国4471人死于新冠肺炎的讨论受阻？

[美] 雷蒙德·泰勒（Raymond Tyler）

由于美国当权者对中国的敌意与日俱增，以及随之而来的反亚洲种族主义的激增，为这部包括许多作家在内的已出版作品寻找印刷和发行地是一个巨大的挑战。将这本具有挑战性的书籍放到一个大型企业网站上的努力，变成了与世界最大在线书商亚马逊（Amazon）长达数月的斗争。亚马逊图书（Amazon Books）声称，它很容易下单，订单履行最好，而且没有审查制度，但未能交付。

亚马逊封杀这本书是美国企业审查制度的一个明显例子。我们接到通知："由于有关冠状病毒的信息性质快速变化，我们建议客户向官方来源寻求有关预防或治疗该病毒的建议。亚马逊保留根据我们的内容准则决定我们提供哪些内容的权利。您的图书不符合我们的准则。因此，我们不会出售您的图书。"我们的作品没有描述任何奇特的疗法，它只是简单地报道了中国政府能够实施的标准公共卫生措施，这些措施在世界公共卫生专家那里完全没有争议。我们的许多作者只是简单地指出，中国的社会制度促进了这些方法的应用。

亚马逊也拒绝撤下这本书未经校对的版本，这本书是我们作为占位符贴出来的。请不要购买亚马逊上当前列出的未经授权版本的书。

尽管亚马逊声称它只发布关于新冠肺炎疫情的"官方资讯"，但亚马逊允许书籍宣扬疯狂的阴谋论，这种论调将病毒夸大，说病毒是骗局或人为制造的，口罩和隔离毫无用处。在疫情大流行期间，亚马逊还列出了对新冠肺炎患者来说十分危险的、庸医的"治愈"产品。

美国敌视中国的国策影响到每一个领域。这反映在美国发起贸易战、制裁和军事行动上，并取消了教育和文化交流，以及对中国成就各个方面的关注或报道。回过头来看，这一政策延伸到诘难我们书籍的发行和话题讨论，也就不足为奇了。

本书中的许多重要章节都是在 2020 年 3 月、4 月和 5 月写成的，当时美国正受到新冠肺炎疫情的全面影响，人们正积极提出问题、寻找答案。

世界各地的工作人员提出的问题，使美国媒体和私营企业平台陷入了审查和政治镇压的困境。为什么中国在遏制新冠肺炎疫情和拯救生命方面做得这么好？企业媒体给出的答案是对中国"种族主义"和"专制主义"的猛烈抨击，包括对"信息虚假""行为残暴"和"隐瞒真相"的指控。几个主要的新闻来源甚至指责中国制造了新冠病毒。任何与企业媒体说法相悖的证据都被彻底压制。

本书的撰写者来自世界各地，负责编辑本书的是美国活动家和中国活动家。现有的证据和数据提供了与美国企业媒体截然不同的答案。中国控制了病毒，是因为他们的免费医疗和经济体制是以科学为基础的，并且是密切合作的。从每个统计数据来看，社会主义国家（古巴、中国、老挝、越南和朝鲜）在抗击病毒方面做得要好得多。我们希望读者阅读此书，探讨为什么中国和其他社会主义国家远比资本主义世界做得好得多。

引言一
暴露危机：事情可以不是这样！ [①]

[美] 萨拉·弗朗德斯（Sara Flounders）

　　美国正遭受三重危机的打击：自 2020 年 2 月底以来，新冠肺炎疫情已导致 440 多万人确诊，超过 15 万人死亡，美国成为世界上死亡人数最多的国家；除了这些苦难和死亡之外，自 4 月以来，每周都有 100 多万工人失业；面对令人震惊的警察谋杀案，全国各地数以百万计的人在大城市和偏远的小城镇游行，抗议种族主义和有组织地蓄意滥用警察权力的行为。

　　面对多起灾难，美国政府开始寻找替罪羊。自从新冠肺炎疫情在中国暴发以来，美国政界人士都将新冠肺炎疫情的流行归咎于中国，并在世界政治和经济舞台上增添了一场全球性的对抗。美国的企业媒体无时无刻不在鼓动对中国的完全歪曲和负面的新闻攻击。

　　这本由众多社会正义活动家撰写的图书详细描述了这

---

① 选自"国际行动中心"（IACenter.org）网，2020 年 8 月 1 日。

场媒体运动的危险和不准确之处，并分析了中国对全球控制和缓解新冠肺炎疫情所作的贡献。这本书是中美团结网（China US Solidarity Network）和国际行动中心（International Action Center）的联合项目。

作为一部多人作品，本书反映了不同的视角和政治观。非常一致的是，作者们直面批驳反华言论，并敦促各界采取科学的态度应对这场危机。作者们认为合作和团结是最好的前行之道。

这本书报道了数月来迅速升级的全球疫情造成的死亡人数，每一部分都按日期组织篇目，因此重要的是要注意每一篇的撰写日期。

美国共和党人和民主党人就谁在中国问题上"更软弱"展开了针锋相对的较量。美国关闭领事馆、破坏商业合同和重大贸易协议、驱逐留学生并单方面取消长期建立的科学合作以及学术和艺术交流，同时在中国南海举行具有挑衅性的海军演习，并在能威胁到中国的地方部署导弹系统。

新冠肺炎疫情使美国和中国之间的争端雪上加霜。这场斗争并不像许多评论家所说的那样，只是在两个相互竞争的民族国家或大国之间进行。这是全球化的世界经济与现有的死气沉沉的、以私人占有财富和资源为基础的古老资本主义制度之间的悬而未决的矛盾。资本主义"坚持不懈"地从各种人类的交往活动中获利，现在暴露出了对整个地球上的人来说最大的危险。

一、合作威胁着美国的主导地位

资本主义的美国没有有效的办法应对新冠肺炎疫情的流行，即使在美国境内也是如此。这一失败是公开的耻辱，美国也没有能力领导其帝国主义盟友或其长期主导的发展中国家了。

资本主义狭隘的营利性限制及维护其体制需要利益的最大化，使全球合作变得不可能，并被美国认为威胁到了其全球霸权地位。在美国国内，90 年来最大的资本主义经济危机已经极大地冲击了工业和服务业。截至 7 月 30日，近 3000 万（1/5）的工人正式失业。

数百年来，周期性的资本主义经济危机一直是世界经济的常规组成部分，但当前这场危机的爆发比往常要快得多，破坏性也大得多。

中国能够避免这些周期性危机，但你在美国听不到这一点。中国的成功被美国舆论的连环攻击所掩盖，而这些美国媒体经常宣扬自己是自由的而非独裁的。民主党人指责共和党人要为美国的经济危机负责，共和党人也如此指责民主党人，但两个政党和他们的代表人都明白，他们不能指责竞争激烈的、追求自身利益最大化的资本主义制度本身。因为揭露这一制度的根本缺陷可能会导致革命性的后果。

截至 7 月 25 日，美国由于新冠肺炎疫情导致的死亡人数超过 15 万，居世界首位。中国的总人口是美国的 4 倍，但死亡人数却不到 5000 人。（www.worldometers. info/coronavirus/#news）这是对资本主义制度的巨大控诉，企业媒体却故意忽视了这一点。

在病毒开始传播的 6 个月后，美国政府组织陷入混乱，并且无法持续地检测和报告检测结果，这一事实暴露了美国医疗基础设施的碎片化和逐利性。

有一幅令人难忘的不忍直视的画面：医务人员在 YouTube 视频和 GoFundMe① 网站上，在绝望的工作中，恳求得到个人防护装备，他们穿着雨衣、头套垃圾袋、头巾和浴帽；画面中还有不堪重负的医院、疲惫不堪的工作人员和装满尸体的冷藏车。

二、中国的成功衬托出美国的失败

正如几篇文章所强调的那样，相比之下，尽管中国首先受到病毒的袭击，但它在全国范围内做出了有序的、科学的、高度组织的应对。这一反应更令人印象深刻，因为中国是一个发展中国家，过去曾遭受压迫、殖民和绝对贫穷。即使现在，它的发展也是不平衡的。

中国政府计划在 2021 年之前消除绝对贫困，在 2020 年全面建成小康社

---

① 一个在线筹款网站。——译者注

会，到 2050 年社会主义经济达到发达水平。最近取得的使 7 亿多人摆脱贫困的历史性成就证实了社会主义计划的重要作用。

随着新冠肺炎疫情的暴发，经过短时间的谋划和评估，中国采取了严格的防控措施，落实保持社交距离的指令，执行严格的健康协议。与此同时，有关负责人迅速将成吨的设备和数以千计的医务人员送往武汉，并为他们配备了全套的防护医疗装备。为了收容人数激增的新冠肺炎确诊患者，武汉在几周内建成了两家设备齐全的医院。

他们制定了分配食品、有序购物、有保障的收入以及减免房租和信用卡延期付款的规定。还有专供新冠肺炎感染人员的免费医疗。大规模的全国性检核酸测迅速遏制了病毒的传播。

在其他以建设社会主义为目标的地方，甚至在资源匮乏的国家及地区，包括越南、古巴、委内瑞拉、朝鲜和印度的喀拉拉邦，事实证明，将人民动员组织起来是抵御病毒的最佳保护措施，这一行动能够将感染人数保持在较低水平。

疫情得到控制后，中国向非洲和亚洲国家运送了数百架飞机的医疗设备，并向欧洲和美国运送了必要的物资。美国政府则走了相反的方向，就在最需要呼吁人类团结与合作的时刻，美国却劫持了来自其制裁国家的物资，并强行转变其运输方向。

三、不惜一切代价的竞争

美国未能给人民提供足够的检测条件，这代表着一种体制的失败。美国没有全国性的医疗体制。本书中的大多数作者都关注了这种失败。

医疗保险通常与就业挂钩，医疗服务是由大型医院集团、药品垄断企业、实验室和紧急护理中心以营利为基础提供的。为数不多的为穷人提供低成本或免费医疗的州和市的机构已经耗尽了资金。在过去 10 年，很多社会服务已经私营化，外包给私营机构。

世界卫生组织（World Health Organization）提供了一种批量生产的、易于获得的检测试剂盒，供 150 多个国家使用。然而，美国政府却将试剂盒的生产分配给私人实验室，这些实验室通过竞标拿到制造数百万套试剂盒的合同，这将给它们带来丰厚的利润。然而，它们生产的许多试剂盒都不达标。整个生产活动缺乏任何紧密合作的计划，导致错误百出。

因此，截至 7 月 30 日，美国仍是受疫情影响国家中检测率最低的国家之一。这对获取准确信息以绘制新冠肺炎传播轨迹图，造成了很大的阻碍。由于美国缺乏全国性的医疗系统，向州和国家数据库报告当地检测结果的工作仍处于完全混乱状态。治疗计划和分配稀缺的医疗用品也是如此。

2020 年春天，新冠肺炎疫情的世界中心变成了纽约——一个金融和媒体中心，也是美帝国主义最大的城市。严峻的形势使得医疗混乱变得不容忽视，然而新冠疫情正蔓延到美国各地，而且还远未得到控制。

一所大学实验室试图填补这一空白并帮助生产检测试剂盒，遇到了重重障碍。因为美国的医院系统和医疗保险集团与 LabCorp 和 Quest 等大型私人实验室签订了独家合同，而这些实验室的软件程序竞争十分激烈且往往互不兼容，几乎不可能输入网络之外的测试结果。（《纽约时报》5 月 21 日）

种族主义和傲慢的特朗普政府并不是使应对新冠肺炎疫情遭到惨败的仅有原因。美国的各州长、市长、民主党人和共和党人陷入了相互冲突的法规、相互竞争的游说、排他性的合同和互不兼容的平台的纠结中。对这样的社会来说，对检测呈阳性的人数和不断飙升的死亡人数做出一致和及时的统计是不可能的。

四、饥饿加剧

3 月下旬，美国国会通过了一项两党都支持的 2.2 万亿美元刺激计划，作出了为工人和小企业提供救济的巨大承诺。但分配给小企业的大部分资金都必须通过银行，所以这些资金与许多黑人和拉美移民的企业没有关系。美国通过不堪重负、反应迟缓的州失业办公室，给失业工人提供额外的联邦福利。一些工人等了几个月才拿到少许救济金，移民、囚犯和无家可归者则是得不到的。

大公司抢走了承诺给小企业维持运营的大部分刺激资金。与此同时，数万亿美元的联邦资金被注入股市，试图重振股市。

整个春天，数百万有资格获得这笔微薄资金的人不得不跨越官僚障碍，这些障碍包括在线的表单、崩溃的数据库和无人接听的电话，以获得已经承诺给他们的救济金。

目前还没有解决最突出的饥饿问题的计划。等待获取食物的队伍延伸到几个街区，食品储藏室人满为患。

据估计，纽约市有 200 多万人挨饿，占总人口的 1/4。在布朗克斯区，情况更糟：1/3 的人在挨饿。由 1000 多个拼凑而成的紧急食物提供项目，包括施粥所、食品分发处和袋装午餐，其提供的救援有限且不均等。

五、新冠肺炎在全球传播

资本主义故意破坏社会凝聚力。大规模群众动员、工会和社区自治组织能够对资本主义剥削构成一定限制威胁。警察镇压是美国社会的重要专制功能，就像万能胶一样被用来强行将一个破碎的系统黏合在一起。

即使是完全合理的解决方案，比如立即从人满为患的监狱和拘留中心释放患病囚犯的提案，也一直被搁置，陷入了僵局。尽管美国群众开展了全国性的游行，派出了大篷车，发出和拨打了数以万计的请愿书签名和请愿电话，用以宣传监狱和拘留中心传播新冠肺炎的危险，但监狱里的人数还是基本保持不变。

美国的移民拘留中心正在被清空，这在某种程度上导致了病毒在全球范围的传播。美国政府几乎关闭全部国际空中交通，甚至关闭边境，将边境国家的人民强行驱逐，以减缓病毒传播。特朗普政府威胁要对中美洲国家实施制裁，仅仅是因为这些国家拒绝接受检测呈阳性的国民入境。有人指控特朗普将一些患病的人驱逐出境，以这样的方式故意将疾病传播到中美洲，其中包括 100 多个飞往危地马拉（Guatemala）的航班。（Salon 网，

2020 年 4 月 19 日）

六、军事计划仍在进行

这个腐朽的帝国主义国家确实制订了计划，并建立了精心设计的基础设施。然而它计划的重点是高科技军事准备工作，如制造新型导弹、航空母舰、超音速喷气式飞机的建造，以及维护 5000 个军事基地和建设新基地。由于美政府敌视中国的政策，这些军事准备工作对美国最大的公司——军工复合体公司与石油巨头（同最大银行有关联）来说，就是非常有利可图的。即使在新冠肺炎疫情期间，这些巨头资助的政客也要求得到新的军用资金和制订更多的军事计划，以继续生产军备，挑衅中国。

美国统治阶级历来对中国打破新殖民主义统治的革命怀有敌意，他们十分忌惮中国的崛起，希望资本主义对中国的渗透能够推翻这一成就。

现在，他们重新控制中国这个巨大市场的希望正在破灭，战争的威胁正在增加。

从 2010 年开始，奥巴马和克林顿的"重返亚洲"计划表明了重新确立美国主导地位的决心。该计划是用重整旗鼓的军事联盟和新的导弹炮台包围中国。美国两党从一开始就达成共识，认为美军要增加在中国南海的海军对峙，加剧在中国香港和新疆的颠覆活动，同时挑起贸易战。很多评论家称这是"新冷战"。五角大楼最近宣布要在欧洲和太平洋地区进行新的核试验。美国大规模生产数千枚高超音速核导弹以及频繁进行的军事演习，这些都预示着事态的升级。

现实中，这种冲突是由过时的、腐朽的资本主义制度所造成的。这一制度正面临着一种新的社会合作和集体所有制形式的变革，而这种形式就是社会主义的开始。

从新冠病毒和其他许多被忽视的疾病造成的死亡现象来看，很明显，以获利为目的的资本主义制度本身就是对人民健康和福祉的最大威胁。

仅仅是死亡人数的比较就足以证明，这个混乱的经济体制对全球数百万人的死亡负有多么严重的刑事责任，其中最引人注目的就是美国。本书的几位作者作了这样的比较。但是在资本主义国家的企业媒体上，社会主义国家与资本主义国家在疫情中的死亡率——这两个相差悬殊的统计数据从未被提及。

约翰霍普金斯大学在维护全球每日数据库方面享有盛誉。根据约翰霍普金斯大学冠状病毒资源中心的权威数据，截至 7 月 30 日，美国由于新冠肺炎死亡的人数为 151760 人，是世界上死亡人数最多的国家。据保守估计，未来几个月美国的死亡人数将继续以每周超过 5000 人的速度增长。（coronavirus.jhu.edu/map.html）

基于开放边境和放宽社交距离协议的人数峰值预计，美国的死亡人数可能会进一步增加。更不幸的是，甚至更高的死亡浪潮预计会持续到冬季的几个月。（tinyurl.com/y9e7hlm6）

根据同一日期相同来源的数据，相比之下，中国的总死亡人数不到 5000 人（4634 人）。

更重要的是，中国已经能够阻止病毒在国内传播。

人们不指望新冠病毒在美国境内的传播能够得到遏制。根据保守估计，到 10 月 1 日，美国的死亡人数将达到 20 万。

反思美国在疫情中的糟糕表现，不仅要与中国对比，还要与其他国家进行比较。

中国是一个拥有 14 亿多人口的发展中国家，它向世界表明，通过科学的方法和协调一致的社会动员，新冠病毒是可以被控制的。

古巴是一个拥有 1130 万人口的被封锁的小国，它也证实了这一点。尽管受到了制裁和封锁，但人民都可以得到保护，并保持身体健康。除了保护本国的人民之外，古巴医疗队还携带着必备物资，在世界各地为抗击新冠肺炎疫情建立了比世界卫生组织还多的援助项目。

拥有 9500 多万人口的越南，新冠肺炎报告的死亡病例也很少，仅有 240 例阳性病例。他们的策略包括积极的跟踪措施，国家强制性的隔离措施，提供有保障的食物补给和基本服务，以及动员医学专业的学生、退休的医生

和护士来帮助遏制这种病毒的传播。（有关详细信息，请参阅 tinyurl.com/yboto4qa/）

七、这是制度的问题

每一个科学领域都需要合作和研究这种病毒，以找到治疗方法、疫苗和治愈方法。而且同样需要研究的是社会和经济体制——正是资本主义制度让病毒在一些国家变得如此难以控制。

美国被认为是世界上科技最先进的国家，但是在美国，所有人都面临着重大公共卫生事件中应急管理措施的完全失灵，而事实上政府本可以控制病毒的。从检测到隔离到为工人提供基本的个人防护设备，或者为数百万处于被驱逐和饥饿边缘的失业工人提供基本保障金，在各个方面美国都表现得很糟糕。现在的美国，等待获得救济的队伍已经延伸到好几个街区，有时甚至好几英里。一些地方的医院人满为患，成群结队的新冠患者被拒之门外。

随着新冠肺炎疫情的失控，资本主义社会的其他问题也出现了。患病率最高和死亡人数最多的是各地受压迫的有色人种社区。

饥饿的儿童数量正在飙升。由于新冠肺炎疫情的大流行，教室关闭了几个月，数百万儿童正在挨饿。超过 20% 的儿童吃不饱饭。事实上，一半的美国学童是有资格享受餐食补贴的，但国会授权的有限援助仅仅让 3000 万符合条件的饥饿儿童中的 440 万人享受到了餐食补贴。（tinyurl.com/yc5gx9tp）

几乎所有非必要的医疗服务都被削减了。癌症筛查、性健康服务、药物和戒烟项目、糖尿病、结核病和艾滋病毒监测、心理健康支持、牙科、疫苗接种和例行检查都被搁置。

所有这些领域数以千计的医务人员都面临着最大限度的减薪和裁员。由于所有医院，甚至包括公立医院，都是在营利性的资金环境中运作的，而且"非必要的服务通常是盈利的规程"，医院正在以前所未有的速度破产。

世界粮食组织（the World Food Organization）在联合国的一份报告中警告说，即使在发达国家，间接死亡人数最终也可能超过直接死亡人数。在发展中国家，饥荒和社会的全面崩溃是一个更大的威胁，1.3 亿人面临饥饿的危险。（tinyurl. com/yblhr3zv）

在美国，针对工薪阶层的新一轮"刺激"计划正在讨论中，但一切都还没有定论。但美联储（Federal Reserve）迫切需要向股市注入数万亿美元的资金，并且还要维持美国比全球军费支出排名第 2 位至第 10 位总和更大的军费预算开支，最后才会考虑面向工薪阶层的计划。

八、指责中国

由于美国未能阻止疫情蔓延或提供基本医疗服务，所以政府必须尽一切努力推卸责任。美国在应对疫情时表现得混乱无序，随之而来的是它在世界各地的威望骤降。因此，它"指责中国"的声音日益强烈。

看看企业媒体上关于新冠肺炎疫情的文章就会发现，几乎每一篇的叙述都至少有一段话指责中国或攻击中国在疫情发生初期反应迟缓。

然而事实上，中国在向世界发出警告方面，在动员人民和国家的全部力量方面，反应速度是惊人的。对比起来，中国是以光速行动，美国是以龟速行动。

九、时间轴

在评价谁对新冠肺炎的全球感染负有主要责任时，重要的依据是看事实、日期和数字。有几篇详细介绍了这一点。这些日期很好地揭露了这种对中国的粗暴诽谤。

新冠肺炎病毒在中国发现时，中国就于 2019 年 12 月 31 日向世界卫生组织报告了这一情况。当时，中国虽然出现了几例新的非同寻常的严重肺炎病例，但还没有一人死亡。中国政府向所有卫生部门和医疗机构发出的公共卫生通告和详细的预防措施，以及关于一种不明原因的新型病毒性肺炎的消息，正传遍全中国。（有关这些识别、遏制、严格检测和治疗步骤的详细说明，请访问 tinyurl. com/ruf7er6，http://www.xinhuanet.com/english/2020-04/06/c_138951662.htm）

截至 1 月 7 日，中国的研究人员已经确认了是新冠肺炎病毒。所有这一切都发生在 1 月 9 日中国首例新冠肺炎死亡报告病例出现之前。

到 1 月 12 日，中国向世界公布了新冠病毒的基因序列，并无偿分享该基因序列，以帮助世界大规模生产诊断试剂盒。拥有 1100 万人口的高科技和工业中心武汉，被严格封锁了 76 天。在不到两周的时间里，来自中国各地的 4 万多名医务人员驰援武汉。同时，全国范围内实施了隔离措施。工厂、学校、剧院、公园、体育场所和所有社交集会地都被关闭。

然而，在产生于 1949 年革命胜利后的社会主义制度下，中国人的工资在疫情期间是有保障的，基本服务也在继续。

2020 年 2 月，世界卫生组织正式报道："面对前所未知的病毒，中国采取了历史上最勇敢、最灵活和最积极的防控举措。"报告补充道："中国科学家和公共卫生专家以惊人速度分离致病病毒、研发诊断工具、确定传播途径和潜伏期等关键传播参数，为中国制定战略策略提供了重要依据，为应对新冠肺炎疫情赢得了宝贵的时间。"

十、疫苗不能治愈新冠肺炎

全世界都在为检测呈阳性的患者寻找治疗方法，但是疫苗并不能自动解决新冠肺炎的全球感染问题。

这是因为不惜一切代价竞争是资本主义市场体系根深蒂固的系统性反应。即便是在数百万人生命危在旦夕的情况下，这一体系依旧不做调整，严重威胁着疫苗研发的合作。

因此，美国政府拒绝与中国合作研发疫苗。学习中国经验的想法，遭到了美国官方、种族主义者的蔑视。

种族主义者试图掩盖这样一个事实，即合作开发疫苗是对美国在全世界广泛的商业利益和美国资本主义基础的直接经济威胁。大型制药行业不能冒险无偿获得全球分发的疫苗，这将对其公司利润构成严重威胁，这也是美国玩"指责中国"游戏的充分理由。

在思考为什么美国未能控制住这种流行病，以及思考为什么美国拒绝全球合作共同寻找治疗方法时，考虑一下饥饿在美国和世界各地的普遍流行是有助于回答这些问题的。

解决饥饿问题的办法非常简单，每个人都能理解。饥饿问题是通过向饥饿的人提供食物的办法来解决的。

2019 年，饥饿及与饥饿相关的疾病导致了 900 万人死亡，超过了艾滋病、疟疾和结核病死亡人数的总和。（tinyurl. com/rzvc5ls）

然而，并没有"为治愈饥饿而进行竞赛"这回事。事实上，全球粮食供过于求，足以养活世界上每个人。但在资本主义财产关系盛行的世界，饥饿仍然是全球的杀手！

在这样一个世界里，在美帝国主义仍然拥有强大军事力量的情况下，美国仍能抵抗对其利益造成威胁的一切挑战。因此，经济制裁造成的饥饿，反而被用作政权更迭和美国策划政变的武器。饥饿是资本主义制度下永远无法解决的问题。

但是饥饿是每个社会主义国家有组织地解决的第一个问题。这就是为什么像中国这样拥有社会主义制度的国家，有办法和经验更好地应对未知的诸如病毒这样的健康威胁。

在新冠肺炎疫情的全球大流行中，资本主义的残酷竞争是抗疫的最大杀手。

引言二

"美国的切尔诺贝利"：为何抗击新冠疫情美国失败而中国胜利？ ①

［中国香港］李小轩

这是怎么回事？

2019 年底，在中国的中部城市武汉，发现了几例原因不明的病毒性肺炎病例。没有人确切地知道这种病毒是什么，当时将其命名为今天广为人知的"新冠病毒"这个模糊的识别名称。在一万多公里之外的美国，当病毒被认为还没有到达这个国度时，美国的右翼精英、媒体和政客开始用残酷的言辞嘲讽中国，将这种病毒称为"中国的切尔诺贝利"②。以反华言论著称的美国参议员汤姆·科顿（Tom Cotton）与右翼媒体和"自由派"《华盛顿邮报》一起，开

---

① 选自"国际行动中心"网，2020 年 8 月 1 日。

② 切尔诺贝利是乌克兰的一座核电站，曾经发生了被认为是历史上最严重核电事故，也是首例被国际核事件分级表评为第七级事件的特大事故，普里皮亚季城因此被废。这里用"中国的切尔诺贝利"意在嘲讽这种病毒将给中国带来巨大的灾难。——译者注

始散布"武汉病毒实验室自制病毒"的阴谋论。

当时我在中国。作为一名华裔社会活动家，我一直在中美两国之间工作和旅行。我参与了两国团结行动项目，并在医疗领域工作。由于美国对中国的敌意日益增加，我们于 2019 年 12 月至 2020 年 1 月组织了一个 21 人的英美活动家代表团访华。我们从北京沿着丝绸之路来到乌鲁木齐——中国新疆维吾尔自治区的首府。我们的主要目的是实地调查，以反对美国和西方在涉疆问题上对中国的抹黑。我们见到了很多人，跟维吾尔族人聊了真实情况。

2020 年新年刚过，在前往中国敦煌的旅游巴士上，我们听说了美国暗杀伊朗将军卡西姆·苏莱曼尼（Qasem Soleimani）的突发新闻，以及关于一种神秘病毒在中国武汉暴发的消息。2020 年 1 月 7 日，当我们结束考察回到北京时，武汉的情况似乎越来越严重，当地的新闻报道和公共卫生警示越来越多。

我在中国待到了 2020 年 1 月 20 日，然后飞回美国。3 天后，中国政府下令封锁武汉，数万名医务人员被派往这座城市。它成为人类历史上最大的医疗紧急任务。根据我的医疗经验，我知道它可能会发展成为一场公共卫生危机，但没有人会预料到大流行的出现，最终演变成一场深刻影响每个国家的重大全球危机。这是在短短几周内就发生的一个重要的历史转折点。

随着时间的流逝，当人们对这种流行病还知之甚少时，中国却在 3 个月内就奇迹般地将病毒控制住了。2020 年 4 月 8 日，武汉的正式解封，标志着中国新冠肺炎疫情危机的正式结束。但没有人能预测到这种流行病会迅速蔓延到欧洲，也没有人能预测到美国会成为世界上新冠肺炎疫情的中心，全球近 1/4 的确诊病例和死亡病例都来自美国。

再一次，我们需要问一问：这到底是怎么回事？

中国抗击病毒的成功与美国抗击病毒的失败，表明了中国社会主义制度的成功及美国资本主义制度的失败。也表明，由于对中国实施的不断的反共冷战和美国从左翼到右翼的傲慢，意味着美国不可能搁置两国分歧来虚心学习中国的成功经验。这种傲慢将美国推入了灾难的深渊。在美国，成千上万的新冠肺炎患者死亡，数百万的病例出现，数万亿美元的经济损失……灾难看不到尽头。

武汉报告的第一例病例出现在中美关系最紧张的时候。此时，发生了一场由美国挑起的贸易战和一场在中国香港由西方支持的"颜色革命"。美国经常派遣海军航母前往南中国海，并部署作战计划。美国动用了整个国家机器来对付中国新兴的华为公司。2019年12月3日，美国国会通过了所谓的"2019年维吾尔族人权政策法案"（Uyghur Human Rights Policy Act of 2019），这明显是对中国新疆地区的干涉。

美国这些针对中国的活动大多以失败告终。美国被迫与中国签署贸易协定，贸易战得到缓和。华为没有在美国的封杀下失败。目前，在新领导层的领导下，截至2019年12月中旬，香港警方逮捕了数千名乱港暴徒。此外，在美国的政治干涉下，新疆没有发生动乱。华盛顿的精英们感到被中国羞辱和击败了，现在他们正大发雷霆。

就像一个输了钱的赌徒迫切需要赚钱一样，新冠病毒是扭转局面的完美赌注。美帝国主义者将新冠病毒险恶地称为"中国的切尔诺贝利"，描绘了一个病态的幻象，这种幻象实质上反映的是1986年苏联的切尔诺贝利核灾难。他们指责中国掩盖了问题。他们希望看到的是"中国糟糕的医疗条件造成大量死亡，由此导致中国发生经济危机，引起国际社会的谴责和孤立。进而引起民愤并爆发起义，最终导致共产主义中国的崩溃和颠覆"。

具有讽刺意味的是，中国动员全国人民快速有效地击败了病毒，而特朗普政府则将国家带入了深重的灾难。美国不仅成为感染人数最多、死亡人数最多的重灾国，而且陷入了经济危机、大规模失业，甚至无法为医务人员提供足够的个人防护装备（PPE）。新冠肺炎疫情确实是"美国的切尔诺贝利"。

但这还不是底线。

许多美国公司和富人利用这个机会在特朗普的帮助下从危机中获利。精英们得到了不同比例的巨额政府资金以拯救他们的企业，因此这场灾难创造了"国家危机财富"。2020年3月27日，美国总统签署了一项2万亿美元的刺激法案，即《关怀法案》（the CARES Act），提供给纳税人的救助微不足道，而通过其他救助形式，最终提供给大企业的救助高达数万亿美元。

联邦政府给工人和小企业提供了刺激资金，例如直接给收入在 75000 美元以下的大多数个人补贴 1200 美元，或给收入在 150000 美元以下的夫妇补贴 2400 美元，以及增加失业救济金，即每周的救济金最高增加 600 美元。此外，还为小企业提供了 3670 亿美元的工资保障计划（Paycheck Protection Program，PPP）贷款，并为州政府提供了 1500 亿美元用于抗击病毒。然而，更大的一部分，近一半的救助资金（8670 亿美元）用于救助企业：5000 亿美元的贷款给大型企业，250 亿美元给客运航空公司，40 亿美元给运输公司，30 亿美元给航空承包商，170 亿美元给诸如军事承包商这样对维护国家安全至关重要的企业。

此外，还为医院预留了 1300 亿美元，但这笔钱中有多少将用于新冠肺炎患者的治疗尚不清楚。事实上，许多美国新冠肺炎患者在接受治疗后收到了数十万甚至数百万美元的医药费账单。救助计划仅仅是为最富有的 1% 的人和所谓的"小"企业举办的疯狂抢钱派对，最初反对这项法案的自由派民主党人之所以反对，并不是因为他们对企业获得救助感到愤怒，而是因为他们希望自己的公司也能被列入名单。这种两党合作越来越清晰地表明，富人并不关心工人或穷人的死活。

由于新冠肺炎疫情，亚马逊创始人兼首席执行官杰夫·贝索斯的财富在疫情期间增加到近 1720 亿美元，疫情迫使许多人待在家里网购。虽然贝索斯从病毒中获利，但他的超负荷工作的员工并没有拿到应得的工资。更严重的是，由于缺乏防护装备，数百名亚马逊仓库工人感染病毒。目前，亚马逊的 8 名员工已经死亡。贝索斯并不是唯一在致命病毒重创全球经济的情况下却成功获益的人。根据彭博社（Bloomberg）的数据，在过去的 6 个月里，全球 500 位富豪的净资产总额从 5.91 万亿美元增至 5.93 万亿美元。

然而，在富人享受的同时，来自南部边境的食品包装、肉类和农场行业的工人和"客工"却在受苦。资本家贪婪地追求利润，根本不在乎为我们生产食物的工人。在田纳西州埃文斯维尔（Evansville, TN）的 200 名农场工人中，每个人的病毒检测都呈阳性。据费城的公共电台 WHYY 报道，这些工人没有医疗保险，简单地说，没有人关心他们。事实上，没有人确切知道有多少人感染或死于该病毒。

肉类和家禽加工工人的情况也是如此。根据美国疾控中心（CDC）的数据，2020 年 4 月至 5 月，全国 239 家机构的 16233 名工人感染了病毒，其中 86 人死亡。

政府会保护他们吗？不会的！据《反击》报（*CounterPunch*①）报道，移民和海关执法局（Immigration and Customs Enforcement）如果使移民在拘留期间死去，当移民说出真相时，他们会进行报复的。移民和海关执法局拘留中心的监禁条件使那里的人们感染病毒的风险很高。截至 2020 年 5 月 31 日，移民和海关执法局对其拘留的大约 24700 人中的 2781 人进行了检测，在他们的 200 多个拘留处中，仅仅 61 个拘留处里就有 1461 人检测呈阳性。已有 2 人因感染新冠肺炎病毒在拘留处拘留期间死亡，据报道，第三人在获释后不久死于新冠肺炎。根据 Vera 的数据，实际数字比移民和海关执法局至今报告的数字高出 15 倍。一组研究人员甚至得出结论，72%—100% 的拘留人员最终可能都会被感染。

在美国，工资最低的工人是输家，即便政府雇员也是如此。根据 2020 年 7 月 9 日的最新政府数据，在运输安全管理局（Transportation Security Administration）的 5 万名员工中，超过 1018 人的检测结果呈阳性，其中 6 人死亡。

特朗普在阻止其他国家获得急需的抗击新冠病毒的药品和设备时，甚至做出了更残忍的种族主义行为。

在新冠肺炎疫情暴发的高潮期，美国对委内瑞拉实施了更多的制裁。据 Grayzone 的报道，疫情期间，特朗普花掉了掠夺于委内瑞拉并被美国政府冻结的预计 240 亿美元公款中的至少 6.01 亿美元，在美国和墨西哥之间修建了边境墙。特朗普和他那些有钱的朋友并不关心抗击疫情，他们只想为了自己的商业利益尽可能多地榨取利润。

正如中国的张维为教授所说："中美抗击新冠疫情模式的不同体现在具体

---

① *CounterPunch* 是一家新闻报纸。——译者注

的指导原则上。中国国家主席习近平从一开始就明确提出四点要求：坚定信心、齐心协力、科学防范、精准施策。我一直主张用中国人的眼光和标准来观察世界，许多医疗专家希望将这四项原则视为四个标准。我们再看看美国是如何抗击新冠肺炎疫情的。"

美国是"虚假自信"。从一开始，美国和一些欧洲国家就自信心泛滥，他们幸灾乐祸地说，疫情因"中国病毒"暴发，只会影响到亚洲人，而不会影响到白人。因此，他们认为不需要做准备，如果病毒传播到他们身上，那么群体免疫将迅速减弱其影响。从特朗普到佩洛西（Pelosi），从左翼到右翼，在美国和欧洲主要大国中，几乎没有人相信一场真正的"病毒之战"即将来临。

中国是"同舟共济"。武汉一暴发疫情，全国各地的口号就是"武汉加油"。在互联网上，网民们传播着这样的口号："全心全意支持武汉，支持湖北（武汉是湖北省省会），支持全国 4.2 万名在湖北工作的医务人员抗击疫情。"

相反，美国没有"同舟共济"的文化传统，也没有"同舟共济"的制度安排。联邦政府和个别州都参与了从对方手中抢夺口罩、防护服和呼吸机的强盗行为。美国的政治是一种"唯我独尊"的自私身份政治，疫情期间更是造成了抗疫的各种阻力和社会分裂。特朗普不愿支持民主党主导的州，民主党也不愿听从特朗普的指挥。在美国，甚至连戴口罩这一简单的公共卫生要求也被高度政治化了。戴口罩被右翼贴上了向民主党投降和不爱国的标签。

这种自私和无知导致了美国各地的许多愚蠢行为。从携带枪支反对封锁到反对戴口罩，再到大学校园里的"病毒派对"，无一不是这种愚蠢行为的表现。据德州当地 KENS5 电视台报道，2020 年 7 月初，为证明病毒是个恶作剧，得克萨斯州圣安东尼奥市一名 30 多岁的男性参加了"新冠聚会"，没想到因此感染病毒，最终丧命。

中国和美国抗击新冠肺炎疫情的根本区别在于：中国正在不惜一切代价为人民而战，这就是中国能在短时间内以较低的死亡率击败病毒，并保护经济免受长期破坏影响的原因。

另外，美国领导层不关心人民，它只关心资本主义的金融底线。美国领导人放弃了救人，甚至忽视了保护老年人，种族主义者却指责中国才是他们惨败的罪魁祸首。

许多中国专家说，如果美国和西方国家承认"中国标准"，他们会过得更好，疫情可能会像中国一样得到控制。

让我们来看看这些数字。截至7月中旬，美国疾病控制与预防中心每天报告的感染病例数超过6.6万例，几乎是2020年1月至4月中国8.4万例感染病例的全部。

2020年7月19日，美国单日新冠病毒确诊人数已达到创纪录的84033人，超过了中国整个新冠病毒的感染人数。

根据我于2020年7月10日汇总分析的有关新冠肺炎疫情的数据：

中国和美国的总感染率（感染者/总人口×100%）分别为0.0061%和0.9652%，中国和美国的死亡率（死亡人数/总人口）分别为0.000333和0.040736，这意味着一个在美国的人感染新冠肺炎病毒的概率是生活在中国的人的158倍，死于该病毒的概率是生活在中国的人的122倍。

如果我们基于人口密度（感染人数/国家面积）比较，就可以理解为你看到你的邻居感染并看到他们死亡的可能性是多大。与一位中国邻居相比，美国邻居感染新冠肺炎的概率是中国邻居的38倍，死于新冠肺炎的概率是中国邻居的29.6倍。

在此数据的基础上，让我们将中国与其他主要疫情暴发国家（感染和死亡人数高于中国的）进行比较，这些国家大多是西方发达国家。这个数字甚至更令人震惊。与中国相比，巴西的感染率和死亡率分别是中国的141倍和101倍，俄罗斯的感染率和死亡率分别是中国的89倍和101倍，英国的感染率和死亡率分别是中国的72倍和204倍，西班牙的感染率和死亡率分别是中国的89倍和183倍，意大利的感染率和死亡率分别是中国的66倍和174倍，法国的感染率和死亡率分别是中国的51倍和135倍。

换句话说，美国人，特别是纽约市的人，以及来自西方资本主义世界的大多数人，看不到病毒的终结，他们面临的病毒威胁、压力和恐惧远远超过武汉人民在疫情暴发高峰期所面临的威胁、压力和恐惧。

随着抗击新冠肺炎疫情的成功，中国政府一方面为阻止第二波病毒浪潮做好了准备，另一方面致力于国民经济的快速复苏。因此，许多专家预测，走出新冠肺炎疫情危机后，中国的发展将比美国更强劲。"这场流行病将更加证明，美国已不再是过去那样强大、先进的事实。"美国外交关系委员会（Council On Foreign Relations）高级研究员爱德华·艾登（Edward Aiden）说。艾登是传统的反共反华智库成员。

许多美国精英担心的是新冠疫情可能使美国在传统盟友中的地位下降，而不是消灭病毒本身。

那么，美国打算怎么做呢？就像历史上任何其他帝国主义大国一样，美国选择了不顾一切地对中国发动全面攻击。可以指望美国资本主义制度为战争做准备，而不能指望其为抗击疫情做准备。他们既不会放弃面子，也不会放弃利益，所以只能选择可耻的斗争和否认。

美国面临着巨大的公共健康危机和经济危机，新冠肺炎疫情将给美国经济带来数万亿美元的损失，给全球经济带来 21 万亿美元的损失。尽管如此，美国仍然认为制造更多的炸弹比人的生命更重要。

2020 年 7 月 1 日，民主党控制的众议院军事委员会（House Armed Services Committee）通过了高达 7405 亿美元的军费一揽子计划，这是由美国共和党控制的参议院军事委员会（Senate Armed Services Committee）不经审查就批准的。左翼和右翼的一些人士认为，特朗普是反干涉主义者，他毫不犹豫地签署了一揽子计划。

与此同时，在传播"武汉实验室制造中国病毒"的阴谋骗局未遂后，从特朗普到民主党全国委员会（DNC）的美国资本主义精英们改变了策略，他们加速推进对中国的公开战争、制裁和秘密情报活动。

军事方面，2020 年 7 月 3 日，美国派出两艘航空母舰前往中国南海演习，而当时中国正在附近进行演习。这是美国向中国发出的有针对性的"炮艇"

信息，根据《华尔街日报》（*Wall Street Journal*）引用一位美国官员的话说："美国不愿看到北京在该地区军事力量的加强。"

7月6日至8日，美国连续3天派出军用飞机在距离广东沿海51.68海里的中国南方海岸进行近距离的军事侦察行动。

据中国《环球时报》（*Global Times*）报道，7月17日，"尼米兹"号航空母舰和"罗纳德·里根"号航空母舰战斗群在中国南海再次举行"双航母"演习——这是美军半个月内第二次在中国南海举行"双航母"演习。

到7月中旬，在中国南海或中国其他沿海地区至少发现了5艘美国军舰或侦察机。

政治方面，2020年6月30日，中国电信巨头华为和中兴被美国联邦通信委员会（Federal Communication Commission）正式指定为"国家安全威胁"。华为已被完全禁止进入美国。与此同时，美国成功地推动英国宣布将于2027年前将华为从他们的5G网络建设中去除。这种行径正好与中国几个月以来的所作所为形成对比，中国通过运送医疗用品，帮助他国抗击疫情。

此外，在乔治·弗洛伊德（George Floyd）被谋杀和全国范围内的"黑人的命也是命"（Black Lives Matter）抗议活动之后，参议院和众议院没有制定任何改革警察部队的立法法案，而是在2020年5月14日和27日匆忙以413票对1票通过了"维吾尔族人权政策法案"。该法案由特朗普于6月17日签署，目的是削弱中国对新疆地区的主权。

此外，2020年7月2日，参议院从自由派民主党人到右翼共和党人，无耻地一致通过了旨在破坏中国香港稳定的"香港自治法案"（Hong Kong Autonomy Act）（H.R. 第7440号）。14日，特朗普签署了"香港自治法案"，结束了香港长期享有的优惠待遇。美国还对中国共产党党员实施了全面的旅行禁令。

正如中国环球电视网（China Global Television Network）的刘欣所说："宣传再次奏效，这太棒了，即使是最明显的伪善也没被注意到。我意识到，许多这样的例子可能会被置若罔闻，因为我们与我在这里谈论的一些事情没有足够的距离，就像我们在伊拉克战争中已经经历的那样，或者可能你们中的一些人太年轻，不记得伊拉克战争宣传对我们的影响，或者也许你们仍然真的相信你们做了正确的事情，给伊拉克带来了自由和民主。"

当下应该是全世界齐心协力抗击新冠肺炎疫情的时候，而不是让霸权国家为病毒带来的痛苦寻找"罪魁祸首"的时候。我们已经看到了，他们说服自己，谎称"中国是掩盖新冠肺炎病毒的邪恶敌人"。全世界会不断发现中国为了更有效地抗击病毒付出了许多心血。

刘欣还说道："美国总统是资本主义力量选举产生的，谁能做出正确选择呢，愚蠢的人和愚蠢的总统一样，都是再愚蠢不过了。"世界各地的许多专家都指出，特朗普的做法是转移矛盾，并希望公众将注意力从他们没有领导能力或不愿意来制定有效的抗击疫情政策的事实，转移到种族主义上。换句话说，就责怪中国吧。

刘欣总结道："意识形态是美国人最基本的思维方式。无论受教育程度如何，从酒吧的乡巴佬到学校的教授，谈论中国和社会主义都是一样存在着傲慢和偏见。"

美国和美国模式已经失去了对话语权的控制，使这一时期成为重新审视政治、文化和意识形态的时刻。

我们需要问一问，抗击疫情之战中，美国能向中国学习吗？

美国每天都在谈论人权，人权首先是生存权。而美国在保护人权方面所做的努力却微乎其微。美国政界人士，甚至许多美国人公开表示他们"放弃了老年人"，甚至认为"为了保护经济，老年人应该做出牺牲，放弃治疗"，这样做是可耻的。最终结果是：数以万计的美国老年人，在护理设施不足或在自己家中没有适当帮助的情况下，面临死亡的危险。

我们应该借鉴中国成功抗击新冠肺炎疫情的经验，研究中国社会主义为什么行，为建立国际卫生健康的团结协作关系作出力所能及的贡献。

此外，除非美国取消对委内瑞拉、古巴和伊朗的制裁，否则何谈医疗健康方面的正义？美国的制裁阻碍了这些国家自身的医疗服务和基本物资供应。尽管美国对也门、伊拉克和阿富汗发动的战争已经结束，但摧毁了他们的重要基础设施。我们不要忘记呼吁，结束美国支持的以色列对巴勒斯坦的占领和封锁，这种占领和封锁使这个国家对新冠疫情的回应变得复杂。

在美国国内，警察的暴行和反恐战争实际上只是针对黑人和移民社区的，这已经不是什么秘密了。除非进行一场人民革命，进行根本性的社会变革，要求将金钱和财富从最富有的 1% 的人手中转移到工人阶级、有色人种、移民和土著居民手中，否则美国就不会有医疗健康方面的正义。

"黑人的命也是命"抗议活动，似乎将在未来一段时间内会频繁出现在政治生活中。现在是时候积极地将我们的斗争与其他人的斗争联合起来了！无论种族主义与经济正义的斗争，还是从非洲到美洲、亚洲（伊拉克、阿富汗、叙利亚、巴勒斯坦等国）的战争，或者是反对洛杉矶"血汗"工厂剥削的斗争，反对国际军售、童工和儿童兵的斗争，再或者是在国内与艾滋病和贫困的斗争。只有把我们所有斗争与我们共同的敌人联系在一起，我们才能看到更美好的未来！

第一部分

来自中国的警告

中国动员起来抗击新型冠状病毒 ①

［美］约书亚·汉克斯（Joshua Hanks）

自 2019 年 12 月下旬一种新型肺炎病毒侵袭中国以来，中央和地方政府作出了巨大回应。

12 月 31 日，中国通知世界卫生组织，位于中部湖北省拥有 1100 万人口的武汉市发现了一种类似肺炎的疾病。

到 2020 年 1 月 7 日，病原体被确认为一种新型冠状病毒，命名为"2019-nCoV"，与普通感冒病毒和 SARS 病毒属于同族。两天后，中国疾病预防控制中心完成了病毒的整个基因组测序，这一了不起的壮举有利于帮助世界各地的科学家更全面地了解它。

来自陕西的 51 家医疗机构的医疗队离开西安，前往武汉展开救援。

相比之下，在 2014 年西非暴发埃博拉（Ebola）疫情期间，科学家花了两个月的时间才完成病毒的基因组测序。

中国科学家的数据已经发表在国际医学期刊上，

① 选自"工人世界"（Workers World）网，2020 年 1 月 28 日。

如《新英格兰医学杂志》（*the New England Journal of Medicine*）和《柳叶刀》（*Lancet*），以及国内期刊《中国科学：生命科学》（*China Science: Life Sciences*）。

中国对疫情的反应迅速而高效。它与世界卫生组织和国际科学界合作，非常认真地对待此次疫情。

习近平总书记在 1 月 25 日的中共中央会议上表示，各级党委和政府必须把预防和控制新冠疫情作为工作的重中之重。中共中央成立了一个高级别工作组来抗击疫情。在国务院总理李克强的带领下，工作组于 1 月 26 日抵达武汉，努力协调防控疫情。截至 1 月 27 日，财政部已拨付许多款项用于抗击疫情。

尽管世界上最大规模的年度人口流动（春运）和中国新年（春节）庆祝活动开始了，但中国已经部分封闭了武汉和其他几个城市，关闭了公共交通，限制了私家车出行。

这就是中国政府对这场史无前例的疫情的回应。自由市场的资本主义国家一直被禁止采取类似措施，因为这样做会严重扰乱它们的市场并影响它们获得利润。

一、政府为遏制病毒所做的巨大努力

为了减缓病毒的传播，中国将春节假期延长，并继续关闭学校和许多公共场所。中国银行业监督管理委员会（The China Banking and Regulatory Commission）宣布，将冻结因疫情而没有收入人员的抵押、贷款和信用卡的支付义务。这在西方资本主义国家是闻所未闻的，在这里，每到流感季节，许多人都被迫带病上班，或者背负沉重的债务，甚至无家可归。

来自全国各地的 1000 多名医务人员及人民解放军的数百名医务人员已被派往武汉。另外，还有 12 个团队和 1600 多名医务人员正准备前往那里。湖北全省共动员 50 多万名医务人员，以做好防疫、防控和救治工作。政府计划在 6 到 7 天建成两座全新的医院来收容确诊病人，打破了先前 2003 年

SARS 疫情在北京创下的纪录。两座全新的医院使用装配式建筑和一支庞大的工人队伍（这些工人的工资是平时工资的 3 倍），雷神山医院将拥有近 1600 张床位，火神山医院将拥有 1000 张床位。

这两家新医院由国有企业建造，并由中国的公共银行系统提供资金，从而实现了快速而协调的反应。医院的建设是为了满足公众的需求，而不是获取短期利润。与资本主义公司不同，为了人民的利益，中国可以亏本建设医院。

国有企业中国电信、中国移动已经在武汉医院建立了专门的 5G 网络，以方便远程医疗，这将减少医务人员接触病毒的机会。最初，口罩和手套等医疗用品短缺被报道以后，工厂接到指示，大幅增加这些用品的产量。

二、两种截然不同的反应

对于这次疫情，没有一种应对措施是完美的，但实地报告证明了处理方式的效率和严肃性。记者采访了居住在中国东北部大连市的美国公民维多利亚·辛克莱（Victoria Sinclair）。她说："我一直对中国建筑工人的工作速度印象深刻。我们的高速公路在几周内就修好了，我毫不怀疑他们正在武汉修建的新医院会很快完工。"辛克莱补充说："我们城市的公交车和地铁仍在运行，但工作人员正在采取额外的预防措施，每天进行两次消毒。"

尽管中央政府呼吁立即报告所有确诊病例，武汉的几名地方官员也因行动不够迅速而受到了惩罚，但西方媒体的报道大多是负面的，将中国的反应描述为无能和缺乏透明度。这并不是中央政府试图掩盖疫情，但它一直是西方报道的主要话题。

尽管中国采取了迅速而集中的措施（只有在一个拥有大量公有制、经济规划和共产党领导的国家才有可能），但西方媒体似乎基本上只管批评中国。

应该记住的是，里根政府不仅忽视了 20 世纪 80 年代的艾滋病危机，还嘲笑成千上万死于这种致命疾病的人。在 2017 年至 2018 年美国的流感季节，超过 6 万人死亡（这是一个很少被提及的事实），这让人们对中国目前的疫情有了一个全面的认识。

目前，美国流感季节已经有 6000 多人死亡，流感对公众健康的威胁和冠状病毒一样危害很大。然而，在吸引更多观众、获得更多广告收入的无尽需求的推动下，西方企业媒体选择了对中国进行哗众取宠式的报道，以吸引人们的注意力，产生更多的点击量。

三、疾病在美国死灰复燃

在美国，麻风病和斑疹伤寒在洛杉矶无家可归的人中再度出现，未接种疫苗的人患上了麻疹和腮腺炎。

实际上，美国的疫苗接种率比越南社会主义共和国低得多，只是越南社会主义共和国的人口和经济规模要小得多，所以它在医疗卫生上的支出要少得多。美国国立健康研究院（National Institutes of Health）2016 年公开的一项研究，调查了 4 个州生活在贫困线以下的儿童的疫苗接种率，发现 40% 的儿童没有接种过一剂轮状病毒[①]疫苗。在 2006 年推出轮状病毒疫苗之前，轮状病毒每年导致 20 名至 60 名儿童死亡，多达 7 万人住院。

种族主义在西方也很明显，西方的报道似乎对受到致命病毒打击的非西方人的福祉漠不关心。虽然巴黎圣母院（Notre Dame in Paris）的意外焚烧和澳大利亚的大规模火灾都带来了西方企业和亿万富翁的公开同情和巨额捐款，但中国的新冠疫情并没有得到同样的同情和支持。

这是美国对中国发动新冷战的必然结果，因为西方帝国主义试图保住其在全球权力的中心地位。

----

① 一种导致婴儿或新生畜胃肠炎的病毒。——译者注

社会主义基础如何帮助中国抗击疫情①

[美] 萨拉·弗朗德斯

为了抗击新的、具有高度传染性的病毒，中国正在向世界展示，什么是必要的，也是可能的。

中国针对冠状病毒采取的措施在资本主义国家是闻所未闻的。他们重申了中国的社会主义基本性质，在危机或紧急情况下，人民的福祉优先于资本主义的利益。

中国的工人10天内建成了武汉市火神山医院，这座医院拥有1000张床位。

中国拥有百万富翁，甚至亿万富翁。但在危机中，中国共产党控制着国家，有权做出不受资本主义利润支配的决策。

从三周前开始，中国对武汉市和湖北省其他地区的3500万人实施了限制性的隔离措施。限制措施现在更加扩大了，对所有不必要的社交活动进行了限制，同时努力让民众对新冠病毒有更多的了解。

农历新年庆祝活动在全国范围内被取消。为了控制

---

① 选自"工人世界"网，2020年2月11日。

疫情的蔓延，学校、工厂和工作场所也关闭了一段时间，并要求所有人进行自我隔离，限制社交活动。只有食品运送和其他基本服务在全国范围内继续进行。

中国向世界分享病毒的基因序列、传染性、攻击哪些器官、感染者的症状、死亡率，以及哪些治疗或治疗组合最成功等信息。在这些方面，中国已经做出了全面的努力。

一、中国为何如此受关注

根据世界卫生组织的数据，全球范围内流感每年导致 500 万人患严重疾病，导致多达 65 万人死亡。一些新出现的病毒比其他病毒更危险，因为人类对它们还没有免疫力，也没有研发出疫苗来控制它们的传播。

H1N1 猪流感病毒 2009 年出现于美国，并在全球范围内传播，感染了163 万人，造成 28.45 万人死亡，死亡率为 17.5%。美国政府没有采取任何措施来减缓这种特别危险的流感的传播，这种流感尤其容易传染年轻人。

然而，中国当前为抗击新冠疫情做出了巨大努力。到目前为止，中国已经将死亡率限制在 2.1% 左右，低于通常新疾病的死亡率。到 2 月 1 日，中国的治愈人数超过了死亡人数，这表明疫情是可控的。但它尚未得到控制，坚毅的工作仍在继续，包括全国人民与武汉建立团结的纽带。

每天都有新的医疗队从中国其他地区前往武汉市和湖北省其他地区。2月 9 日，6000 多名医务人员在国家的号召下抵达湖北，"结对支援湖北"。一对一支援系统已经在 16 个省市建立，帮助湖北各城市抗击疫情。

更快捷的诊断和治疗计划正在积极测试，完成后会立即在世界范围内传播。

二、美国没有应对政策

中国的积极有为与美国当前的对策形成鲜明对比。在美国发生紧急情况或危机时，维护财产关系是第一位的，也是最重要的考虑因素。

为了阻止绝望的人们洗劫商店获取所需物资，或者阻止逃离洪水和地震的人们搬进空置的酒店和度假村，国民警卫队一次又一次地动员起来。但政府没有采取任何措施来阻止企业囤积、投机和涨价。

即使是捐赠给慈善机构的食物、水、毯子和发电机，也可能最终被压在仓库里。

2005 年席卷新奥尔良的卡特里娜飓风（Hurricane Katrina），在美国自由邦波多黎各（Puerto Rico）① 再次发生，2017 年发生的灾难性飓风和最近发生的地震，以及 2018 年和 2019 年加州发生的火灾，使数百万人滞留在军火库和拥挤的体育场，尽已所能地生存下去。联邦紧急事务管理署（The Federal Emergency Management Agency）和红十字会不堪重负。

那些有资源的人可以离开该地区，试图重建他们的生活，提交保险索赔，并等待数年获得理赔。但是疏散的命令并不能帮助那些没有车或者无处可去的人。

当传染性病毒引起健康危机时，仍有数百万人带病上班，因为美国有 4000 多万工人没有带薪病假。如果待在家里照顾生病的家人，就意味着将面临失业的风险。关于怎样做的建议，政府仅限于告诉人们接种流感疫苗，宣传服用一系列咳嗽药水和发烧药物。

花费政府资金为突发的健康危机或自然灾害做准备并不在美国的议程之内。

根据美国疾病控制与预防中心（Centers for Disease Control and Prevention）的数据，到目前为止，今年冬天流感病毒已导致美国 2200 万人感染、21 万人住院、1.2 万人死亡。尽管流感病毒致死的人数已经远远超过了中国的新冠肺炎疫情致死的人数（1000 人），美国政府也没有做出特别的行动。

根据《纽约时报》2 月 8 日的报道，美国各地医院的急诊室已经人满为患，包括药物、呼吸机和口罩在内的重要医疗用品严重短缺。为了获得最大

---

① 加勒比海大安的列斯群岛岛屿。——译者注

化利润和削减成本，拥有数百家医院的大型营利性医疗集团甚至维持着口罩、防护服和手套等基本物品的高价，并任凭库存短缺。

美国疾控中心表示，每年冬天美国都有 20% 的人感染流感病毒。在糟糕的年份，比如 2017 年至 2018 年的冬季，流感导致 6 万多人死亡。

为了挽救数千人的生命而关闭工厂、学校、购物中心、电影院、餐馆和体育场馆……这样的想法在美国是完全不可能的。

三、中国为我们指路

中国在 10 多天内建成了两家大医院，总床位容量为 2600 张，而且中国已经动员了数千名医护人员。为什么能做到这样呢？因为这是通过社会主义计划，及共产党的领导和强大的凝聚力实现的。

数以千计的医疗志愿者响应政府的号召，驰援武汉。为了减缓传染病的蔓延，公共交通暂时停运，而一些出租车车队正在免费为那些需要医疗保健或购物的人提供服务。疫情期间，食物很容易买得到，而且配送很快，新鲜水果和蔬菜正源源不断地运进来。在中国，从来没有绝望的人闯入商店寻找食物的情况。

截至 2 月 10 日，北京庞大的地铁系统重新恢复运营。地铁站和火车车厢每小时消毒一次。

中国环球电视网、央视英语新闻频道、《人民日报》和《环球时报》为民众提供最新资讯。报道的重点是科学技术的作用以及广泛开展坚持隔离和遵守严格卫生规则的全民运动。美国媒体预测的物品短缺、物价螺旋式上升和大规模混乱的现象并没有在中国发生。

四、为什么资本主义做不到

当中国政府对湖北省的许多工人实施部分隔离时，它还宣布冻结房租、贷款及信用卡还款。

资本主义政府能做到这一点吗？资本主义银行能容忍冻结信用卡债务、汽车付款、保险费和抵押贷款吗？

大型体育娱乐业能容忍取消超级杯（Super Bowl）或其他产生数十亿广告收入的职业体育赛事吗？

无论大业主还是小业主，会容忍冻结租金吗？企业巨头会允许大型工厂在利润丰厚的订单等待完成时暂停吗？中国工厂如果每周关闭一次，世界贸易额就会减少 260 亿美元。（《纽约时报》2 月 8 日）

制药企业会允许基本药物以成本价出售或者免费发放给民众吗？这个行业是美国经济中利润最高的行业，处方药成本是世界上最高的。根据《哈佛健康报告》（Harvard Health Reports），数百万美国成年人由于药价高而不用药物治疗。

但是，华盛顿没有花费数十亿美元改善医疗条件或基础设施，而是为了包围中国，在军事基地建设上大肆挥霍资金，在威胁世界的新武器研制上大肆挥霍资金。

美国的工人需要了解中国的真相，并对每个人都有权利达到拥有医疗保健、接受检测和国家计划这样的条件提出要求。

来自中国的报道：新冠肺炎疫情在两种制度下的故事 [①]

［美］罗伯特·海耶斯（Robert Hayes）

　　面对新冠肺炎疫情，美国目前的局面一片混乱。美国人每天都会收到无数关于该病毒的信息，但这些信息经常互相矛盾、变幻不定。特朗普政府也没有给出任何指示。特朗普政府已经决定，最好的行动方案是什么都不做，特朗普本人宣布："我完全不承担责任。"当疾病控制与预防中心发布了一份有关病毒的报告时，特朗普直接反驳他们的科学发现，并试图淡化新冠疫情的直接威胁，企图提升自己的形象。关于如何保护自身和家人免受这种致命疾病侵害，随之而来的混乱使美国人在这方面没有任何方向感。

　　在中国，我亲眼目睹了新冠肺炎疫情中全民协调一致的应对措施。中国的社会主义制度使每个城市都有广泛并一致的行动。整个城市都处于隔离状态，企业和餐馆也被告知关闭。只有小商店和药店等基本服务继续营业。在政

---

① 选自 Fight Back! 新闻，2020 年 3 月 17 日。

府的帮助下，这些地方几乎没有出现物品短缺，商店的货架摆得满满的。每个外出去公共场所的人都被要求佩戴口罩，每栋建筑的入口处都有体温检测。重灾区的整个医院在短短 10 天内就建成了。政府还保证为每一位感染新冠病毒的人支付检测和治疗的全部费用。对于那些在隔离期间没有感染但被迫待在家里的人，中国政府还要求企业向员工支付正常工资。

美国在营利性医疗体系和缺乏领导力的情况下，在国家层面上没有采取任何以上措施。在病毒的时间轴与我们现在在美国的时间轴相同的节点上，中国的城市都处于隔离状态。相比之下，美国的检测结果很糟糕，上周只对 77 人进行了检测。特朗普已经表示，即使疫苗研制出来了，我们的营利性体制也不能保证每个人都能接种疫苗。由于不能保证病假，工薪阶层被迫作出艰难的选择：要么继续工作，暴露在病毒面前；要么待在家里，没有收入。

相反，特朗普政府对疫情的回应是一直只专注于支撑华尔街。美联储（Federal Reserve）在刺激计划中拿出 1.5 万亿美元，以支撑"僵尸牛市"，但在股东继续抛售资产的情况下，似乎没有任何效果。特朗普还实施了为期30 天的欧洲旅行禁令，此举造成了机场的混乱，像芝加哥奥黑尔国际机场（Chicago O'Hare）等地，挤满了冒着病毒传播的风险试图回到美国的人。特朗普对疫情的应对是如此糟糕，以至于美国人连关于病毒的权威信息等最简单的东西都无法获得。

中国政府试图限制病毒传播的一大举措，是大规模的公众安全意识宣传活动，而这往往被美国政府忽视。在中国，每天我都会收到多条短信，上面有疫情的最新消息。中国每个主要的 APP，如微信、美团等，都有一个关于新冠病毒的栏目，此栏目列出了有关新冠病毒的统计数据。这些数据便于我们获得一些重要信息，就是如果身边有病例，为了保护自己而应该了解的重要信息。每栋公寓楼都有指示牌，告诉你如何洗手，自我隔离期应该做什么以及你们应该随身携带哪些物品。许多地方甚至要求在 APP 中注册最近的活动轨迹和健康信息，然后才能获准进入。

美国混乱的资本主义体制已经僵化，以至于没有这样广泛而有效的运动来保护工人阶级。因此，许多人目前也得不到科学防疫方法的指导。在一个几乎是回归了封建社会的社会中，各个州和城市只能自食其力，制定自己的公共安全政策。因此，以下是我从中国精心协调应对疫情的实践中学到的一些方法：

（1）保持冷静。大规模的抢购只会给需要的人留下更少的供应品。这种病毒需要认真对待，但头脑清醒可以让我们更容易与之抗争。囤积卫生纸或口罩等物品对任何人都没有帮助，你应该只拿自己需要的东西。你应该购买罐头食品和不易腐烂的东西，以及任何可能需要的处方药，以防在隔离期间需要。把它想象成是为飓风或大暴风雪来临做准备。

（2）洗手。用肥皂和水洗手至少20秒。这是可以用来防止自身感染的最好方法。所有事情都需要我们用手来做，几乎任何时候当你触摸到某处的外表面时，都应该洗手。咳嗽或打喷嚏要对着纸巾或袖子，而不是你的手。随身携带洗手液，以防不能及时去洗手间。如果你一直在触摸别人可能用过的东西，比如购物车或门把手，在你洗手之前不要触摸你的脸。还要给你的手机消毒。它是我们每天触摸的最不干净的东西之一。

（3）假设现在每个人都患有这种疾病。这并不是说每个人都真的患有这种疾病，而是你应该生活在接触到的每个人都已经患有这种疾病的假设之下。美国进行的大量检测往好了说是耻辱，往坏了说是侵犯人权。我们不知道的数以千计的人已经感染了，所以你应该假设它已经在你身边，并采取必要的预防措施。即使你所在的城市只报告了几个病例，我们也不知道人们的旅行轨迹如何。有人可能在西雅图感染了病毒，然后前往迈阿密，现在他们正在那里传播病毒。要与他人保持距离。

（4）不要去拥挤的地方。尽管那些便宜的机票看起来很诱人，但千万不要去乘飞机。机场是你现在最不应该去的地方。拥挤的地方也包括餐馆和电影院，及任何使你靠近其他人的地方。暂时避开它们。虽然这对许多人来说是痛苦的，但NBA、百老汇等暂停或取消他们的活动是一件好事。我们现在谈论的是疫情。婚礼、聚会，甚至儿童游戏日等社交活动也应该推迟。

这些建议只是中国向每个公民提供的广泛信息中的几个例子。由于特朗普政府的失职，美国仍然无法有效地向其人民提供这些最基本的信息。这两种制度对新冠肺炎疫情的反应截然不同。

在中国，社会主义制度提供了周密的、有计划的应对措施，完全遏制了疫情，保护了人民。由于中国政府精心的组织和行动，这里的一切最终恢复正常。与此同时，在美国，资本主义制度继续随意而低效地抗击疫情，疫情正迅速失控。如果美国以中国为榜样，建立一种将人民的需求置于企业利益之上的全民医疗体系，那将会很好地服务美国。

新冠肺炎疫情凸显社会主义和资本主义应对的差距 ^①

[美] 约书亚·汉克斯

3月9日，随着越来越多的国家努力应对新冠疫情的扩散，人们对全球疫情的日益增长的担忧和恐慌占据了新闻的头条。全世界已有超过10万人被确诊为阳性病例，还有更多的病例没有被发现。意大利宣布在全国范围内实施旅行禁令，其他国家也在考虑作出强烈回应。

在中国，数千名康复患者正返回家中，新冠肺炎病例的数量大幅下降。

西方媒体几个月来一直关注中国的反应，经常谴责中国的"威权主义"，并淡化中国抗击疫情的有效性。然而，很明显，中国史无前例的隔离措施，新医院的快速建成，检测能力和医疗用品生产的大幅提高，免费检测和治疗，以及对医务人员、解放军官兵和共产党员的大规模动员，都成功地减缓了病毒的传播，减少了人员的感染。

中国根据人民的需求采取措施而不是寻求利润最大

---

① 选自"工人世界"网，2020年3月10日。

化，使其在抗击疫情方面具有优势。

一、赞扬中国的做法

在 3 月 4 日接受《纽约时报》采访时，2 月访华的世界卫生组织团队成员布鲁斯·艾尔沃德（Bruce Aylward）博士说："迅速升级的疫情已经停滞，而且下降的速度比预期要快。这背后，由于中国对疫情的积极回应，成千上万的中国人没有感染新冠病毒。"

他补充说："中国真的很擅长挽救病人的生命。它的医院看起来比我在瑞士（Switzerland）看到的一些医院都要好。我们问：'你们有多少个呼吸机？'他们说：'50 个。'哇！我们问：'有多少个 ECMO[①]？'他们回答：'5 个。'"

艾尔沃德指出："（中国）政府明确表示：检测是免费的。"他又指出，就算你的保险到期了，新冠肺炎检测呈阳性，省政府还是将承担所有医疗费用。而在美国，个人支付费用是及时治疗的障碍："这就是可能造成严重冲击的原因，也是全民医保覆盖和安全保障的交叉点。"

当被问及中国的反应时，艾尔沃德博士回答说："在酒店、火车上、夜晚的街道上，我与体制外的很多人交谈过。他们被动员起来，就像在战争中一样，而正是对病毒的恐惧驱使着他们。他们真的认为自己站在保护中国其他地区乃至整个世界的第一线。"

世界卫生组织传染病风险管理（Infectious Hazard Management）主任西尔维·布林德（Sylvie Briand）告诉记者："限制行动的措施使疫情在中国境内的传播推迟了两三天，在中国以外的地区推迟了几周。"[②]

---

① ECMO 指体外膜肺氧合，英文全称是 Extracorporeal Membrane Oxygenation，是一种使血液在体外循环供氧的机器。——译者注

② 来自 www.cgtn.com，2020 年 2 月 19 日。

二、美国的高成本应对措施

面对越来越多的新冠肺炎患者，美国的反应与中国形成鲜明对比。在 2 月 26 日的新闻发布会上，副总统迈克·彭斯（Mike Pence）被特朗普总统任命指挥联邦政府应对新冠疫情。没有接受过任何医疗培训的彭斯，曾担任过艾滋病暴发期感染最严重的州——印第安纳州的州长。

在新闻发布会上，特朗普提出了几个具有误导性的、彻头彻尾的错误说法，这些说法与政府科学家的观点相矛盾。特朗普声称，病例正在"大幅下降，而不是上升"，美国正在"迅速研发疫苗"，"基本上会很快注射流感疫苗"。

然而，美国国家过敏和传染病研究所所长安东尼·福奇（Anthony Fauci）博士表示，疫苗还需要 12 到 18 个月才能准备好。卫生部部长亚历克斯·阿扎尔（Alex Azar）不认为美国正在研制的疫苗对所有人来说都是负担得起的。这与高成本的美国医疗保健体系的其他部分如出一辙。

在 3 月 3 日的白宫新闻发布会上，美国有线电视新闻网（CNN）记者吉姆·阿科斯塔（Jim Acosta）在推特上写道："世界卫生组织只允许这次新冠病毒简报使用静态照片。不允许使用音频或视频。"一周前，政府试图封锁关于疫情的信息，并指示科学家与彭斯协调处理所有声明和公开的露面。

联邦机构对这种规模的流行病完全没有作好准备。由于特朗普为削减成本而停止招聘，疾病控制与预防中心（Centers For Disease Control And Prevention，CDC）有近 700 个职位空缺。公共卫生机构多年来一直受到削减资金的影响。

2018 年，特朗普从疾病控制与预防中心项目中削减了 80% 的预算，并解散了政府为领导美国应对疫情而成立的全球医疗安全团队。

在没有任何支持的情况下，彭斯承诺美国每周将有能力进行超过 150 万次的检测。实际数字要比这个低得多。华盛顿州是截至 3 月 8 日报告病例最多的州，每天可以进行略高于 1000 次的检测。俄勒冈州每天只能检测 40

个，而阿肯色州只能检测 4 到 5 个。本周早些时候，美国疾病控制与预防中心宣布，它将停止报告已经进行了多少次检测。

关于检测的声明遗漏了这样的内容，即为了确认阳性结果，一个人必须接受两次检测。也就是说，一个每天能检测 1000 次的州实际只能检测 500人。美国真正的检测能力如何尚不清楚，这让公众对病毒的传播范围一无所知。

三、资本主义医疗制度的失败

特朗普政府缓慢、拙劣和不透明的反应与中国政府的快速反应形成了鲜明对比，中国的快速反应减缓了疾病在境内的传播。

美国的经济规模更大，但完全是资本主义的，并没有做到中国走社会主义道路所做的事情。与公众健康相比，美国政府官员似乎更关心股市和季度利润会受到什么影响。中国的隔离和其他措施对经济产生了负面影响，但这些措施保护了国内和世界各地数百万人的健康。

资本主义的美国似乎不能，也不会把国内人民的健康放在首位。

武汉的卡尔·马克思：中国特色社会主义如何战胜新冠病毒①

［英］卡洛斯·马丁内斯（Carlos Martinez）

2020 年 3 月，新冠病毒在世界多个区域的社区一级持续传播，世界卫生组织宣布新冠疫情为"全球性流行病"。随着新冠病毒在欧洲和北美的蔓延，它现在很有可能感染一大部分全球人口，并导致数以百万计的人迅速死亡。这是一场几乎史无前例的全球公共卫生紧急事件。

一、中国在遏制新冠病毒方面取得的成功

在没有疫苗或治愈方法的情况下，战胜病毒性传染病的唯一方法是大幅减少传染性，这是通过严格的检测、接触者追踪、隔离患者和对更广泛的人群保持社交距离来实现的。

一旦了解了危机的性质和范围，中国政府就迅速采取坚决的行动。1 月 23 日，疫情暴发的中心——武汉被全面

---

① 选自"人民抵抗运动"（Popular Resistance）网，2020 年 3 月 25 日。

封锁，当时约有 800 例确诊病例。数千万人被要求待在室内。学校和工作场所被关闭，体育和文化活动被取消。用流行病学家和世界卫生组织总干事高级顾问布鲁斯·艾尔沃德（Bruce Aylward）的话说，"老式的公共卫生工具以我们历史上从未有过的严谨和创新的方式"被应用。

　　世界卫生组织—中国联合调查团在 2 月下旬的报告中，得出结论说："面对一种以前闻所未闻的病毒，中国采取了历史上最勇敢、最灵活和最积极的防控举措。"报告指出，最新的公共卫生信息通过多个渠道定期广泛宣传；全国范围内都在努力协调，为湖北提供充足的医疗物资；地方政府努力确保基本物资的稳定供应，防止囤积居奇。

　　政府立即宣布，检测和治疗（包括昂贵和复杂的技术，如体外膜肺氧合）将对所有人免费，并立即推出各种措施，以减轻疫情对人们日常生活的影响（例如，暂停抵押贷款和信用卡还款支付，并提供补贴以确保继续支付工资）。选购食品的流程完全转移到了网上，省级主管部门和中国共产党地方分支机构进行了协调，以确保每个家庭都能收到包装好的食品，服用药物的病人也能收到处方药。

　　3 万多名医生和护士从中国各地被派往武汉。45 家医院被指定为新冠肺炎治疗中心，12 家临时医院由展览中心和类似建筑改建，2 家全新的方舱医院（可容纳 1000 张床位和 1600 张床位）在短短十几天内全部建成。卫生健康系统优先考虑让人们活着，因此扩大了呼吸机的生产，并增加了各种治疗和检测选项的容量。艾尔沃德博士说："中国人真的很擅长让患有这种疾病的人活下来。"

　　公共卫生官员试图追踪每一例确诊病例，然后对所有与感染者接触过的人员进行检测，符合世卫组织关于"检测、检测、检测"的明确要求。

　　中国遏制疫情的努力得益于先进技术的广泛使用。全国各地都建立了体温检测站，人们要安装一款智能手机的应用程序。该应用程序提供的信息让用户核实并报告症状，使卫生健康部门能够及时监测疾病的传播情况。

　　人工智能正在被广泛应用。例如，一个预测模型"正在帮助重庆和深圳的卫生保健部门提前预测疫情，准确率超过 90%。与此同时，中国科技巨头已经为抗击新冠肺炎疫情提供了关键服务"。阿里巴巴云（Alibaba Cloud）免费向公共研究机构提供人工智能计算能力，以支持病毒基因测序、新药研发和蛋白质筛选。百度已经将核糖核酸（RNA）预测算法——线性时间算法（Linear Fold）向世界各地的基因检测机构、防疫中心和研究机构开放。东软医疗（Neusoft Medical）向武汉的医院捐赠了高端 CT 扫描仪、AI 医学成像、云平台和远程高级后处理软件。

机器人被用来为隔离人员送餐。华为和中国电信合作建立了 5G 远程视频诊断中心，使医务人员能够进行远程在线会诊。

中国疾控中心（the Chinese Centre for Disease Control）对新冠肺炎全基因组进行了测序，并在发现病毒后的几天内公开发表，这清晰地表明了中国致力于遏制病毒的国际合作态度。相比之下，在 2014 年埃博拉疫情期间，基因组测序花了两个月的时间。

世界卫生组织认为，中国"克服万难的举措"可能已经阻止了数十万个病例的产生。这场危机在 2 月初达到高潮，当时新确诊病例以每天约 3000 例的速度增加。这一曲线从 2 月中旬开始趋于平缓，到 3 月初几乎完全持平：在 3 月的前三周，病例数量从 80026 例增加到 81008 例，在撰写本文时（3 月下旬），中国几乎所有新增病例都是境外输入的，而不是通过国内传播产生的。

抗疫措施成功地消除或减少了中国湖北以外的地区发生任何严重疫情的可能性。在湖北之后，受影响最严重的省份是广东，这是中国南方一个拥有 1.13 亿人口的大省，3 月下旬该省大约有 1400 人确诊，只有 8 人死亡。在撰写本文时，毗邻湖北的两个省份——湖南和安徽仅出现少量确诊病例。

疫情在中国明显得到控制，封锁措施正在放松，人们开始恢复正常生活，同时对病毒卷土重来的可能性保持警惕。中国对新冠疫情的非同寻常的反应，尽管付出了巨大的人力和物力，但也为世界其他地区应对疫情上了不可缺少的一课。《柳叶刀》杂志中关于流行病学的分析指出："中国已经发生的情况表明，一般隔离、保持社交距离和感染人群隔离可以控制疫情。中国对新冠疫情的应对所产生的影响，对新冠肺炎刚开始传播的许多国家来说是备受鼓舞的。"

二、西方资本主义国家的反应远没有那么好

中国大刀阔斧的抗疫措施的一个重要影响是减缓了病毒在全球的传播，给予其他国家准备的时间。在越南以及在湖北以外的中国其他地方，病例数量一直很低，因为很早就出台了相当严厉的遏制措施。

然而，考虑到新冠病毒的高传染性，以及中国与世界其他地区的互联互通水平，除非其他国家采取适当的预防措施，否则新冠疫情在全球的蔓延是不可避免的。到 2 月中旬，日本和韩国都暴发了疫情，这两个国家都相当迅速地实施了大规模的检测、隔离和遏制措施，它们国家的病例都显著下降。

新冠疫情的中心现在是欧洲，意大利、西班牙、德国、法国、瑞士、荷兰、比利时、挪威和丹麦都经历了严重的疫情，至今尚未成功制止病例数量的指数增长。所有这些国家现在都实施了封锁，并以相当积极的方式作出了回应，但统计数据的轨迹表明，回应还是"太小、太晚"。西欧的人均新冠肺炎病例数量远远高于中国（截至 3 月 24 日，意大利每百万人有 1057 例，瑞士每百万人有 1016 例，而中国每百万人仅有 56 例）。

鉴于世界其他地区提前几周就已经知晓了即将到来的危机，各国（尤其是拥有必需资源的发达国家）应该在 1 月下旬之前开始采取预防措施。他们应该确保有足够的检测工具、呼吸机、口罩和防护服，它们应该为它们的医疗系统增加人力和物力，它们应该加强部署来减少任何封锁带来的有害影响。正如约翰·罗斯（John Ross）所指出的："虽然中国从抗击病毒的坚定行动中获益良多，但事实表明西方完全浪费了这些宝贵的时间。"

到目前为止，最可耻的不负责任和最无能的反应出现在英国和美国。随着病例数量的攀升，到 2 月中下旬，疫情显然正在发展，但这些国家又花了一个月的时间才开始采取遏制措施，而且可悲的是，目前这些措施还远远不够。

然而特朗普否认有任何问题，"我们完全控制住了局势，只有一个人从中

国入境，我们已经控制住了。一切都会好起来的"，并声称没有人能预见到危机的到来。3 月 6 日，他说："这是你永远想不到会发生的事情。疫情真是个问题。不知从哪里冒出来的。"这显然是荒谬的。虽然非专家可能没有意识到威胁的严重性，但不乏备受尊敬的科学家发出警告，实际上，美国情报机构从 1 月下旬开始已经就这个问题向特朗普报告了情况。

在出现了最初的几个病例后，英国和美国政府应该为那些有症状的人建立免费和方便的检测设施，他们应该为那些检测呈阳性的人设置隔离设施，他们应该为老年人和免疫系统受损的人，以及那些患有潜在疾病使他们更容易感染这种病毒的人提供建议和支持，他们应该开始提高医疗保健能力，他们应该制订应急计划，关闭学校和公共场所，并在封锁的情况下确保基本物资的稳定供应。

结果，直到 3 月的第二周，英国政府几乎没有就新冠疫情发表评论，到那时，已经有数百人确诊（几乎可以肯定，还有数以万计的未确诊病例）。英国首席医疗顾问克里斯·惠蒂（Chris Whitty）公然无视世界卫生组织的建议，表示没有必要进行广泛的检测："我们将主要在家庭、门诊和无预约中心进行检测，留在家里的人不需要检测。"英国首相鲍里斯·约翰逊（Boris Johnson）建议，也许这个国家需要"面对困难"，让每个人都生病，接受大量人死亡的事实。

几天后，这种玩忽职守的政策披上了科学的外衣，被称为"群体免疫"，这一假说被迅速、全面、随意地揭穿了。群体免疫"将需要相当大比例的人口感染新冠病毒并从疾病中康复。在英国，要想达到群体免疫，就会有 4700 万以上的人受到感染"。这很可能导致 100 多万人死亡，数百万人住院。正如肯特大学（University of Kent）病毒学高级讲师杰里米·罗斯曼（Jeremy Rossman）指出的那样："我们可以而且必须做得更好。中国正在迅速控制新冠肺炎疫情的传播，而不需要群体免疫（只有总人口的 0.0056% 受到感染）。"

迫于强大的舆论压力，英国政府终于在 3 月 20 日关闭了学校、公共场所、餐馆、咖啡馆、俱乐部和酒吧。英国政府已经宣布了一项救助计划，以补偿企业和工人的收入损失（尽管在撰写本文时，这还不包括数百万散工、临时工和个体户）。然而，这些措施远远达不到在病毒发展的早期阶段在中国推出并被证明有效的措施。英国政府的高级顾问曾表示，新冠肺炎导致的死亡人数最好的情况是 2 万人，伦敦大学学院和剑桥大学的研究人员的分析表明，当前的策略可能会导致额外的死亡人数在 3.5 万到 7 万人。考虑到中国的死亡人数可能不会超过 4000 人，这一点尤其令人震惊。鉴于中国人口是英国的 21 倍，这意味着英国新冠肺炎的死亡率可能是中国的 300 倍左右。政府并没有增加国民健康服务所需的巨大能力来提供足够的检测和治疗（更不用说医疗工作者所需的个人防护设备了），而是显然更专注于建造临时停尸房。

很明显，不愿充分地处理眼前的危机是基于对经济的担忧。事实上，据报道，首相的首席顾问多米尼克·卡明斯（Dominic Cummings）表示："保护经济，如果意味着一些养老金领取者死亡，那就太糟糕了。"这一想法似乎在大西洋彼岸引起了共鸣。英国的 GDP 增长几乎为零，年底退出欧盟势必将带来经济的衰退。新冠肺炎疫情封锁期当然会大幅减少经济活动，从而影响利润，也正是这一因素，解释了英国政府在疫情面前反应迟钝的可耻之处。

三、社会主义制度下，人民优先于经济利益

"我们的最大优势在于社会主义制度，能够集中力量办大事。这是我们成功的关键。"

为什么中国对新冠肺炎的应对比资本主义西方更彻底、更成功？中国是一个人均 GDP 略高于 1 万美元（不到美国的 20%）的发展中国家，怎么可能在英国等发达国家谈论"群体免疫"时，将疾病的传播限制在其人口的 0.01% 以下呢？

正如印度共产党（马克思主义）总书记西塔拉姆·亚丘里（Sitaram Yechury）令人难忘地指出的那样："归根结底，这是谁控制国家或哪个阶级统治的问题。在资产阶级统治下，利润指标才是驱动力。在工人阶级统

治下，社会责任是最重要的。"具有传奇色彩的南非自由斗士克里斯·哈尼（Chris Hani）也提出了类似的观点："社会主义不是宏大的概念和沉重的理论。社会主义会为无家可归的人提供体面的住所。它是对于那些没有安全饮用水的人来说的饮用水。它关乎医疗保健，关乎老年人有尊严的生活。它会克服城乡之间的巨大鸿沟。它关系到我们所有人的体面教育。"

简而言之，中国之所以以如此负责任和有效的方式应对新冠肺炎疫情，是因为它是一个社会主义国家，其政府主要不是对资本负责，而是对人民负责。政府的当务之急是"满足人民的需要，从教育、就业、社会保障、医疗、住房、环境到精神文化生活"。一旦人们清楚地认识到，抗击新冠肺炎疫情意味着在挽救数以百万计的生命和保护经济增长之间作出选择，中国就毫不含糊地站在挽救生命的一边。

此外，中国相对集中的经济调控体制意味着它可以非常迅速地调动大量资源。正如外交关系委员会（Council On Foreign Relations）的一位分析师观察到的那样，中国政府"能够克服官僚作风和财政限制，能够调动所有资源"。同样，美国有线电视新闻网（CNN）也不得不承认，中国之所以能够做到这一点，"要归功于一个集中的、强大的领导层在危机中作出反应的能力"。

中国当然不缺乏私人资本，但它的经济战略仍然是由国家主导的。政府严密控制着经济中最重要的部分——其"制高点"：重工业、能源、金融、交通、通信和对外贸易。金融对整个经济具有关键影响，它由四大国有银行主导，对中国政府和人民负责。中国政府大力支持个体私营经济发展，个体私营经济为现代化、技术创新、就业和提高生活水平作出了贡献。

在资本主义国家，政府处于资本的控制之下；在社会主义国家，资本是由政府控制的。正如李瑞克所说："一群亿万富翁不可能像控制着美国的政策制定那样，控制中国的政治局。"

事实上，许多中国大公司在为抗击病毒服务。世界经济论坛（the World Economic Forum）博客上的一篇文章指出："包括阿里巴巴、百度、中国银行、字节跳动、中国建设银行、中国远洋海运集团、招商局集团、远景能源、复星集团、广州医药、京东、蒙牛、平安、中化工、中石化、泰康保险、腾讯、小米、伊利等公司向受灾地区捐赠了大量医疗、食品和其他物资。包括比亚迪汽车公司、富士康广州汽车集团有限公司和上汽通用五菱汽车股份有限公司在内的制造商正在建立临时流水线，生产额外的口罩和消毒剂。其他公司也提供了自动机器人，用于向接受隔离的患者运送补给。"

在应对疫情的过程中，中国广泛使用了尖端技术，融合了人工智能、机器人和医学成像的最新发展。在网上购物、无现金支付和远程教育等方面，中国也遥遥领先。

资深科学作家菲利普·鲍尔（Philip Ball）最近指出，在几个科学技术领域，"中国开始为其他国家树立榜样。1992年，我参观了中国的实验室，只有在一流大学北京大学看到的实验室能与你在西方的好大学看到的实验室媲美。如今，中国顶尖科学家所拥有的资源令许多西方同行羡慕不已"。

鉴于1949年中华人民共和国成立时普遍存在科学落后、普遍贫困和识字率很低的国情，现在中国却成为世界科学技术的领导者之一是令人难以置信的。这充分体现了中国社会主义领导层一贯的努力和战略眼光。

中国社会主义的另一个方面在当前的危机中被证明是非常宝贵的，那就是存在一个庞大的、高度有能力的、组织良好的共产党，它在所有社区和工作场所都有积极分子。党支部协调食品和药品的运送，在保证满足滞留在家中人们的基本需求方面发挥了带头作用。全国数以百万计的共产党员自愿参加这项工作，习近平早在1月就强调了这项工作的必要性："各级党委和政府必须把新型冠状病毒疫情防控作为工作的重中之重。"

中国与西方主要资本主义国家的另一个关键区别是，欧美工人阶级在过去10年里一直面临新自由主义的经济紧缩。医疗服务和社会服务遭受重创。意大利和西班牙的新冠肺炎死亡率远远高于中国，尽管意大利和西班牙的人均收入要高得多。中国在检测率、治疗率、信息提供、食品分配、老年人护理和弱势群体补偿金转移和心理健康支持等方面都远远好于欧洲和北美。

中国没有经济紧缩政策，恰恰相反，在过去的10年里，实际工资增加了一倍多，福利也大幅增加了。在过去的15年里，全民医疗保险的推出被世界银行描述为"无与伦比的"，代表着"人类历史上最大的保险覆盖范围的扩大"。每千人拥有的医院床位数量（4.34 张）明显高于经济合作与发展组织（OECD）的平均水平（2.9 张），也高于美国（2.7 张）和英国（2.5 张）。这显然是中国将疫情造成的危害降至最低的能力的重要组成部分。

四、中国的国际主义

当今时代全球政治的基本二分法，一方面是美国通过胁迫和欺凌重申其全球霸权地位，另一方面是中国致力于"和平、发展、合作、共赢"和建设多极化世界。

中国认为自己在新冠肺炎问题上的第一个国际主义责任是遏制湖北疫情，从而为世界其他地区采取先发制人的措施争取了时间。畅销书《当中国统治世界》（*When China Rules The World*）的作者马丁·雅克（Martin Jacques）解释说："我们必须记住，这是一种不为人知的新病毒。如果你愿意的话，中国就是一只小白鼠。中国的问题和其他国家的问题是根本不同的。中国面对着一种新的病毒。其他所有人都可以向中国学习。因为中国，他们知道什么是冠状病毒。他们不必从头再来。"

到 2020 年 3 月初，中国的疫情基本得到控制，但伊朗、意大利、西班牙和其他地方的局势正在迅速恶化。中国明确表示，它准备在各个层面向其他疫情国家提供支持，并与世界各地的公司和研究机构合作研制疫苗和寻找治疗方法。中国已经向世界各国派遣了医疗队和大量物资，这些物资包括数百万个外科口罩、数十万个检测工具包、数万台呼吸机，它援助的国家包括意大利、西班牙、伊朗、柬埔寨、委内瑞拉、古巴、菲律宾、法国、伊拉克、塞尔维亚和波兰。

中国卫生专家一直在与非洲疾病控制与预防中心（Africa Centres for Disease Control and Prevention）密切协调，以帮助非洲大陆为应对疫情采取迅速而果断的行动作好准备。

在中国向世界各地提供援助和声援的同时，美国继续对拒绝屈服于其意愿的国家实施惩罚性制裁。中国也加入了呼吁解除对伊朗和委内瑞拉制裁的一边。外交部发言人耿爽指出了在这个时候实施制裁的不人道之处，他说："在当前各国政府和人民都在抗击新冠肺炎疫情的关键时刻，美方却一意孤行继续对委挥舞制裁大棒，有违最起码的人道精神。"

五、向中国学习

在 3 月的前三周，中国新冠肺炎确诊病例从 80026 例增加到 81054 例（增长率为 1.3%）。同期世界其他地区的病例从 8559 例增加到 223982 例（增长率为 2516%），并且继续快速上升。

显然，现在是向中国学习，而不是抨击中国的时候。目前面对疫情，任何一个政府不积极学习中国抗疫的成功经验，都是在对其人民犯下非常严重的罪行。不幸的是，西方盛行的种族主义和反共产主义（黄色危险和红色恐慌的有毒组合）使得政府和媒体很难承认中国的努力。

许多文章都对封锁中国城市所涉及的权利受到侵犯感到担忧。人权观察组织负责人肯尼斯·罗斯（Kenneth Roth）2020 年 2 月初表示："这种隔离通常不起作用。这不是一种以权利为导向的公共卫生方法。这是用强制的办法来对待公共卫生。"几周后，随着武汉战胜疫情，欧洲各地的城市实施封锁，这些言论只会进一步证明罗斯的无知和亲帝国主义的偏见。

唐纳德·特朗普坚持将新冠肺炎称为"中国病毒"，煽动了反华情绪和反亚洲种族主义。和任何病毒一样，新冠肺炎本质上是一团核酸，因此不能被认为是具有国籍的，但这不是重点。特朗普的反动声明是故意将疫情的责任推到中国身上，以转移对中国成功遏制措施的视线，从而为美国的失败辩护。

约翰·罗斯写道："西方媒体和美国政府没有从中国控制病毒的能力中积极学习经验，反而从事反华宣传。残酷的事实是，反华宣传运动在一定程度上造成了西方对即将到来的危机的忽视，他们现在面临着一场医疗的、人类的和经济的灾难。"

很难想象，当欧洲和北美的人民亲眼看到其他国家正在更有效地应对局势时，他们会默默接受数以百万计的人死于新冠肺炎。西方资本主义残酷和腐朽的本质正在彻底暴露出来。归根结底，这场全球健康危机表明，在满足人们的基本需求和保护最基本的人权——生命权方面，社会主义远远优于资本主义。

见证中国：社会主义是如何打败新冠病毒的 ①

[美] 罗伯特·海耶斯

中国深圳的汽车喇叭响了，建筑工程开工了，上班的人蜂拥而至：这些是我每天早上都听到的声音，因为中国的生活已经基本恢复正常。这与一个半月前深圳的情况形成鲜明对比，当时深圳的街道完全空荡荡的。深圳是中国第六大城市，拥有 1300 多万人口。如果不是每个人都戴着医用口罩，在每栋大楼的入口处都进行体温检测，没有人会相信我们仍然处于一场全球大瘟疫之中。然而，这是中国的现实，它几乎完全打败了新冠肺炎病毒。

中国最初的封锁始于 2020 年 1 月 23 日湖北省武汉市。1 月 22 日，也就是我休假的前一天，我结束了短暂的假期回到深圳。我不知道当我回来的时候会是什么情况。我一直在通过新闻关注疫情的发展，并为潜在的灾难性情况做准备。我甚至考虑过回美国老家等"风暴"过去。然而，中国的现实比我预期的要平静得多。

---

① 选自 Fight Back! 新闻，2020 年 4 月 7 日。

在接下来的几周里，中国各地区纷纷效仿，按照国家指导方针实施自己的检疫政策，包括 2 月 6 日我所在的广东省。

中国的社会主义政府能够协调全国范围内中央计划的应对措施，飞机和高铁停运，学校和非必需品企业关闭，进行大规模的公众安全意识宣传活动，培养与生死攸关的公共卫生危机作斗争的民众的普遍共同体意识，不断向我们提供有关疫情是如何传播的信息，以及用来保护我们自己的新措施。这令人感到奇怪的安慰，感觉就像是有人完全控制了局势。

根据疫情的严重程度，每个省份都有自己的安全措施，其中武汉实施最严格的措施。在深圳，政府鼓励进行为期 14 天的隔离。之后，人们仍然可以自由地离家外出，但他们被鼓励这样做只是出于必要的原因，比如去商店或药店。没有其他地方可去，因为所有其他类型的企业都被告知关门了。如果有人冒险去公共场合，他们被要求戴口罩。人们了解疫情的严重性，并被告知这是为防止病毒的进一步传播要做的共同努力。

这些政策持续了整个 2 月，并在 3 月中旬缓慢取消，因为大多数省份的新增病例数量开始大幅下降。社会主义的中国政府没有担心大规模隔离会对其企业的底线造成什么影响，而是坚持了大胆的立场，将人民的生命置于企业利益之上。应对奏效了：今天中国几乎没有新增的本土病例，大多数新病例来自从国外回国的中国公民。

这与美国形成鲜明对比。美国首例新型冠状病毒病例发生在 1 月 19 日华盛顿州斯诺霍米什县（Snohomish County），患者是一名最近从武汉回来的 35 岁男子。当世界看到中国采取果断的封锁防控措施保护人民时，特朗普政府却选择了什么都不做。

自第一例病例在美国出现以来，近两个月来，除了特朗普颁布了来自欧洲的旅行禁令外，没有制定任何全国性的预防措施。没有计划帮助医院收集必要的医疗设备，没有计划动员公众应对公共卫生危机，没有计划保护数百万美国人免受这种已经在美国家门口的致命病毒的侵袭。

特朗普政府依旧对病毒视而不见。当已经报告了 15 例病例时，特朗普本人淡化了这种情况，并表示病例将会降至零，尽管疾病控制与预防中心

（CDC）的每一份报告都向特朗普说明了问题的严重性。事实上，美国的病例数量已经飙升。截至撰写本文时，新冠肺炎确诊病例总数已有 30 多万，使美国有望在 4 月底（如果不是更早的话）达到 100 多万例。

与中国统一的中央计划不同，美国要求每个州都拿出自己的居家隔离政策。然而，并不是每个州都实施了预防性立法。41 个州制定了某种形式的居家或保持社交距离的政策，中西部和南部仍有一些顽固不化的州。此外，每个州的政策都不一致。像加利福尼亚这样的州实施了非常严格的居家措施，而佛罗里达这样的州更像是把这些政策当作指导方针来对待。这种支离破碎的资本主义体制意味着，美国人将继续收到关于该病毒危险性的相互矛盾的信息，并可能因为不进行自我隔离而加剧其传播。

相比之下，中国的社会主义制度使全国 34 个省、直辖市、自治区采取统一行动，抗击疫情，保护人民。美国资本主义制度的应对要分散得多。美国已经暴发了如此严重的疫情，但并不是每个州都有普遍的保护措施，这一事实不仅令人不安，而且预示着疫情的严重性和持续时间的长期性。

当中国政府关闭武汉市时，确诊病例数为 571 例，与特拉华州目前的病例数量大致相当。即使在关闭全国其他地区后，中国的病例仍增长到 8 万多例，直到 3 月 19 日武汉第一天没有新增病例。即使经过了大概两个月的严格检疫、检测和公众宣传，该病毒的传播率仍然很高。

美国目前未能达到同样的承诺水平。由于资本主义的美国犹豫不决，政府担心关闭公共场所的经济代价，目前的联邦预测显示，疫情可能会在美国持续长达 18 个月，并出现多波疫情。病毒的指数性增长意味着现在采取的行动越少，未来的疫情就会持续得越久。

特朗普表示，他希望在复活节之前重新开放这个国家。这不仅是可悲的误导，而且是极其危险的。

美国在控制疫情方面做得远不及中国，即使采取了如此严格的措施，中国也花了近两个月的时间才最终放松了隔离。如果没有类似的全面隔离政策和广泛可用的检测用品，美国的医疗系统最终将不堪重负，因为医院难以为重症患者提供足够的重症监护室（ICU）床位和呼吸机。

我们已经开始看到美国医疗体系的缺陷。它的营利性、分散化系统没有成功地向所有医生和护士分发足够的个人防护设备（PPE）。医护人员只能凑合着用自治设备，这样对病毒的防护是无效的，最终导致他们自身感染了病毒。这种以自由市场为基础的体制是如此可悲的无能，以至于各个州实际上都在竞相出价，为自己的医院购买呼吸机等医疗设备。

中国迅速调集了一支医生和护士大军前往武汉疫情中心。政府能够在短短 10 天内建成整座医院，以帮助解决新增病例床位不足的问题。社会主义政府保证支付所有治疗费用，并制定政策，保证本国固定劳动力工资的支付。在经历了长达两个月的"风暴"之后，疫情开始消退，现在中国将获得早行动的好处。中国的企业已经重新开业（根据新的公共安全指导方针），餐馆和酒吧再次挤满了顾客，一些省份的学校甚至让学生回归校园。

由于中国在自己境内对新冠肺炎病毒做出了协调一致的应对，它现在能够把目光投向国外，并向其他陷入困境的国家提供援助。中国已经向意大利、西班牙、伊朗、委内瑞拉、塞尔维亚、巴基斯坦甚至美国等国家运送了口罩、医疗设备、检测工具和医生。就在上周，中国向纽约州运送了 1000 多台呼吸机。世界已经注意到了强大的中国（采取果断行动抗击疫情）和挣扎的美国（无力自救）之间的差异。

当我看到世界其他地方正在发生的混乱时，我松了一口气，最终决定留在中国继续面对疫情。尽管与几个月前相比，有些事情仍然没有改变，但是生活基本上已经恢复正常。虽然公共场合戴口罩的要求已经取消，但几乎每个人仍然戴着口罩。我现在每次进楼都要检测体温，包括进我自己的公寓大楼。广东的学校还没有开学，因为政府部门想在疫情完全得到控制之后才让学生们返回课堂。这里的每个人都在非常谨慎地预防第二波疫情的暴发。

在这段时间里，人民的支持和整个国家的团结也令人震惊。平安金融中心——世界第四高的建筑，每晚都灯火通明，鼓励中国公民互相支持，继续战斗。一天晚上，我漫步在市中心，发现所有摩天大楼上都自豪地印着武汉前线勇敢的医生和护士的巨大数字图像，就像他们是摇滚明星一样。上周有一个全国性的纪念时刻，整座城市都响起了响亮的警笛声，街道上的每一辆汽车都竭尽全力地鸣响喇叭。这一活动是为了悼念那些在新冠肺炎中失去生命的人们，但也是为了表明中国赢了——他们战胜了病毒。

　　我在这里亲身体验了如何应对这一流行病。生活在一个把人民的需要放在第一位的国家，真的让我感到自豪。中国的生活确实在恢复正常，但这只是因为社会主义开辟了一条胜利之路，拯救了人类。

关于新冠肺炎疫情的真相与宣传 ①

〔印度〕维伊贾·普拉萨德（Vijay Prashad）

〔中国〕朱魏延、杜晓军

一、在新冠疫情的冲击下，美国仇视中国的情绪日益高涨

由于特朗普政府污名化中国，导致美国针对亚洲人的暴力袭击事件激增。

2020 年 3 月 25 日，七国集团外长未能发表声明。因为七国集团时任主席国美国负责起草这份声明，其他几个成员国认为这是不可接受的。在声明草案中，美国使用了"武汉病毒"一词，并声称全球疫情的暴发是中国政府的责任。早些时候，美国总统特朗普已经使用了"中国病毒"一词（虽然他说他将停止使用），而根据相关报道，特朗普政府的一名幕僚也曾使用"中国流感"一词。在福克斯新闻（Fox News）的节目中，主持人杰西·沃特斯（Jesse Watters）用他未经过滤的种族主义方式解释了"为什么病

毒起源于中国。因为他们有可以生吃蝙蝠和蛇的销售市场"。由于特朗普政府污名化中国，导致美国国内针对亚洲人的暴力袭击事件激增。

世界卫生组织总干事谭德塞（Tedros Adhanom Ghebreyesus）非常正确的做法是在 2 月 14 日的一次演讲中呼吁"现在是团结的时候，而不要污名化"，这一事件发生于早在病毒席卷欧洲和北美之前。谭德塞知道，将病毒归咎于中国事实上是引诱各国利用病毒作为武器，通过最令人厌恶的方式攻击中国。谭德塞提出的口号是"团结，而不是污名化"，目的是将应对全球疫情蔓延的国际主义和人道主义对策与狭隘的、偏执的和不科学的对策明确区分开来。

（一）起源

新冠病毒（SARS-CoV-2）是这种病毒的官方名称，它的发展方式和许多病毒一样，在动物和人类之间进行传播。关于这种病毒的发源地，目前还没有确切的共识。一个核心问题是随着农业生产向森林和内陆地区扩展，使人类有更多的机会与新的病原体（例如新冠病毒）产生相互作用。但这并不是唯一的病毒，尽管它目前对人类来说无疑是最危险的。在最近一段时间，我们发现了一系列动物共患的流行性禽流感，例如 H1N1、H5Nx、H5N2 和 H5N6。尽管已知 H5N2 病毒源自美国，但它并没有被称为"美国病毒"，也没有人试图因此而谴责美国。科学命名是用来描述这些病毒的，而不是任何一个国家的责任。这些病毒的出现向我们提出了一个更具根本性的问题，那就是人类破坏森林的后果、人类文明（农业文明和城市文明）如何与大自然保持平衡性的问题。

如何对病毒进行命名是一个饱受争议的问题。1832 年，霍乱从英属印度蔓延到欧洲，当时被称为"亚洲霍乱"。法国人认为，因为他们是民主国家，因此他们不会屈服于威权主义疾病。法国遭受了霍乱的蹂躏，事实上霍乱的暴发既与细菌有关，也与欧洲和北美当时的卫生状况密切相关。而当 1848 年霍乱席卷美国时，公众沐浴运动（Public Bathing Movement）就开始了。

"西班牙流感"之所以以西班牙命名，是因为它发生在第一次世界大战期间，当时大多数交战国的新闻都受到严格审查。由于西班牙没有参战，国内媒体广泛报道了流感的发生，于是这次流感大流行就以西班牙国家的名字来命名了。事实上，有证据显示，"西班牙流感"始于美国堪萨斯州的一个军事基地。在那里，鸡把病毒传染给了美国士兵，然后流感传播至英属印度，60% 的死亡病例发生在那里。它是在美国发生了动物传染人的事件后才传播开来，但它从来没有被命名为"美国流感"，也没有任何印度政府试图从美国那里获取经济补偿。

（二）中国与新冠病毒

湖北省政府在发现新病毒后，第二天就通知了中国疾病预防控制中心，中国疾病预防控制中心马上通知了世界卫生组织。中国与世卫组织分享了新冠病毒的基因序列。正是因为中国政府发布了基因序列，全球立即开展了寻找疫苗的科研工作。现在有 43 种候选疫苗，其中 4 种正在进行早期实验。

中国国家卫生健康委员会召集了来自中国疾病预防控制中心、中国医学科学院和中国科学院的专家组，对病毒样本进行了一系列实验。1 月 8 日，他们确认新型冠状病毒确实是这次疫情的源头。1 月 11 日报道了第一例死亡病例。1 月 14 日，武汉市卫生健康委员会表示，虽然没有证据表明会人际传播，但他们不能肯定有限的人际传播是不可能的。

一周后，即 1 月 20 日，钟南山① 博士说，新型冠状病毒可以在人与人之间传播。因为一些医务人员被病毒感染了。当天，中国国家主席习近平和国务院总理李克强指示各级政府关注病毒的传播，国家卫生健康委员会和其他官方机构被告知开始采取紧急应对措施。就在确认这种病毒在人与人之间传播的 3 天后，武汉在 1 月 23 日进入全面封锁状态。第二天，湖北省启动了重大突发公共卫生事件一级响应。1 月 25 日，李克强总理召集成立了一个协调小组。2 天后，李克强去了武汉。

目前还不清楚中国是否可以做些其他不同的事情，因为它所面对的是一

① 钟南山，中国共产党党员，是著名的呼吸道专家，也是中国抗击"非典"的领军人物。

种人类未知的病毒。世界卫生组织的一个小组在 2 月 16 日至 24 日访问了中国，他们在报告中赞扬了中国政府和中国人民尽最大努力阻止病毒传播的相关努力，数千名医生和医务人员抵达武汉，为那些感染病毒的人建立了两所新医院，各种民间团体开始行动，帮助处于封锁状态的家庭。一项重要的最新研究成果表明，中国政府为阻止感染病例的增加，将新冠病毒感染者送进医院进行治疗，并对那些有过接触的人员进行隔离，这一有针对性的政策，能够确定哪些人曾经处于感染链中，进而采取措施打破这一病毒传播链。

（三）世界与中国

随着武汉病例的增加，印度喀拉拉邦卫生部部长沙伊拉吉（K. K. Shailaja）没有犹豫，开始在这个有 3500 万人口的印度邦采取紧急措施。中国的做法教会了沙伊拉吉和她的团队如何应对疫情，最终他们能够在印度的这个地区控制住疫情的蔓延。美国方面也很早就被告知了问题的严重性。元旦那天，中国疾病预防控制中心的官员打电话告知美国疾病控制与预防中心的负责人罗伯特·雷德菲尔德（Robert Redfield）博士，当时他正在休假。《纽约时报》写道："这个消息让他很不安。"美国政府并没有认真对待中国发出的这个警告。一个月后，也就是 2020 年 1 月 30 日，美国总统特朗普在谈到新型冠状病毒时甚至还说："我可以向你保证，我们认为这将给我们带来一个好的结局。"

直到 3 月 13 日，特朗普才宣布全国进入紧急状态，此时病毒已经开始在美国快速传播。

美国人就像 1832 年认为法国不会受到"亚洲霍乱"影响的法国政客一样。1832 年不存在所谓的"亚洲霍乱"，只有伤害卫生条件差的人的霍乱。同样，也没有"中国病毒"，而只有新型冠状病毒。在他们一些尝试和错误之后，中国人给我们指明了对抗这种病毒的方法，现在是时候吸取教训了。正如世界卫生组织呼吁的，"检测，检测，检测"，然后仔细准确地实施封闭、隔离和检疫。在抗击病毒方面拥有高超专业技能的中国医生们现在正在伊朗、意大利和其他国家工作，带来了国际主义和团结合作的精神。

2020 年 3 月 4 日，带领世界卫生组织团队前往中国的布鲁斯·艾尔沃德（Bruce Aylward）博士接受了《纽约时报》的采访。当被问及中国应对病毒的措施时，布鲁斯·艾尔沃德指出："他们被动员起来，就像在战争中一样，而正是对病毒的恐惧驱使着他们。他们真的认为自己站在保护中国其他地区乃至整个世界的第一线。"

二、全球疫情暴发之前的几周里中国是如何知道新冠病毒的

世界卫生组织在 2020 年 3 月 11 日宣布新冠疫情全球大流行。世界卫生组织总干事谭德塞在当天的新闻发布会上说，这是"第一次由冠状病毒引起的流行病"。他说："在过去两周里，中国以外的新型冠状病毒肺炎病例增加了 13 倍，受影响国家的数量增加了两倍。"从 3 月 11 日开始，这种病毒的致命性变得明显，它有能力轻而易举地撕裂人类社会。但当时，我们并不是那么清楚。

3 月 17 日，加利福尼亚州斯克利普斯研究所（Scripps Research Institute）的克里斯蒂安·安德森（Kristian Andersen）和他的团队发现，这种新型冠状病毒株的基因发生了变异，这种变异被称为多碱性切割位点（polybasic cleavage site），在蝙蝠或穿山甲中发现的任何冠状病毒中都没有看到。这种病毒很可能在许多年前就已经传染给人类，实际上并不一定在武汉。广东省生物资源应用研究所的陈金平博士和他的同事在 2 月 20 日早些时候发表了一篇论文，指出他们的数据并不支持人体内的新型冠状病毒直接由穿山甲冠状病毒株进化而来的说法。著名流行病学家钟南山说："虽然新型冠状病毒肺炎最早出现在中国，但这并不意味着它起源于这里。"

科学研究将继续下去，并最终会给我们结论。目前还不清楚它是否直接来自武汉市场。

西方媒体一直发表关于病毒来源的"科学"断言，即使西方科学家呼吁谨慎行事。他们当然不会听从武汉的医生或中国公共卫生专家的判断。

武汉的医生 2019 年 12 月第一次在医院看到病人时，他们认为病人患有

肺炎，尽管 CT 扫描显示有严重的肺部损伤，但是病人的体征对传统的治疗方法没有反应，医生们对这种情况感到担忧。

武汉的医院和医生最终掌握了他们面前的证据。当他们发现这是一种不熟悉的病毒而且传播迅速时，立即联系了中国疾病预防控制中心，然后是世界卫生组织。

如果你只阅读西方报纸，尤其是《纽约时报》，你就不会知道这一点。《纽约时报》在一份广为流传的报道中指出，中国政府隐瞒了有关疫情的信息，中国的预警系统也没有发挥作用。

我们的调查发现这两个论点都不正确。没有证据表明中国政府有系统地隐瞒信息的行为，也没有证据表明中国的直接报告系统存在缺陷；相反，只有证据表明，该系统像任何系统一样，无法轻易适应未知或未分类的突发事件。

中国的医疗系统像其他系统一样，有一个严格的程序来报告诸如卫生保健突发事件。医务人员向医院管理部门报告，医院管理部门向各级疾病预防控制中心和卫生健康委员会报告，医务人员也可以使用网络直报系统。医务人员很快就报告了这个问题，而高级别调查组到达武汉的时间则更短。这是我们的调查结果。

（一）中国政府压制消息了吗

12 月 26 日，湖北省中西医结合医院呼吸与危重科主任张继先医生看望了一对老年夫妇。他们的疾病困扰着她。她安排对这对夫妇的儿子的肺部进行 CT 扫描，他们的儿子本来看起来很健康，但结果是"出现磨砂玻璃样阴影"。由于原因不明，张医生向医院副院长夏文光和其他科室报告了情况，医院立即通知了江汉区疾病预防控制中心。这是在 24 小时内发生的事情。

更多的病人在 12 月 28 日和 29 日到达湖北省立医院。医生只知道这些病人有肺炎的症状，而且他们有严重的肺部损伤。12 月 29 日，随着病例的增加，医院副院长夏文光直接向省市卫生健康委员会疾病控制部门报告。当天，省市卫生健康委员会疾控部门指示武汉市疾病预防控制中心、金银潭医院和江汉区疾病预防控制中心前往湖北省医院进行流行病学调查。12 月 31 日，国家卫生健康委员会的一个专家组从北京抵达武汉。换句话说，在问题出现第一个迹象后 5 天内，中央官员就到达了武汉。

2020 年 2 月 7 日，国家监察委员会决定派出调查组前往武汉调查情况。3 月 19 日，研究小组公布了他们的调查结果，并举行了新闻发布会，公布他们的调查结果。4 月 2 日，李文亮博士和其他 13 名在抗击病毒斗争中牺牲的人被政府授予烈士的荣誉（这是中国共产党和中华人民共和国给予公民的荣誉）。

没有证据表明当地官员不敢向北京报告疫情，也没有证据表明《纽约时报》所说的是由"吹哨人"揭露了这个问题。张继先医生不是"吹哨人"，她按照规定的程序报告，使相关消息在几天内送达世界卫生组织。

（二）中国的早期预警系统

2002 年 11 月中旬，中国广东省佛山市暴发严重急性呼吸系统综合征（SARS）。医生无法轻易判断发生了什么。最终，在 2003 年 2 月中旬，中国卫生部给世界卫生组织驻北京办公室写了一封电子邮件，"描述了一种奇怪的接触传染病"，在一周内"已经造成 100 多人死亡"。信件中还提到了人们的"恐慌"情绪，指出"目前人们正在清空他们认为可能保护自己的药品的库存"。中国政府花了 8 个月才控制住"非典"疫情。

事后，中国政府建立了一种直接报告制度，旨在在失控之前及时发现任何突发卫生事件。这个制度对于界定明确的传染病非常有效。复旦大学卫生经济学教授胡善联博士描述了两起类似事件。作为根除小儿麻痹症专家组的一员，胡善联的团队在青海发现了两例小儿麻痹症（polio）病例。当地政府向中央政府报告了这些病例，并开始进行紧急免疫接种，同时为儿童提供方糖疫苗，以有效控制输入性小儿麻痹症。此外，他还报道了北京的两起源自内蒙古自治区的鼠疫病例。他写道："像这样的疾病可以很快通过直接报告制度向上报告。"

小儿麻痹症和鼠疫等众所周知的疾病可以很容易地进入预警系统。但如果医生们被病毒搞糊涂了，这个系统就不能轻易运作了。艾芬医生将一些临床记录转发给了她的同事，她说，如果疾病司空见惯，比如肝炎和肺结核，那么直接报告制度是非常有效的，"但这次是未知的"。上海的张文宏博士说，对于已知的病原体（例如 MERS、H1N1）或传播不迅速、带有有限的人际传播性的病原体（例如 H7N9），中国的直接报告制度"比世界上大多数国家都更强大"。而如果面对新的病毒，医务人员和直接报告制度都会感到困惑。

当感染情况不明时，最有效的方法是通知医院的疾病预防控制部门。这正是张继先医生以及她的上级、医院的负责人所做的，即联系当地的疾控中心，由疾控中心联系国家疾控中心和国家卫生健康委员会。在张继先医生发出警报的 5 天内，世界卫生组织就得知武汉发现存在一种不明病毒。

从 1 月 21 日起，世界卫生组织发布每日疫情报告。第一份报告重点介绍了 12 月 31 日至 1 月 20 日的事件。该报告的第一个要点是，12 月 31 日世卫组织中国办事处被告知"在中国湖北省武汉市发现了不明原因的肺炎病例"，中国政府在 1 月 7 日分离出一种新型冠状病毒，然后在 1 月 12 日分享了新型冠状病毒的基因序列，用于研发诊断试剂盒。

直接报告制度于 2020 年 1 月 24 日进行了更新，其中包括了有关新型冠状病毒的信息。这是从经验里学到的东西。

（三）事实与宣传

佛罗里达州共和党参议员马可·鲁比奥（Marco Rubio）指责世界卫生组织"对中国共产党奴颜婢膝"。他写道，美国将就"世界卫生组织是否在宣布全球大流行的问题上存在令人无法接受的行动迟缓问题，以及中国如何损害世界卫生组织的诚信问题展开调查"，而美国为世界卫生组织提供的基金正悬而未决。美国还是一贯的作风，马可·鲁比奥并没有提供任何事实依据。

世界卫生组织宣布全球流行病的速度慢吗？2009 年 4 月 15 日，在加利福尼亚发现第一例 H1N1 病例，大约 2 个月后，世界卫生组织于 6 月 11 日宣布全球大瘟疫。新型冠状病毒疫情，发现首例已知病例后，世界卫生组织于一个半月后宣布全球大瘟疫。世界卫生组织于 1 月 20 日至 21 日派出调查小组前往武汉，2月16日至24日又派出调查小组到北京、广东、四川和武汉，在公布调查结果前进行彻底的调查。世界卫生组织最终宣布的时间2020年比2009年更快一些。

无论《纽约时报》还是马可·鲁比奥，他们都迫切地得出结论，认为中国政府和社会应该为全球流行病负责，中国方面的失败不仅危害了世界卫生组织，还导致了这场流行病的发生，而事实已经变得无关紧要。我们在这份报告中所要表明的是，中国政府既没有蓄意隐瞒事实，不存在地方官员害怕向北京报告的情况，也的确没有出现预警系统的崩溃。冠状病毒的流行是神秘而复杂的，中国医生和政府迅速地了解到正在发生的情况，然后根据现有的事实作出了合理的决定。

三、中国如何打破传染链

2020年3月31日，一群来自牛津大学、北京师范大学等世界各地的科学家在《科学》杂志上发表了一篇重要的论文。文章题为《新冠病毒肺炎流行前50天传播中国控制措施调查》，提出如果中国政府没有启动武汉封城和全国应急响应，那么武汉以外将会有744000例以上的额外新型冠状病毒肺炎确诊病例。笔者认为："中国采取的控制措施为世界其他国家提供了借鉴。"

在世界卫生组织2月份访问中国后的报告中，研究小组成员写道："面对一种前所未知的病毒，中国已经展开了可能是历史上最雄心勃勃、最灵活和最积极的疾病控制行动。"

在这份报告中，他们详细介绍了中国各级政府和社会组织为阻止病毒和疾病的传播而采取的措施。当时，科学家们刚刚开始积累有关这些疾病的知识，他们在缺乏疫苗和特定治疗药物的情况下开展工作。

（一）计划的开启

2020年1月初，国家卫生健康委员会和中国疾病预防控制中心开始制定处理当时被认为是"病毒性不明原因肺炎"的诊断、治疗和实验室检测规程。

1月4日，国家卫生健康委员会和湖北省卫生部门向武汉市所有医疗机构发放治疗手册，同日开始进行全市范围的培训。到1月7日，中国疾病预防控制中心分离出第一株新型冠状病毒，3天后，中国科学院武汉病毒研究所和其他机构开发了测试盒。

到了1月的第二周，人们对病毒的性质有了更多的了解，于是一个控制病毒的计划开始成型。1月13日，国家卫生健康委员会指示武汉市政府开始对港口和车站进行测温检查，并减少公众集会。第二天，国家卫生健康委员会召开了全国电视电话会议，提醒全国警惕新型冠状病毒传播，并为突发公共卫生事件作好准备。1月17日，国家卫生健康委员会向各省派出了7个调查组，对公共卫生官员进行病毒方面的培训。1月19日，国家卫生健康委员会向许多中国卫生部门分发了核酸检测试剂盒。中国医学会前任会长钟南山于1月18日和19日率领一支高层队伍前往武汉市进行调查。

在接下来的几天里，国家卫生健康委员会开始了解到病毒的传播方式以及阻止传播的措施。从1月15日到3月3日，国家卫生健康委员会发布了7个版本的指导方针。通过对这些指导方针的观察，可以看出中国对病毒认识的精确发展及其采取的病毒抑制计划，其中采取了新的治疗方法，包括使用利巴韦林、中药和对抗疗法相结合。国家中医药管理局最终的报告指出，90%的患者接受了一种传统药物，这种药物对90%的人有效。

到1月22日，人们越来越意识到必须限制进出武汉的交通。当天，国务院新闻办公室呼吁人们不要去武汉。第二天，武汉就基本上被封闭了。到现在，几乎所有人都已经意识到病毒的残酷性了。

（二）政府的行动

1月25日，中国共产党成立了中央应对新型冠状病毒感染肺炎疫情工作领导小组，由李克强和王沪宁两位领导人负责。中国国家主席习近平要求该小组在制定控制病毒传播的政策时，运用最好的科学思维，并利用一切资源，将人民的健康置于经济利益之上。1月27日，国务院副总理孙春兰率领中央指导小组前往武汉市，制定新的更积极的病毒防控措施。随着时间的推移，中央政府和中国共产党制定了一套应对病毒传播的措施，可以总结为四点：

（1）为了防止病毒扩散，不仅要维持对湖北省的封闭，而且要尽量减少省内的人员流动。春节假期已经开始，这使得情况变得更加复杂，家庭成员之间会互相拜访、逛市场（春节是中国最大规模的短期人口迁移，当时中国14亿人口几乎全部待在家里）。这一切行为都必须阻止。地方政府已经开始利用最先进的流行病学思维来追踪和研究感染源和追踪传播途径。这对于阻止病毒的传播至关重要。

（2）为医务人员调配资源，包括工作人员的防护设备、病人的医院床位、治疗病人的设备和药品。这包括建立临时治疗中心——后来又建立了两家医院（火神山医院和雷神山医院）。同时必须开发和生产更多的病毒检测包。

（3）确保在湖北省封锁期间向居民提供足够的食品和生活用品。

（4）确保向公众发布科学的防疫信息，而不是谣言。为此，该小组对从第一批病例报告到1月底地方政府所采取的所有不负责任的行动进行调查。

以上四点是中国各级政府在2月和3月采取的主要措施。在国家卫生健康委员会的领导下建立的联合预防和控制机制拥有广泛的权力来协调各方，打破病毒传染链。截至2020年4月初，武汉市和湖北省实际上处于封锁状态长达76天。2月23日，国家主席习近平对来自全国各地的17万名县级干部和军官发表讲话："这是一场危机，也是一场重大考验。"中国所有重点都将放在抗击新冠疫情上，并将人民群众的利益放在至高无上的位置。与此同时，中国将确保其长远经济发展目标不会受到损害。

（三）居委会

中国应对新冠病毒传播的一个关键措施（但目前报道不足）是中国社会的公共行动。20世纪50年代，作为维护社区居民共同安全和互助方式的城镇居民自治组织（或称"居委会"）发展起来。在武汉，随着城市的进一步封锁，居委会的成员挨家挨户地检查体温，配送食物（尤其是给老人）以及运送医疗用品。在中国的其他地方，居委会在居民区的入口处设置温度检查站，监控进出的人们，这是一种权力下放的基本公共卫生体制。截至 2020 年 3 月 9 日，有 53 名居委会工作人员失去了生命，其中 49 人是中国共产党党员。

在全国 65 万城乡社区的前线，中国共产党 9000 多万党员和 460 万基层党组织塑造了一场全国性的公共行动。身为党员的医务工作者纷纷前往武汉，参与一线医疗救援工作。其他党员则在居委会或新的平台上抗击病毒的传播。

权力的下放推进了抗疫措施的创新。在湖南省长沙市雨花区跳马镇天新桥村，村里的播音员杨志强用 26 个扬声器的"高音"号召村民们不要互相拜年，不要在一起吃饭。在广西壮族自治区南宁市，警方使用无人机播放喇叭声，提醒人们不要违反封锁令。在四川成都，44 万市民组成了小组，采取了一系列公共行动来阻止病毒的传播。他们宣传卫生防疫条例、检查体温、分发食物和药品，用各种方式来抚慰那些被感染病毒的人们。共产党干部带头来到这里，将企业、社会团体和志愿者聚集到一个地方性的自我管理结构中。在北京，科技人员开发了一款向注册用户发送病毒警告的应用程序，并创建了一个数据库，可用来帮助跟踪病毒在北京的传播。

（四）医疗干预

李兰娟是最早进入武汉的医生之一。她回忆说，当她到达那里时，医疗检查"很难做到"，补给品的情况"相当糟糕"。她说，就在几天之内，超过 4 万名医务人员抵达这里，轻微症状的病人在临时治疗中心接受治疗，而那些受到病毒严重感染的人则被送往医院。"防护设备、试验设备、通风机等物资迅速涌入。死亡率大大降低了。"李兰娟医生指出："仅仅两个月的时间，武汉的疫情基本上得到控制。"

来自中国各地的 1800 个流行病学小组（每个小组 5 人）对居民进行了调查。来自吉林省的一个团队的领导王波说，他的团队进行了"严格而危险"的逐户流行病学调查。其中一个吉林小组的成员姚来顺说，在几周内，他们的小组对 374 人进行了流行病学调查，追踪并监测了 1383 名密切接触者，这对于确定谁被感染、谁应接受治疗以及谁需要被隔离（如果他们还没有出现症状或者测试结果为阴性）至关重要。截至 2020 年 2 月 9 日，卫生部门共对武汉 420 万户（1059 万人）进行了流行病学调查，这意味着已经检查了 99% 的武汉人口，这是一项工作量庞大的调查工作。

医疗设备的生产速度是惊人的，尤其是医务工作者的防护设备。1 月 28 日，中国日产个人防护装备不足 1 万套，到 2 月 24 日，日产能超过 20 万套。2 月 1 日，中国每天生产 77.3 万套测试用品，到 2 月 25 日，每天生产 170 万套，到 3 月 31 日，每天生产 426 万套。政府指示工厂生产保护装置、救护车、通风机、心电图监视器、呼吸机加湿器、血气分析仪、空气消毒机和血液透析机。中国政府把注意力集中在确保医疗设备不会出现短缺上。

中国著名病毒学家陈薇同她的团队匆匆赶往武汉，她曾参与 2003 年 SARS 疫情的研究，并于 2015 年前往塞拉利昂研制世界上第一种埃博拉疫苗。他们在 1 月 30 日建立了一个便携式检测实验室。到 3 月 16 日，她的团队生产出了第一种新型冠状病毒疫苗，并进入临床试验阶段，陈薇是首批接种疫苗的人之一。

（五）救援

关闭一个拥有 6000 万居民的省份超过两个月，并大幅度关闭一个拥有 14 亿居民的国家，这并不容易，对社会和经济的影响非常巨大。但是，中国政府在其早期的指示中指出，经济成本不是制定抗疫措施的标准，人民的福祉必须在制定任何政策中占据主导地位。

1 月 22 日，在领导小组成立之前，中国政府发布了一份通知，称新型冠状病毒肺炎患者将获得医疗保障和免费治疗。随后制定了医疗保险报销政策，规定治疗新型冠状病毒肺炎所需的药品和医疗服务费用将完全由国家保险基金支付，病人不必支付任何费用。

在封锁期间，政府建立了一项机制，确保食品和燃料的稳定供应并维持正常价格。中国粮油食品（集团）有限公司、中国储备粮管理集团有限公司、中国盐业集团有限公司等国有企业增加了大米、面粉、油、肉、盐的供应。

中华全国供销合作总社帮助企业与农民合作社建立直接联系，中国农工商会等组织承诺保持供应和价格稳定。公安部 2 月 3 日召开会议，指出将严厉打击哄抬价格和囤积行为，截至 4 月 8 日，中国检察机关共调查了 3158 起与疫情有关的刑事犯罪案件。国家为中小企业提供财政支持，作为回报，企业也积极采取防护措施，确保工人享受安全的工作环境（例如，广州岭南有线电视公司错开午休时间，测量工人的体温，定期进行工作区域消毒，确保通风机工作，并为员工提供防护设备，如口罩、护目镜、洗手液和酒精消毒剂）。

（六）封锁

来自中国香港的 4 位流行病学家在《柳叶刀》杂志上发表的一项研究表明，1 月下旬武汉的封锁措施防止了病毒在湖北省以外的传播。他们写道，在部分封锁后的两周内，北京、上海、深圳和温州等主要城市的感染人数急剧下降。然而，学者们写道，由于新型冠状病毒肺炎的毒性和群体免疫力的缺乏，这种病毒可能会出现第二波传播。这是中国政府所担心的，政府仍然对这种新型冠状病毒保持警惕。

尽管如此，封锁解除后，庆祝的灯光在武汉闪烁，医务人员和志愿者都松了一口气。中国利用其现有的资源——社会主义文化和制度——迅速打破了病毒传播的链条。

中国的社会主义计划体制与新冠肺炎疫情 ①

[美] 萨拉·弗朗德斯

全球新冠病毒肺炎大流行最明显地暴露了全球化的世界经济与依然存在的、陈旧的资本主义制度之间的矛盾，这种制度建立在私人对财富和资源的掠夺之上。

资本主义从每一种人类活动中获取利益的无情驱动力现在暴露为对整个地球人民的最大危险。

中国捐赠的 130 吨防护装备在奥地利卸下，运往意大利。

与此同时，中国向急需医疗服务和个人防护设备的国家提供了大量援助。这些大规模的团结运输展示了中国社会主义制度的优越性。

中国正在通过空运、铁路和海运向全世界 89 个国家运送所需的医疗设备，包括测试工具、口罩、防护服、护目镜、前额温度计和呼吸机。

中国的医务人员和飞机已经前往 28 个亚洲国家、26 个非洲国家、16 个欧洲国家、10 个南太平洋国家和 9 个

---

① 选自"工人世界"网，2020 年 4 月 3 日。

美洲国家。这是 1949 年中华人民共和国成立以来，中国进行的最为密集和广泛的紧急人道主义救援行动（《中国日报》2020 年 3 月 26 日）。

一、中国空运了 22 批医疗用品

相比之下，仍然是世界上最大经济体和最富有国家的美国却完全缺乏计划，甚至没有能力动员人民来维持自己的生存。尽管中国的人口几乎是美国的 4 倍，并且是第一个被这种新型疾病危害的国家，但美国报道的新型冠状病毒肺炎死亡人数现在已经超过了中国。

美国营利性的健康公司和各级政府机构现在都转向中国订购必需品。在此之前的 2 个月里，美国一直对中国和世界卫生组织进行种族主义的嘲笑、政治攻击，并拒绝提供援助。

美国的州长、市长、慈善组织、非营利组织、姐妹城市组织以及主要的卫生机构对美国政府无力解决关键物资的供应问题感到非常失望，纷纷开始与中国公司签订贸易协议，以获得紧急供应。

美国联邦紧急事务管理局（Federal Emergency Management Agency）介入，下令从中国空运 22 批物资，但是通过获利的私营部门的网络进行分配。3 月 29 日，一架载有 80 吨医疗用品的商用飞机从中国抵达纽约，带来的 13 万只 N95 口罩、180 万个面罩和外罩、1000 万个手套和上千个温度计分发到纽约、新泽西和康涅狄格。在接下来的 2 天里，还有飞往芝加哥和克利夫兰的类似航班计划（《纽约时报》2020 年 3 月 29 日）。

纽约州现在是新型冠状病毒暴发的中心，州长安德鲁·科莫（Andrew Cuomo）说，纽约急需 4 万台呼吸机。不幸的是，现在已经没有呼吸机了。欧洲公司已经买下了中国最大的呼吸机生产商的全部库存。

二、欧盟也不堪重负

新型冠状病毒不仅侵袭了国际金融中心美国，其他高度发达的资本主义国家包括意大利、西班牙、德国、法国和英国也在它的冲击下步履蹒跚。

欧盟国家也无法做出有效的反应。为了在 2008 年全球资本主义金融危机后重振资本主义公司和银行，欧盟对成员国实施了多年的财政紧缩和削减社会项目的政策。现在欧盟拒绝与其他国家分享医疗援助，即使是自己的成员国。

这些资本主义国家没有向世界其他国家提供任何东西，尽管这场极端的医疗危机已经蔓延到 190 多个国家。

三、达不到美国五角大楼一个小时的开销

美国政府大张旗鼓地宣布，将从国际开发署（Agency for International Development）拨款 6200 万美元来应对这场流行病。而这比五角大楼一个小时的开销还要少。五角大楼庞大的 7460 亿美元预算（其中大部分是对石油和军事公司的补贴）每天消耗约 20 亿美元，即每小时 8000 万美元。

虽然美国没有向任何国家提供真正的援助，但美国国务卿蓬佩奥依然抨击中国和接受中国援助的国家，声称："中国共产党对我们的健康和生活方式构成了实质性威胁，武汉病毒清楚地证明了这一点。"（《洛杉矶时报》2020 年 3 月 29 日）特朗普政府还利用这场全球危机的艰难处境，加大了对伊朗和委内瑞拉的制裁力度与对它们的威胁。

四、中国的"卫生健康丝绸之路"

已经遭受美国战争和制裁以及自然灾害和气候变化造成的人道主义危机的国家正面临着新冠病毒的危机。所以，中国正在建立"卫生健康丝绸之路"。技术精湛的中国医疗队已经开始陆续抵达越来越多的国家，包括伊朗、伊拉克、意大利、塞尔维亚、委内瑞拉、巴基斯坦和柬埔寨。

3 月 11 日，随着新型冠状病毒肺炎在中国的消退，中国也承诺向非洲国家提供紧急援助。虽然在缺乏卫生保健系统的国家里，仅靠医疗设备是无法

克服这场卫生健康危机的，但中国提供的 2 万套测试工具、10 万个口罩和 1000 套防护服将被运送到非洲国家，将会对这些国家的防疫事业产生巨大的影响。

3 月 22 日，中国医疗队抵达塞尔维亚，带来了第一批 16 吨的物资。而相比之下，欧盟援引美国施加的制裁为由，拒绝向塞尔维亚提供任何援助。

3 月 27 日，从中国运往意大利的 130 吨防护装备在维也纳卸货。

10 年前开通的一条铁路线——中欧班列将中国 48 个城市与欧洲连接起来。3 月 28 日，经过两个月的封锁后，第一列离开中国的货运列车从武汉出发。19 节车厢里装载着当地制造的医疗用品。

武汉是中国受新型冠状病毒肺炎影响最严重的城市，但现在拥有大量的专业人员和新制造的医疗设备，可以为世界提供服务。据路透社报道，3 月 22 日，一批来自中国的百万只口罩和手套抵达法国。

五、中国制订了病毒诊断和治疗计划

中国国家卫生健康委员会编制了一套非常宝贵的病毒诊断和治疗计划。它正在与 180 个国家、10 多个国际和区域组织分享这些文件以及其他技术文件。

中国国家卫生健康委员会还与国际社会进行了深入交流，与 100 多个国家和地区举行了约 30 场关于冠状病毒技术问题的视频会议。

3 月 12 日，中国国家卫生健康委员会与世界卫生组织举行了一次视频会议，与来自 77 个国家和 7 个国际组织的代表分享了中国抗疫的经验。网上观看人数超过 10 万人。

六、利润体系造成灾难

在全球经济体系中，为什么中国甚至世界卫生组织提供的基本检测设备和医疗用品都被特朗普政府拒绝了？

这不仅仅是因为美国对中国惊人的发展水平越来越敌视，也不仅仅是由右翼空想家所推动的。

美国的医疗保健是为了利益而存在。免费或廉价的核酸检测试剂盒和医疗用品威胁着资本主义从每一次人类交易中获利的动力。制药、医疗和保险公司是当今美国最赚钱的公司。再加上石油和所谓的国防公司，它们控制了美国的金融资本。

在关键的两个月里，这些至关重要的供应品可以迅速订购或制造并储存起来，但却没有足够的利润刺激来生产它们。美国的医疗设施采用的是精简的"船到订单"（ship-to-order）模式。

资本主义生产的无计划性和竞争性扭曲了所有社会交易。疯狂的投机和快速获利的泡沫是一种常态。

随着这场危机对亿万人来说变得越来越明显，任何被认为可能供不应求的东西，都立即被囤积起来，以供投机。这导致了洗手液、面罩、基本食品甚至厕纸的短缺。

谁将为此买单，谁将从中获利，这是所有资本主义关系中的根本问题。然而最需要的——即满足人民群众的需要——并不在资本主义的计算范围之内。

早在 1 月，特朗普政府自己的医学专家就认为呼吸机的可能短缺将是一个关键的问题。然而，"白宫和联邦紧急事务管理局都在努力确定需要什么、由谁出资，以及如何解决供应链问题"（"在寻求呼吸机方面与产业联盟，对于特朗普来说没有什么好处。"《纽约时报》2020 年 3 月 20 日）。

在知道没有任何东西能真正解决这些问题后，特朗普继续保证："我们将拥有足够的资源。"

许多媒体报道证实，缺少核酸检测试剂盒是因为制造商坚持独家合同以保证利润，跟进和分销计划也完全缺乏，甚至对于如何保存检测结果也没有提前规划。

没有对居民需求的预估加上对营利的混乱规划已经给美国的每一家医院造成了危机。私立和公立医院、城市、州和联邦机构、地方和国家慈善机构都在竞相争夺现有的供应链。

七、社会主义计划是答案所在

中国是如何控制疫情的？它现在是如何开始在全球范围内向其他国家提供大规模援助的？

显然，社会主义国有经济和包括医疗产业在内的主要产业的大规模公有制起了决定性作用。

即使在小的发展中国家，社会主义计划推动了经济发展以满足国内需求，甚至有能力为其他受困于美国经济统治和陈旧的社会关系的国家作出重大贡献。

看看古巴吧。一个只有 1100 万人口的国家，派往发展中国家的医生数量比世界卫生组织还多。古巴还开发了一种药物干扰素 α-2b（Interferon Alfa-2B）并与世界各国免费分享，该药物可用于治疗新冠病毒肺炎检测呈阳性的患者。

到目前为止，美国政府不仅禁止使用来自古巴的药物，实际上还威胁接受这些药物的国家。但随着美国死亡人数的上升，对治疗和医疗设备的需求可能会迫使看似已成定局的政策发生改变。

中国一直在努力克服过去的欠发达状态，平衡不同形式的国有经济、集体经济、民营经济以及与西方公司和银行共享所有权之间的关系。与此同时，中国共产党维持着普遍的政治和经济控制。它指导着国家的发展计划，控制着资本主义公司在中国能做什么、不能做什么。

中国仍然是一个发展中国家，摆脱了 100 多年的殖民掠夺和欠发达状态。自 1949 年中国推翻了陈旧的财产关系和帝国主义统治以来，中国一直保持着稳定的发展速度。70 多年前的那场革命使中国在这场全球流行病中的表现与其他国家完全不同。

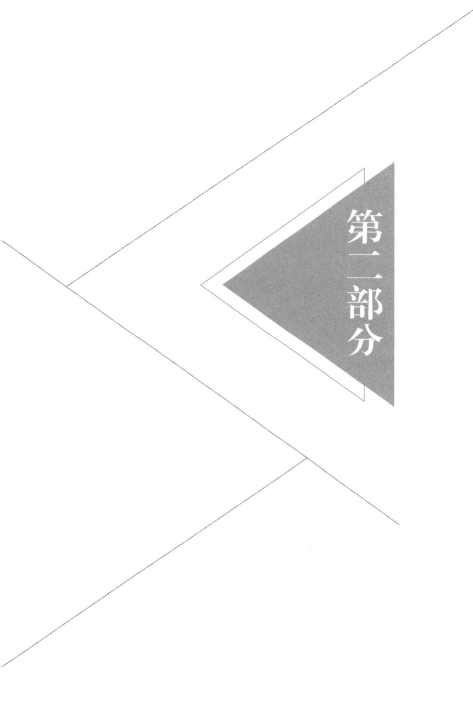

第二部分

无端指责中国

与中国的新冷战以疫情中的生命为代价 ①

[美] 麦克斯·布鲁门特尔（Max Blumenthal）

2020 年 3 月 19 日是中华人民共和国抗疫斗争的一个里程碑。中国方面报告称，在经历了两个多月的新型冠状病毒疫情之后，湖北省首次出现无新增本土新冠肺炎确诊病例。通过将武汉和其他 15 个城市的 4600 万居民隔离起来，动员数千名医务人员前往抗疫前线，仅用十几天时间建起了新的医院，并采取了诸如强制银行现金消毒等警示措施之后，中国抗疫形势在国家主席习近平所说的"人民战争"中转危为安。

在整个疫情危机期间，世界卫生组织的领导人对中国政府的抗疫举措赞不绝口。世卫组织总干事谭德塞（Tedros）指出："中国的行动实际上帮助阻止了冠状病毒向其他国家的传播。"他补充说："中国国家主席习近平对疫情的详细了解给我留下了深刻印象，我因此备受鼓舞。"

谭德塞的助手、曾前往中国调查疫情状况的布鲁斯·艾尔沃德（Bruce Aylward）博士为自己在中国的所见所

---

① 选自"灰色地带"（Grayzone）网，2020 年 3 月 24 日。

闻感到惊讶。他说："我看到的是中国政府秉承了一种保护自己的家庭、社区，甚至是全世界人民不受这种病毒侵害的巨大的责任感和义务感。"艾尔沃德在一次电视采访中惊叹道："当我离开时，对武汉人民和整个中国社会怀着深深的敬佩之情。"

疫情发生后没过多久，中国政府就迅速公布了病毒的基因组，与国际社会分享了有关病毒的详细信息，并向世界卫生组织提供了情报，世界卫生组织进而向美国疾病控制与预防中心传达了这份情报。事实上，美国卫生与公众服务部部长亚历克斯·阿扎尔（Alex Azar）最近透露，美国疾病控制与预防中心曾于 1 月 3 日从中国方面那里得知了冠状病毒的情况。悲剧的是，北京为西方准备应对这场致命的流行病争取了宝贵的时间并在此过程中牺牲了许多医疗人员的生命，但华盛顿却选择了对华冲突而非合作。

疫情暴发的消息传到西方国家的时候，美国的主流专家们对中国的激进反应嗤之以鼻。2020 年 1 月 24 日，美国 *Slate* 杂志与民主党下属的新美国基金会（New America Foundation）联合发表了一篇让自己名誉扫地的评论文章，声称："迄今为止，中国的许多行动过于激进，对遏制疫情无效。"《洛杉矶时报》（*Los Angeles Times*）进一步展现了这种居高临下的态度，嘲笑习近平主席团结中国公民的努力，称之为"卑劣的宣传"。与此同时，新自由主义杂志《经济学家》（*The Economist*）封面将中国描绘成一种污染世界的全球性疾病："一场威胁自由世界的威权主义瘟疫，比任何流行病都要严重。"

就特朗普而言，他把这种疾病称为"中国病毒"，利用仇外主义的愤怒来转移公众对政府不作为的注意力（1 月 22 日，特朗普坚持说"一切尽在掌握中"，试图稳定市场却徒劳无功。1 个月后，特朗普在没有掌握任何证据的条件下就宣称："感染新型冠状病毒的人正在好转。"）。3 月 14 日，新冠疫情在纽约和西雅图暴发，拜登登上了民主党总统候选人辩论的舞台，把这种病毒描绘成外国的大规模杀伤性武器。他大喊道："这就像国外对我们发起的攻击！"美国有线电视新闻网辩论主持人达纳·巴什（Dana Bash）继续敦促候选人提出这样的观点，即中国应该承担新冠疫情带来的"后果"，而不是美国从中国成功的抗疫中吸取经验。

或许是出于本能，美国的统治阶级采取两党合作的方式，利用疫情大流行来加剧美国民众对中国的敌意。尽管中国这个崛起的大国是美国抵御疫情风暴和防止社会瓦解的一个必要伙伴，但在华盛顿，太多的人只是把北京视为美国全球霸权的最大威胁。

在过去的 70 年里，美国用数百个军事基地、轰炸机、海军战舰和核弹头在地缘政治上围堵中国。奥巴马的"重返亚洲"战略部署了 2/3 的美国海军力量来遏制中国，为新冷战的爆发埋下伏笔。特朗普的国防原则正式宣布了这一战略，宣称与北京和莫斯科的"大国竞争"是五角大楼的首要任务。随之而来的是发动中美贸易战，美国指使加拿大监禁了中国电信公司华为的首席财务官，禁用华为的 5G 技术，并对从中国进口的 1120 亿美元产品征收高额关税。关于美国宣传的所谓中国"搞大屠杀级别"的侵犯人权的故事是令人怀疑的，但这却为新冷战的爆发提供了扣人心弦的背景音乐，把易受影响的西方自由主义者吸引到敌对中国的叙事中。

在奥巴马和特朗普时代发起第一次冷战并在今天重新点燃新冷战的美国统治阶级也推动了美国公共卫生系统的系统性退化。美国疾病控制与预防中心的数据显示，虽然政府把提供医疗保健的任务交给了企业，但每 1000 名美国人的床位数量却从 1975 年的 4.5 张稳步下降到 2014 年的 2.5 张。由于可怕的呼吸道传染病，美国政府使其公民处于大规模窒息的边缘，除了冷战时期的恐吓和企业救助，美国政府几乎没有什么可以为他们提供的。

自 2008 年至 2009 年金融危机爆发以来，新冠疫情比任何其他事件都更清楚地让美国帝国主义暴露出自己的腐朽基础——而且其造成的损失才刚刚开始。到 2020 年 3 月 19 日，中国宣布战胜新冠病毒的那一天，美国也到达了自己的"里程碑"——美国可以骄傲地自诩为世界上每天死亡人数和新感染人数增长最快的国家了。纽约市已经成为新冠疫情的中心地，目前有 1 万个新病例。在布鲁克林的一家急诊医院里，一名医生因为缺乏物资而精神崩溃。他焦虑地说："这是一场灾难。""我们有 6 个员工核酸检测呈阳性。医院里只剩下 17 台呼吸机。有些员工来不了了，因为他们要被扫地出门了。"

在美国全国各地的医院里，急诊室的医生被迫自己制作面罩，或者只是在脸上蒙上头巾。医生们急需 N95 过滤空气的呼吸口罩，以保护自己在帮助病人清除有毒痰液时免受感染。特朗普政府援引《国防生产法案》（*Defense Production Act*），这项朝鲜战争时期制定的条款能够命令美国企业去生产急需的产品。但是据透露，特朗普拒绝实施该法案，理由是这样做会模仿委内瑞拉式的社会主义。

当医生们在徒劳地等待 N95 口罩时，由 130 名两党议员组成的小组却呼吁政府大规模生产 F–35 战斗机，使美国政府真正的优先事项变得很明确。这些议员在 2020 年 3 月 19 日写给五角大楼的一封信中写道："为使 F–35 领先于我们的对手，新武器和关键能力的资金交付需要全款。"他们要求以每架 9400 万美元的成本来生产 98 架新隐形战斗机。

如果说有什么比防护口罩更令人困惑，而且比容易发生事故的 F–35 功能更差的话，那就是美国的新冠病毒检测系统。所有有症状的 NBA 球队和一线明星都神奇地得到了核酸检测，但是如果你问有需要的普通美国人他们打算去哪里做检查，你肯定是一无所获。正如美国国家过敏和传染病研究所（National Institute of Allergy and Infectious Diseases）所长安东尼·福奇（Anthony Fauci）博士在国会做证时所承认的那样："如果有人认为任何人都能像其他国家的人那样轻易地接受核酸检测，但我们就没有准备好这么做。我觉得我们应该吗？是的。但我们不会。"

在中国国内，一种目前已经有效的新冠病毒筛查方法可能会得到进一步改进，这要归功于一种可以在机场进行的创新性检测，只需 40 分钟就能得到检测结果。这项开创性试验的发明人谭蔚泓曾是美国佛罗里达大学癌症研究实验室的教授。去年，美国司法部对他进行了麦卡锡式的调查。由于被热衷于新冷战的美国政府指责未能说明中国政府对他所在部门的资助情况，他回到了湖南大学。在那里，中国政府为他的这项挽救人类生命的研究提供了充足的资金支持。

美国公共医疗系统在刚开始的时候就被这场疫情压垮了。在这种情况下，美国只能眼睁睁地看着中国开展人类现代史上规模最大的一次国际人道主义救援行动。欧盟委员会主席乌尔苏拉·冯德莱恩（Ursula von der Leyen）热情地感谢中国捐赠的 200 万只医用口罩、20 万只 N95 口罩和 5 万个测试工具包给欧洲受灾严重的地区。塞尔维亚总统亚历山大·武契奇（Aleksandar Vucic）在欢迎中国向塞尔维亚提供大量医疗援助之后，愤怒地指责欧盟放弃对塞尔维亚援助的行为："欧洲的团结不存在。这是童话。在这种困难的情况下，唯一可以帮助我们的国家是中华人民共和国。其他国家都无所作为。"

为了回应中国的人道主义运动，特朗普政府的国家安全委员会（National Security Council）推出了一项协调一致的宣传攻势，指责中国"掩盖"新冠病毒真相。具有讽刺意味的是，过去一年一直呼吁弹劾特朗普的这些企业网络却转而为白宫的反华运动提供了一个热切的"扩音器"。例如，美国有线电视新闻网（CNN）的一篇报道暗示中国向欧洲运送呼吸机和口罩背后的黑暗动机，称北京"可能是在讨好"欧洲。在推特上，"中国撒谎，有人死亡"等热门话题标签突然出现，放大了特朗普政府的影响力。

当中国和被美国封锁的小国古巴向欧洲受灾严重的地区派遣医疗队时，华盛顿却在向世界施加制裁并展示其军事力量。特朗普政府积极将新冠病毒"武器化"，推动其对伊朗政权更迭的"最大压力"政策，而当时伊朗的死亡人数已逼近 2000。在 2020 年 3 月 18 日的新闻发布会上，美国国务卿蓬佩奥发誓要加大对伊朗的严厉制裁力度，尽管（或许是因为）经济封锁已经阻碍了伊朗购买重要药品和呼吸机的渠道。与此同时，美国对委内瑞拉的经济制裁使该国新冠病毒检测成本增长至未遭受制裁国家的 3 倍。

那些认为特朗普在国内外的行为致命而危险的人必须振作起来，因为他在民主党的对手已经团结在拜登的身后，而拜登有时似乎忘记了自己在哪里。这位近 80 岁的前副总统最近的一次公开露面是在他特拉华州家中的一个临时工作室里，茫然地盯着远方，似乎被迷惑住了，直到他的妻子把他从镜头前拖走。拜登在总统竞选过程中表现滑稽、跌跌撞撞，全靠约 60 位不知名的亿万富翁维持着他的竞选活动。他在 3 月中旬失踪了整整一周，当时危机在美国达到顶峰。他终于在 3 月 23 日重新露面，进行了一次非常无趣的网络直播——一个结结巴巴的候选人面对一个勉强能用的电子提词器讲话。

新冠疫情在美国全国范围内蔓延，大学生们却纷纷涌向南佛罗里达的海滩，参加春假啤酒狂欢——这已经成为年轻人和无知者的成年仪式。该州的共和党州长罗恩·德桑提斯（Ron DeSantis）毕业于哈佛大学，他在警告他的非裔美国对手他会"捣乱"之后，以微弱优势当选州长，并为他保持海滩开放的决定进行辩护。罗恩·德桑提斯生动地解释说："如果有一个佛罗里达人出去遛狗，就像一对在海滩上散步的已婚夫妇一样。只要你离他们的距离在6英尺之外，他们就会认为这是一件健康的事情。"

如果能找到的话，戴上防护口罩去找个避难所吧。

"洪水"才刚刚开始。

美国才是隐瞒新冠疫情死亡病例的地方 ①

［美］玛丽格特·弗劳尔斯（Margaret Flowers）

尽管美国政府和企业媒体指责中国政府低报了新型冠状病毒肺炎死亡人数，但此类问题实际上出在美国，而不是中国。

当新型冠状病毒肺炎暴发时，中国迅速作出反应，向世界卫生组织报告这种新型病毒，并采取措施识别和研究这种病毒。在几周之内，新冠病毒显然成为一个严重的公共卫生问题。随后，中国调动资源，采取积极的公共卫生措施来控制疾病的传播，并为患者提供治疗。为此，美国严厉批评中国，批判中国政府是"专制"和"残忍"的，而不是向中国的成功经验学习。

到目前为止，中国已经控制住了病毒的传播，病例总数被控制在82000人以下，死亡人数控制在3000人左右。今天，中国政府正在放松隔离措施，重新开放经济，慢慢恢复正常活动。世界卫生组织向中国派遣了一个代表团，高度赞扬中国政府的行动。"公正与准确报道"（Fairness

---

① 选自"人民抵抗运动"网，2020年4月7日。

and Accuracy in Reporting）组织的吉姆·诺雷卡斯（Jim Naureckas）写道，没有证据表明中国隐瞒了疫情数据。恰恰相反，西方研究人员一直在梳理中国的数据，看看能找到些什么漏洞。

与此形成鲜明对比的是，美国在国家层面上完全缺乏领导力，各州只能相互争夺资源，自力更生。美国已报告的新型冠状病毒肺炎病例总数接近 40 万例，而且每天都在增加数万例。报告的死亡总数超过 12000 人。仅纽约就有近 14 万病例报告，近 7000 人死亡，与意大利和西班牙的病例相差无几，它们分别排在世界第二、三位。

现在有证据表明，美国新型冠状病毒肺炎病例的数量可能远远高于已报告的数量。得克萨斯州大学奥斯汀分校报道说美国可能只有 1/10 的新型冠状病毒肺炎被报道出来。这意味着美国有将近 400 万新型冠状病毒肺炎病例。他们写道："如果一个县只发现了 1 例新型冠状病毒肺炎病例，那么 51% 的可能是已经有越来越多的疫情正在蔓延。新型冠状病毒肺炎可能正在美国 72% 的县扩散，占全国人口的 94% 。即使在 2 例确诊之前，主动保持社交距离也是谨慎的做法。"

死于新型冠状病毒肺炎的人数也在统计之中。麦克拉奇报业集团（McClatchy）发现，在美国，2 月底和 3 月初因肺炎死亡的人数激增，而这些死亡并非由流感引起。他们写道："美国疾病控制与预防中心表示，与流感无关的肺炎死亡人数有所增加，这表明这些死亡可能是由新型冠状病毒引起的。"

美国疾病控制与预防中心说，自 2 月底以来，肺炎死亡人数一直在上升，超过了流感导致的死亡人数的百分比。该中心的一种解释是：有些人在感染新型冠状病毒后会死于肺炎。

据《纽约时报》报道，医生表示，2 月和 3 月初，一些新型冠状病毒死亡病例被误诊为流感或肺炎。

最近，纽约市健康委员会（New York City Health Council）主席马克·莱文（Mark Levine）在推特上转发了这些消息。

2020 年 4 月 6 日，推友回复马克·莱文。悲痛的家属称，他们给多达 6

家殡仪馆打了电话，但没有一家殡仪馆能够处理他们死去的亲人。

不仅仅是医院的死亡率在上升。

在新冠危机发生前，纽约市平均每天有 20 人到 25 人死亡。而在这场流行病中，纽约每天死亡人数是 200 人到 215 人。

现在，只有少数死亡之前经过核酸检测被确诊为新冠患者的人，其死亡证明上才被标记为"新冠病毒受害者"。这几乎肯定意味着我们低估了这一流行病的受害者总数。

而且死亡人数仍在继续增加。纽约市首席法医办公室（OCME）位于曼哈顿和布鲁克林的太平间很快就会满员，然后怎么办？

今天，美国广播公司（ABC）发布了一份令人沮丧的报告：

"现在，纽约市公立和私立医院已经不堪重负，几乎快要被挤塌了。官员们承认，现在没有资源也没有时间来检测死者的样本或者统计数量。目前，纽约市的医院只对住院的患者进行新型冠状病毒的核酸检测。"

核酸检测是控制传染病传播的一个基本的公共卫生方法。普遍的做法是对每个人进行筛查，检测那些可能呈阳性的人并对他们进行隔离，直到得出结果。如果他们的检测结果呈阳性，就需要对他们进行隔离和监测，防止病情恶化，也需要找到他们最近接触的所有人并进行检测。这将使人们更好地了解病毒传播的热点在哪里，但不能确定每个人是否都具有传染性，因为 1/2 至 3/4 的新冠肺炎患者是无症状的，而且那些具有传染性的人在他们出现症状前的几天里传染性最强。

这种方法不太可能在美国实施，因为检测工具、个人防护设备、医院病床、呼吸机、公共卫生人员和医疗保健者都严重缺乏。纽约市正处于严重的危机状态，其他许多城市的严重程度可能仅比纽约落后几个星期。

我们现在能做的就是听从建议，保持社交距离，遵守良好的卫生习惯，并确保我们周围的人有足够的东西来度过危机。

如果我们能做到这一点，我们或许就能控制住病例数量，这样医疗系统就能迎头赶上。

我们还需要记住，这种情况可能会持续几个月到几年。部分由疫情引发的经济崩溃正在美国造成前所未有的失业率。数百万失去工作的人同时也失去了医疗保险。整个社会正受到供应短缺和价格欺诈的影响。因此，除了上述行动外，我们需要要求整个医疗卫生系统国有化，从医院到制药公司再到医疗设备和供应公司。我们需要投资建立一个强大的、从地方到州再到国家层面的公共卫生基础设施，以便在疫情开始时就迅速实施计划，遏制住疫情。我们需要制定一些政策来保护每个人免受经济动荡、无家可归和食物匮乏的冲击。

我每天都听到人们说新冠疫情是一场骗局，但是我们只需要看看四周，就能明白这一结论的谬误之处。显然，拥有强大社会基础设施的国家能够尽量减少疾病、痛苦和死亡，而那些拥有私有化、逐利性基础设施的国家则表现不佳。那些否认疫情大流行的人让我想起了那些否认气候变化的人。他们造成的影响是显而易见的，但他们继续保持破坏性的习惯，置整个世界于危险之中。即使你不相信这种流行病是真实存在的，那么谨慎的做法是假设它存在，因为不这样做的风险太大了。

中国对疫情的如实报道与美国的掩饰截然相反 ①

[美] 约翰·沃尔什（John Walsh）

在美国时任总统特朗普 4 月 18 日就新冠肺炎疫情举行的新闻发布会上，美国新冠肺炎特别工作组成员黛博拉·布利克斯（Deborah Birx）博士批评了中国关于新冠肺炎数据的报告。为此，她展示了一个带有以下国家数据的表（我用 4 月 19 日《纽约时报》的数据进行了更新，但两组数据的差异微乎其微）。

死亡率——每 10 万死亡人数：

比利时：49.8；西班牙：43.8；意大利：39.2；法国：29.4；英国：24.2；荷兰：21.4；美国：10.9；伊朗：6.3；德国：5.2；中国：0.3。

黛博拉·布利克斯博士称中国的低数字是"不现实的"。她说："我把中国放在里边，这样你就能看到这有多么不现实。"此前，特朗普指着中国的数字，打断布利克斯，反问："对不起，真的有人相信这个数字吗？真的有

① 选自《亚洲时报》（*Asia Times*），2020 年 4 月 27 日。

人相信这个数字吗？"

布利克斯和特朗普的说法很清楚。中国的这一数字与其他国家大相径庭，只有其他国家的十几分之一，甚至 1/166，因此，中国的报告是一个"谎言"。

但在她列举的关于新冠肺炎死亡率的数据表中，布利克斯忽略了东亚及中国周边国家和地区的数据，这些国家和地区的抗疫表现得到了美国媒体的赞扬，而这些国家和地区的数据在西方却是毋庸置疑的。以下是一些相关的被省略的数据，再次摘自 2020 年 4 月 19 日的《纽约时报》，并再次将中国列入进行比较。

死亡率——每 10 万人死亡人数：

韩国：0.5；日本：0.5；澳大利亚：0.3；中国大陆（内地）：0.3；新加坡：0.2；中国台湾地区：不到 0.1；中国香港地区：不到 0.1。

中国的数字正好与周边国家和地区一致。事实上，黛博拉·布利克斯的操作是一个典型的通过忽略部分事实来说谎的例子，只讲半个事实其实就是一个完整的谎言。

要么布利克斯博士知道这些数据，但不诚实地隐瞒了它们；要么她根本不知道这些数据，因此她是不称职的。这两个结论都不太令人满意。特朗普应该受到批评，一方面是因为他发起对中国的抨击，另一方面是因为他容忍了像布利克斯这样的人来误导政府对疫情作出正确反应。

这些数据清楚地表明，东亚和澳大利亚的抗疫表现优于美国和欧洲。这是为什么呢？有两种解释。首先，不同毒株的病毒致死率可能不同。虽然尚没有证据证明这一点，但实验室的测试结果中存在一些这方面的迹象。东亚国家和澳大利亚表现更好的第二个原因是它们关注中国在做什么，也许是因为它们是邻国，对中国发生的事情了解得更多。而许多关于中国的新闻根本没有被美国主流媒体和它的"盟友"们报道。

因此，在这种情况下，对邻国正在蔓延的疫情的担忧可能使来自中国的消息在这些国家产生较大的影响。这些国家可能已经看到，中国在抗击新冠病毒方面积累了相当多的经验，付出了巨大的生命代价和痛苦，成功地阻止了病毒的传播。因此，这些国家在许多方面效仿了中国的抗疫做法。

但不管是什么原因，中国的数据都与许多邻国保持一致。这是主要的一点。归根结底，这些数据使我们没有理由怀疑中国的报告。中国公布的数据与其他地区数据类似，与中国准确报告新冠肺炎死亡人数的事实相符。

既然人们对核实特朗普的新闻发布会投入了如此多的注意力，我想媒体肯定会注意到这种明显的数据操纵。我查了美国有线电视新闻网（CNN）关于新闻发布会的事实核查，美国有线电视新闻网不在特朗普政府的阵营，但没有提到这个遗漏的谎言。接下来，我查看了美国公共广播网（Public Broadcasting Service），它是正直和尊重的支柱，也不在特朗普的阵营。美国公共广播网在网上举行了一个简短的新闻发布会，主持人是哈里·斯里尼瓦桑（Hari Sreenivasan）和扎卡里·格林（Zachary Green）。他们展示了布利克斯的图表并注意到了特朗普的评论，但没有对遗漏的数据提出批评。第二天，对特朗普的另一个死敌《纽约时报》的核查显示，该报没有提到"布利克斯－特朗普骗局"（Birx–Trump deceit）。

这该怎么解释呢？人们不禁会觉得，中国人在所有事情上都存在渎职行为的观念已经深深地扎根在美国的政治体系中，如今要对针对中国的指控提出质疑已是不可理喻。任何指控，只要毫无根据或与事实相反，就不能厚颜无耻地不经片刻考虑就予以报道。事实上，在这种情况下说真话可能会损害一个个冉冉升起的新闻"明星"的职业生涯。

我们为什么要关心这个问题？因为中国的经验有很多值得我们借鉴。而且，目前由于中国正在慢慢走出新冠疫情所造成的经济衰退，在我们走向经济复苏的过程中，中国可能有更多的东西可以教给我们。

例如，为了恢复常态，中国现在在与美国大小相当的领土上进行了大规模的核酸检测。这项工作是如何开展的？如何逐步改进的？此时此刻，忽视中国的经验而不对其进行仔细的研究，很有可能会使我们走向自我毁灭。

但这里还存在一个更大的危险。自上一任总统奥巴马不假思索地采取针对中国的"重返亚洲"战略到特朗普同样欠考虑地发动贸易战以来，中美之间的对立情绪日益加剧。现在我们发现，特朗普与民主党总统候选人拜登正在竞争谁将有机会成为抨击中国的头号人物。

在 2020 年 4 月 18 日的新闻发布会上，特朗普展现了对中国的强硬态度，并避免了由于之前赞扬习近平主席和中国应对新冠肺炎疫情而受到本国媒体的抨击。

采取敌视中国的路线可能会导致两个经济大国和核大国之间的冲突，这可能会给全人类带来灾难。正如亨利·基辛格（Henry Kissinger）曾提醒我们的那样，这两个巨人之间的武装冲突可能给整个世界带来不可挽回的破坏，就像第一次世界大战给欧洲带来的破坏一样。这种情况目前很可能被低估了。让我们在为时已晚之前从这条道路上后退一步吧。

揭穿特朗普和企业媒体"世界卫生组织和中国掩盖真相"的阴谋论 ①

[美]约书亚·周（Joshua Cho）

"公正"网批评了有关新冠病毒肺炎的各种起源理论（2020 年 4 月 17 日和 5 月 7 日）的合理性，还批评了企业媒体对中国掩盖真相的毫无根据的指控（2020 年 4 月 2 日和 9 日）。另一个持续存在的荒诞的说法是对于中国操纵世界卫生组织的指控，以及指责中国缺乏遏制冠状病毒的早期行动并予以掩盖的行为。

特朗普政府 2020 年 4 月暂停了对世界卫生组织——联合国主要传染病防治机构——的资助，指责世界卫生组织"严重管理不当，掩盖了冠状病毒传播的真相"，并以"表面价值"来看待中国所谓的应对新冠病毒肺炎的欺骗性说法。企业媒体已经在反复宣传这些话题。

《华尔街日报》的"世界卫生组织对冠状病毒应对反应的抨击"（2020 年 2 月 12 日）实际上指责世界卫生组织"在处理新冠病毒时对中国过于恭敬"，并批评世界卫生组

---

① 选自"公正"（Fair）网，2020 年 6 月 21 日。

织总干事谭德塞在赞扬中国毫无疑问地迅速有效隔离了 6000 万人之后 "屈从于北京"，并宣称 "中国实际上正在制定应对疫情的新标准"，并在 "创纪录的时间" 内确认了病毒。《华尔街日报》进一步阐述了中国似乎无所不能地控制了世界卫生组织的阴谋论：

> 世界卫生组织在与流行病作斗争的几十年中，很少与像今天的中国这样在政治和经济上如此强大的实体打交道。世界卫生组织不能疏远这个国家的领导层，因为它的目标是吸引这个国家，将这个国家的影响力和财政慷慨赠予全球卫生事业。它需要北京方面的合作来防止一场全面暴发的大瘟疫，这可能不是最后一次。中国是许多新出现病原体的源头，这些病原体在生鲜市场中从动物身上传染到人类身上，并可能导致致命的流行病。

彭博社（2020 年 4 月 1 日）说："官员们要求不要透露身份，因为（关于中国如何隐瞒疫情暴发程度的）报告是秘密的，他们拒绝透露详细内容。但请相信我们——中国政府绝对是不透明的！"

根据《华尔街日报》的逻辑，当世界卫生组织赞扬中国有效应对新冠病毒肺炎并给世界其他地区争取足够的时间来采取卫生预防措施时，它 "损害了自己的疫情应对标准，侵蚀了自己的全球权威，并向其他可能面临未来疫情的国家发出了错误的信息"。加拿大医学专家布鲁斯·艾尔沃德（Bruce Aylward）博士在抗击脊髓灰质炎、埃博拉和其他全球突发卫生事件方面有 30 年的经验。他带领一个专家小组访问中国后得出结论，指出 "没有看到数字被操纵的任何迹象"，那这就不是一个准确的调查结果。这对记者来说，仅仅是因为布鲁斯·艾尔沃德博士被狡猾的中国政府欺骗了，以至于 "低估了该病的病例总数和死亡人数"（彭博社，2020 年 4 月 1 日）。

《华尔街日报》无力地解释说，中国对世界卫生组织拥有如此强大的控制力，是因为中国是世卫组织 "未来的资金来源和解决全球最大卫生问题的伙伴"，而不是被视为 "当下的资金捐助国"。这是因为粗略审视一下世界卫生组织的资金情况，就会发现美国向世界卫生组织捐赠的资金（8.93 亿美元）

是中国（8600 万美元）的 10 倍多，尽管美国在暂停付款前拖欠了近 2 亿美元（Axios 网，2020 年 4 月 15 日）。

《华尔街日报》也没有解释，既然美国是世界上"政治和经济最强大的国家"，日内瓦世界卫生组织的领导层是美国人和欧洲人，在世界卫生组织有 15 名美国官员，世界卫生组织是如何或为什么可能拒绝向西方国家提供信息的。这尤其使得特朗普政府威胁永久性削减资金后宣布退出世界卫生组织的决定让人感到震惊。

美国也无法解释中国对《自然》（2020 年 5 月 4 日）、《科学》（2020 年 3 月 28 日）和《柳叶刀》（2020 年 3 月 7 日）等独立而著名的医学期刊产生可怕影响的原因，这些期刊赞扬了中国拯救数千人生命的反应的有效性和透明度（中国国际电视台，2020 年 5 月 1 日和 10 日）。中国神秘而令人敬畏的影响力是否也辐射到了西方医学期刊？

当美国《外交政策》独家报道（2020 年 5 月 12 日）了中国国防科技大学透露的冠状病毒病例和死亡数据，证实透露的信息与中国政府在网上公布的公开数字"吻合"，这给那些大肆宣扬中国政府掩盖事实的"阴谋论"者带来了"不便"。企业媒体对中国欺骗和虚假统计数据的报道也未能解释中国政府如何拥有欺骗世界各国政府和独立医学专家的神奇能力，即便中国想这样做。正如"公正"网的吉姆·诺雷卡斯（Jim Naureckas）早些时候（2020 年 4 月 2 日）所指出的：

> 事实上，流行病是很难被掩盖住的。阻止一种病毒需要识别和隔离感染病例，如果你假装这样做而事实上没有真的这样做的话，那些未发现的病例将成倍地增长。隐藏一组真实的数据，展示另一组虚假的数据，需要中国 200 万名医生和 300 万名护士秘密地串通好，这种合作是不可能的。如果中国只是假装控制住了冠状病毒，随着人们恢复与群体的互动，病原体将迅速激增。一旦国际旅行被恢复，哪些国家有效控制住了新冠病毒肺炎，哪些国家没有，就变得很明显了。

《卫报》（2020 年 4 月 17 日）怀疑中国修改冠状病毒死亡人数。两天前，当纽约市同样在死亡人数中增加漏诊病例时，《卫报》（2020 年 4 月 15 日）却报道称，此举将"帮助纽约市确定新冠疫情危机的范围"。

各国在收到新信息后修改数据是意料之中的事，这并不一定是欺骗的证据，因为除了中国以外，还有很多国家都在修改数据。但是，只有中国被认为是采取欺骗性的行为。例如，就在同一周，纽约将其死亡人数上调了近 3800 人，而中国在武汉的数据上增加了近 1300 人的死亡人数，却被认为是可能存在掩盖真相的行为（Politico 网，2020 年 4 月 14 日；Guardian 网，2020 年 4 月 17 日）。博客"阿拉巴马之月"（Moon of Alabama）（2020 年 4 月 1 日）解释了大流行期间实时报告病例数字的一些复杂性：

> 是否把共同病态计算进去？如果车祸中的伤亡者死亡时也检测出新冠病毒肺炎呈阳性，那他们怎么办？那些死于新冠病毒肺炎症状但因缺乏检测试剂盒而无法检测的患者呢？这些检测真的可靠吗？无症状的阳性病例呢？这些人是呈假阳性，还是这些人真的感染了病毒？只有在一个月后检测他们的抗体才能知道答案。

认为中国控制世界卫生组织的其他论点则指出，中国推迟了宣布国际关注的公共卫生紧急情况（PHEIC）或大流行情况。《外交政策》的评论文章（2020 年 4 月 2 日）认为"北京从一开始就成功地控制住了世界卫生组织"，因为它"不愿意宣布一件国际关注的突发公共卫生事件"。同样地，《华盛顿邮报》（2020 年 2 月 8 日）和《纽约时报》（2020 年 4 月 8 日）的报告也批评世界卫生组织"在宣布全球卫生紧急情况方面行动太慢"。

然而，历史学家维伊贾·普拉萨德（Vijay Prashad）指出（People's Dispatch 网，2020 年 4 月 29 日），美国和欧洲国家是推动修订 2005 年宣布公共卫生紧急情况或大规模流行病规则的国家。现在的规定是要推迟宣布公共卫生紧急情况，以免航空旅行和贸易受到不适当的干扰。这意味着，正是那些批评中国对世界卫生组织"施加影响"的国家首先应当对它们约束世界卫生组织的行为负责。

从另一个角度佐证中国操控世界卫生组织的言论声称，中国和世界卫生组织掩盖了中国台湾地区发出的早期预警。路透社发表数份报告（2020 年 3 月 24 日和 4 月 11 日），声称世界卫生组织"在冠状病毒暴发之初忽略了台湾的问题"，《外交政策》关于中国操控世界卫生组织的评论文章（2020 年 4 月 2 日）指责世界卫生组织"无视与中国的新冷战，使得台湾医生为新冠病毒付出了生命的代价"。

这一说法是根据台湾"疾控中心"12 月 31 日发给世界卫生组织的一封电子邮件提出的，这封电子邮件被称为台北的"烟枪"，该邮件警告世界卫生组织要注意病毒在人与人之间传播的情况，因为它提到"病例已被隔离接受治疗"。然而，正如驻北京记者兰·古德鲁姆（lan Goodrum）在推特（2020 年 4 月 11 日）上指出的那样，12 月 31 日当天"世界卫生组织从武汉收到了相同的信息"，"所有病人都被隔离了"。当我们真正读到这封邮件时，很明显，台湾方面没有就人传人向世界卫生组织发出任何警告（从未明确提及），而是在引用中国消息来源后，要求世界卫生组织提供更多信息。

美联社：中国在 6 天的关键期里没有警告民众可能会暴发疫情。而美联社（2020 年 4 月 15 日）没有注意到在关键的 6 天时间开始的时候，新冠病毒肺炎的死亡人数为 1 例，只是到了第 6 天才从 3 例涨到 6 例。

或许，关于中国政府欺骗民众和隐瞒真相的最顽固的说辞压根儿与中国提供虚假统计数字或操纵世界卫生组织无关，而是与所谓中国向世界隐瞒细节和压制"吹哨人"有关。美联社广为流传的报道（2020 年 4 月 15 日）是"中国在关键的 6 天里没有警告公众可能的流感大流行"，其中包含许多明目张胆的谎言和疏漏。

美联社的报道指责，在 1 月 14 日至 1 月 20 日"中国高层官员秘密确定他们可能面临新的冠状病毒大瘟疫"之后，在向公众通报情况方面出现"拖延"，最终造成数百万人感染和数千人死亡。

美联社关于中国政府在关键的 6 天内没有通知公众的说法是完全错误的，因为在这个"关键"时期之前，中国国家媒体已经发表了多篇报道，通知公众"武汉出现了新的冠状病毒"（《中国日报》2020 年 1 月 9 日）。

虽然美联社指出，过早地发出警报会损害中国政府的信誉，并"削弱他们动员公众的能力"，但这并不能作为政府等到 1 月 20 日让中国著名流行病学家钟南山博士证实新冠病毒肺炎人传播人的解释。相反，美联社声称："中国对信息的严格控制、官僚主义的阻碍和不愿意将坏消息传递到高层而掩盖了早期的预警，尽管世界卫生组织和美联社本身（2020 年 1 月 15 日）已经警告中国官员说，在这个所谓的'沉默'时期，不能排除人传播人的可能性。"

美联社："中国为因警告病毒而受到训诫的医生开脱罪责。"美联社（2020 年 3 月 19 日）将李文亮医生描绘成被中国政府压制的"吹哨人"，尽管李文亮本人曾要求他的朋友不要公开他对 SARS 在中国再次出现的担忧。

美联社早些时候的一篇报道（2020 年 3 月 19 日）表达了类似的观点，并援引了人们熟悉的（并被反复揭穿的）中国政府压制李文亮医生的荒诞说法。我曾指出（"公正"网，2020 年 3 月 6 日），李文亮医生不是一个"吹哨人"，也不是第一个发现新冠病毒肺炎疫情的医生，他也没有走在中国政府的前面。维伊贾·普拉萨德、朱魏延、杜晓军的文章更加清晰地梳理了中国政府应对新冠肺炎疫情的时间表（People's Dispatch 网，2020 年 3 月 31 日、4 月 7 日和 4 月 14 日）。

张继先医生是第一个发现新冠病毒肺炎疫情的人，但也不是一个"吹哨人"，因为她在 12 月 27 日按照既定的程序向她所在医院的疾控部门报告了这一情况。随后，武汉市卫生健康委员会在 12 月 30 日宣布了这一情况，这就是为什么路透社（2019 年 12 月 31 日）能够第一时间报道这个所谓"秘密信息"的原因。

2019 年 12 月 30 日（与武汉市卫生委员会发布公告是同一天），艾芬博士看到一份不明肺炎的检测报告，它用红色圈出"非典冠状病毒"的字样，然后拍了张照片，发送给了一位医学院的同学。从那时起，这一事件就在医学圈传播开来，后来传到了李文亮医生那里。2019 年 12 月 30 日，李文亮医生在一个私人微信群里与 7 位同事分享了这一消息。李医生并不认为自己是"吹哨人"，并要求他们不要在 12 月 31 日消息泄露前向公众透露消息，就在同一天，世界卫生组织收到武汉市卫生健康委员会网站上的一份媒体声明。

李文亮医生和他的 7 位同事在 1 月 3 日（中国通知美国疾控中心的同一天）受到警方训诫，因为他没有像张继先博士那样遵守既定的程序（张继先从未受到训诫，而是受到了奖励）上报情况，而且考虑到冠状病毒的基因组序列直到 1 月 9 日才被确认和共享，他们可能会引起不必要的恐慌。

尽管中国政府在他们的时间安排上提供了许多现成的信息，但美国的企业媒体为了推进新冷战的宣传，刻意漏掉了这些关键的细节（《商业内幕》2020 年 5 月 22 日，《纽约时报》2020 年 5 月 26 日）。

美国广播公司：情报显示，新型冠状病毒危机最早的警告是在 2019 年 11 月。

美国广播公司报道（2020 年 4 月 8 日）说，当美国情报部门了解到它正在"改变生活方式和商业模式，并对人口构成威胁"时，中国实际上"早在 11 月下旬"就在应对严重的新冠病毒肺炎疫情。因为"必须经过数周的审查和分析"，所以他们直到 1 月初才告诉总统这件事。但是这与主要医学期刊对疫情的详细描述相反。

美国宣传试图歪曲这段历史的另一个例证来自美国广播公司新闻频道（2020 年 4 月 8 日）的一篇虚假报道（完全基于匿名消息来源），即美国国家医学情报中心（NCMI）的一份报告显示白宫在 11 月获悉了这一流行病的情况，这表明"中国领导层不让外国政府和公共卫生机构得知这些重要信息，尽管他们知道新冠肺炎疫情已经失去了控制"。当第二天获得新报告时，美国国家医学情报中心主任 Col R. 谢恩·戴（Col R. Shane Day）驳斥了这一耸人听闻的说法，指出"不存在这样的报告"。

然而，美国政府和企业媒体对公众舆论的这种操纵似乎产生了作用。根据益普索公司最近的一项调查结果显示，超过 30% 的美国人将新型冠状病毒归咎于亚洲人（尽管新的研究表明，来自纽约市的游客是美国疫情暴发的主要来源，而纽约的疫情源自欧洲）。皮尤研究中心发现（2020 年 4 月 21 日），大约 2/3 的美国人对中国持负面看法，这是皮尤 2005 年开始提出这个问题以来，对中国负面评价最多的一次。这表明，尽管中国是第一个发现病毒、向世界发出警报并为遏制病毒提供借鉴的国家，但美国的公众舆论已经将矛头指向中国。

中国推翻美国的谎言帝国 ①

［美］加尔文·德尚别（Calvin Deutschbein）

　　美国统治阶级越来越多地转向宣传错误的信息上，以维持其在新冠病毒肺炎大流行期间对民众的控制。其中包括炮制帝国主义与中国的冲突。为此，中国的新闻界一直予以回击。新华社的一篇题为《反驳美国就中国应对疫情方面的一些指控》的文章提供了一个全面的解释，澄清了事实。该文大致内容如下：

一、是中国方案，不是"中国病毒"

　　虽然中国武汉是世界上第一个向国际社会报告该病毒的地区，但并不意味着病毒起源于武汉。事实上，病毒起源地目前仍未确定。

　　中国在 10 多天内建成了两家医院。

　　病毒溯源是一个严肃的科学问题，要以科学为依据，由科学家和医学专家去研究。历史上最初病例的报告地

---

① 选自"国际行动中心"网，2020 年 7 月 31 日。

往往不是病毒来源地，比如艾滋病病毒感染病例最初由美国报告，但起源地有可能并非美国；越来越多的证据表明，1918 年的流感大流行（H1N1 病毒）——有时被称为"西班牙流感"，实际上也并非始于西班牙。

今天，世界卫生组织有严格的指导原则，禁止以疾病的来源地命名。

虽然对新冠病毒肺炎的起源还没有定论，但《国际抗菌剂杂志》（*International Journal of Antimicrobial Agents*）于 2020 年 6 月刊登了一篇题为《新冠病毒 2019 年 12 月底已在法国传播》（*SAR-COV-2 was already spreading in France in late December 2019*）的论文。据报道，研究人员发现，一名重症监护病房的病人在 2019 年 12 月 2 日至 2020 年 1 月 16 日因类似流感的疾病入院，后来核酸检测呈阳性。该病例与中国缺乏关联，且在发病前没有外国旅行史。

对第一个做出有效反应的地方贴上病毒标签，只会使人们对新疾病的反应被妖魔化，特别是当这个标签是为了将责任归咎于它时。

突发大规模流行疾病是世界公共卫生事件，不存在所谓疫情首发国的"国家责任"问题。20 世纪 80 年代，艾滋病首先在美国发现并蔓延至全世界，国际社会从未要求美国承担赔偿责任。

2020 年 5 月 4 日，顶级学术期刊《自然》（*Nature*）杂志刊发了中英美多国科研团队的研究。研究通过建模发现，中国使用的三大非药物干预措施（城际旅行限制、早期识别和隔离、接触限制和社会疏远），不仅遏制了新冠肺炎疫情在中国的蔓延，也为全球赢得了时间窗口。这项研究详细说明，如果没有这些措施，中国的新冠肺炎病例或将增加 67 倍，超过 700 万人。

二、中国是如何遏制新冠病毒肺炎疫情的

尽管中国被指责未能阻止新冠病毒，但事实上，中国在最短时间内采取了最严格的防控措施，把疫情主要控制在了武汉。统计显示中国的输出病例很少。美国纽约州州长科莫（Andrew Cuomo）表示，美东北大学研究显示，该州首个新冠病毒毒株并非来自中国。《纽约时报》（*New York Times*）援引美

国专家的研究证实，纽约疫情主要传入来源并非亚洲。

2020 年 1 月 23 日中国暂时关闭离汉通道，1 月 24 日至 4 月 8 日武汉无商业航班，亦无列车离汉。不可能有武汉居民在此期间前往海外。

1 月 23 日武汉"封城"时，美国公开确诊病例只有 1 例。2 月 2 日美国对所有中国公民和过去 14 天到过中国的外国人关闭边境时，美国官方统计确诊病例只有 8 例。3 月 13 日，美国宣布国家紧急状态时，美国国内公布的确诊病例是 1896 例。4 月 8 日，中国解除对武汉"封城"措施时，美国国内公布的确诊病例是 40 万例。截至 5 月，美国国内公布的确诊病例已经超过了 120 万例，死亡人数是 7 万多人。美国国内公布的确诊病例从 1 人到 100 万人，用了不到 100 天。

三、中国与世界卫生组织和美国合作应对新冠病毒肺炎疫情

2019 年 12 月 27 日，湖北省中西医结合医院呼吸重症医学科主任张继先医生接诊患者后，立即报告 3 例不明原因肺炎。这是中国地方政府首次报告一种新型病毒的疑似病例。同日，武汉市疾控中心对这些患者进行了流行病学调查和检测。

武汉市卫健委于 2019 年 12 月 31 日首次公开通报肺炎疫情后，中方于 2020 年 1 月 7 日就完成了病毒鉴定和基因测序，1 月 11 日就同世界卫生组织和其他国家分享有关病毒基因序列信息；1 月 10 日，中国科学院武汉病毒研究所等专业机构就初步研发出检测试剂盒，并加紧研制新冠病毒疫苗和有效药物。

四、中国授予李文亮荣誉称号

美国企业媒体已经对李文亮医生进行了大篇幅的、不准确的报道，其中包括 2020 年 2 月 11 日 CNN 的一篇题为《中国英雄医生因讲冠状病毒真相而

受到处罚》的评论文章。但真实情况对 CNN 和其他企业媒体的政治计划并不利。

李文亮是好医生，2020 年 2 月 7 日因在治疗新冠病毒肺炎患者时受到感染，经抢救无效而去世。他是中共党员，不是所谓的"反体制人物"。3 月 6 日，他被授予"全国卫生健康系统新冠肺炎疫情防控工作先进个人"称号，4 月 2 日被评定为烈士。

给李文亮医生贴上对抗体制的"英雄""觉醒者"等标签，是对李医生及其家人的极大不尊重，是极不道德的政治操弄。4 月 20 日，共青团中央、全国青联共同颁授第二十四届"中国青年五四奖章"，表彰青年中的优秀典型和模范代表。李文亮医生被追授"中国青年五四奖章"。

"独立传媒研究所"（The Independent Media Institute）详细调查了媒体如何不公正报道李文亮医生的来龙去脉，并在 2020 年 3 月和 4 月出版的题为《关于新冠病毒的真相和意识形态》（*Truth and Propaganda about Coronavirus*）的三部分系列文章中，认为西方媒体将李文亮医生有关情况描述为中国政府隐瞒疫情的证据不符合逻辑。

五、中国准确报道了新冠病毒

中国全国较低的确诊和死亡病例归功于中国政府及时采取了最全面、最严格、最彻底的防控措施，包括关闭离汉通道等举措。根据《科学》（*Science*）杂志研究报告预估，上述措施使中国减少了超过 70 万的感染者。

2020 年 3 月 3 日，世卫组织总干事高级顾问布鲁斯·艾尔沃德（Bruce Alyward）接受美国媒体 VOX 新闻网采访时表示，中国没有隐瞒数据。他同很多医院的医生交谈，并通过对比不同数据来源，可以证实中方数据是可信的。

2020 年 4 月 17 日，根据《中华人民共和国传染病防治法》《突发公共卫生事件应急条例》《中华人民共和国统计法实施条例》《人口死亡信息登记管理规范（试行）》的有关规定，武汉市发布通报，将确诊病例核增 325 例，累计确诊病例数订正为 50333 例；将确诊病例的死亡病例核增 1290 例，累计确诊病例死亡数订正为 3869 例。武汉市本着对历史负责、对人民负责、对逝者负责的原则，坚持实事求是，主动订正有关数据。

六、中国的政治体制是一种优势

病毒不分意识形态和社会制度。中国共产党和中国政府在领导中国人民在战胜疫情的进程中发挥了果断、关键的作用。中国的政治体制在中国 960 多万平方公里广阔国土上有效组织动员了 14 亿多人民，克服了作为发展中国家面临的各种困难，凝聚一切力量，集中所有资源，为战胜疫情提供了坚强的政治保障。事实证明，中国人民所选择的社会制度和发展道路符合中国国情，中国共产党赢得了人民坚定广泛的支持。2020 年 2 月 24 日，世卫组织总干事高级顾问艾尔沃德在中国—世卫组织新冠肺炎联合专家考察组发布会上表示，中国采取了有史以来最具雄心、最敏锐和最严格的防控措施，改变了疫情的走向。中国的方法是目前唯一被事实证明成功的方法。

七、中国致力于国际主义

中国坚决支持多边主义。中国一直与世界卫生组织保持良好的沟通与合作，从未试图操纵该组织。美国曾是世界卫生组织的最大捐助国，其暂停向世界卫生组织提供资金的做法遭到国际社会的广泛反对。

中国对美国记者采取的行动是对中国媒体在美国长期受到压迫的回应，特别是考虑到最近 60 名中国记者遭到驱逐。中国本着公开、透明、负责任的态度，第一时间对外发布了信息。

世界卫生组织是由主权国家参加的联合国的专门机构，台湾作为中国的一部分，没有加入世界卫生组织的权利，但中国台湾与世界卫生组织的技术合作渠道是畅通的。中国政府和民间已经或正在向 150 多个国家和国际组织提供多批急需的医疗物资援助。中方还积极发挥产能优势，及时开放医疗物资市场和出口渠道。据不完全统计，截至 2020 年 5 月 6 日，中国地方省区市、有关机构以及企业已经向美国 30 个州、55 个城市捐助了超过 960 万只口罩、50 万盒检测试剂、30.59 万双医用及其他手套、13.35 万副护目镜等医疗物资。

反对对华战争的宣传[①]

[美] 玛格丽特·金伯利（Margaret Kimberley）

  无论如何，现在是纽约的清晨。我问候大家。我要感谢这个团体邀请我参加这个非常重要的会议。我年纪不大，记不得尼克松访问中国的时候是什么场景，因为当时我还是个孩子。当时有人说，只有一个冰冷的战士才能做到这一点。现在，将近50年后，"冷战"又重新开始了，中国被宣布为美国政府的敌人，而美国人对中国的仇恨和怀疑也被激发出来了。

  现在，每当我们在企业媒体上看到他们提及中国时，总能看到附着上的"中国共产党"的字眼。这种愚蠢的重复是一种战争式的宣传，充斥着各种诽谤和污蔑。我们被告知"有100万维吾尔人被中国关押着"，而实际上这是无稽之谈。[②] 中国是第一个面对新冠病毒肺炎疫情的国家，也是第一个有效控制它的国家，中国用不到5000人的低死亡率证明了这一点。我们美国现在依靠中国生产口罩和其他防护设备，却把中国描绘成一个"反派国家"。中国在一个月内意识到一种新型传染病的暴发，并给全世界

---

① 选自"国际行动中心"网，2020年7月25日。

② 中国政府分别于2017年6月和2019年3月发布《新疆人权事业的发展进步》白皮书和《新疆的反恐、去极端化和人权保障》白皮书。两份白皮书介绍了新疆各方面事业的发展，用事实证明新疆各族人民的权利都得到了充分尊重和保障。

提供了控制疫情蔓延的钥匙。

在满足人民的需求和健康需要的方面，中国成功了，而美国失败了。美国现在成了国际社会的弃儿，世界上大多数国家都禁止美国人来旅行，把我们这里看成了一个巨大的麻风病人聚居地。美国政府没能有效控制疫情传播，造成 13 万美国人的死亡，其被迫采取的强制隔离措施给数百万人带来了严重的经济危机。

但是美国人一无所获，只是进行着战争式的宣传。特朗普和拜登相互吹嘘谁会对中国更强硬。2020 年 7 月 24 日，我们看到美国政府再次违反国际法，关闭了驻得克萨斯州休斯敦的中国领事馆。

但美国的反华行动并不孤单。美国的走狗和附庸——俗称盟友——紧紧跟随这个黑帮国家的步伐，进行着战争式的反华宣传。就在北边的加拿大，总理特鲁多总是支持特朗普的立场，对外表态从不越界。当华盛顿命令加拿大逮捕华为创始人的女儿孟晚舟时，他们就这样做了。美国指责华为与伊朗做生意，违反了美国的制裁条令。无论是美国，还是加拿大的法律都没有任何规定能够允许逮捕孟晚舟，但加拿大像一个顺从的小木偶一样，照做了。中国进行了反击，逮捕并拘押了两名加拿大人。但特鲁多加倍奉还，拒绝释放孟晚舟。

成功的宣传就像音乐一样，让人听了一遍又一遍。不管我们是否愿意，我们都会记住。威胁要阻止约一亿的中共党员入境美国，看似可笑，但这种愚蠢行为的后果是严肃的，这是让民众为政府的危险行为买单。

这就是为什么数百万人会相信"中国监狱里有数百万维吾尔人"这类谎言的原因。这个指控是假的，完全是编造的，就像伊拉克拥有大规模杀伤性武器、科威特的孵化器里的婴儿被抢走、利比亚士兵爆出伟哥药丸、俄罗斯人支付赏金杀死美军的故事一样。然而，这种指控是由纯粹的重复和像政府的抄写员一样进行宣传的媒体的行为所造成的。

我们可能会看到更多的比如关闭中国驻休斯敦领事馆这样的事件发生，中国政府也将会进行回击。这是可怕的——理智的人可以变成暴民，准备相信他们被告知的东西，并宣布一个没有伤害他们的国家为敌人。但这不是偶然的。

历史上，这类事件屡见不鲜。当 20 世纪 40 年代末中国爆发革命时，美国就有人争论"是谁失去了中国"，好像中国是美国的财产而不是一个主权国家似的。这就是白人至上主义在外交政策中的表现。中国与欧洲和美国的关系历史并不愉快。例如德拉诺（Delano）家族，对，是罗斯福（Franklin Delano Roosevelt）的祖父母，通过鸦片贸易发了大财。英国人偷走了香港，在英国人离开 20 多年后的今天，他们就像一个听话的小狗腿子加入了利用香港来破坏中国稳定的阵营。不仅仅是加拿大和英国，澳大利亚也参与了，甚至突袭了新南威尔士州议会议员的家，而这位议员除了主张改善澳中两国关系外，什么也没做。

我已经提到了"五眼"国家（英国以及它的殖民地美国、加拿大、澳大利亚和新西兰）中的 4 个。而随着帝国主义计划走向高潮，这些国家之间的合作也越来越紧密。

当美国参议员说中国学生只能学习莎士比亚而不能学习科学时，一位参议员真的这样说了，并喋喋不休地谈论共产党员。中国开创了自己的道路，当然这也招致了美国的愤怒。

中国和伊朗达成了相互提供援助和石油的协议，这意味着美国在制裁问题上的愤怒将在短期内给其他国家造成痛苦，但其目标可能是那些繁荣的国家，当然这就是侵略将继续下去的原因。

我认为，我们这些人知道自己应该站在什么位置上，这是极其重要的。我们必须永远反对美国和北约，反对美国的盟友或附属国们对中国和世界其他国家的侵略行径。我们不能被迷惑。请记住，当美国谈论人权时，你听到的是一个被监禁人口比世界任何其他国家都要多的国家所发出的声音。在美国，大约有 200 万人被监禁，美国的军费开支比其他 10 个国家的军费开支总和还要多，美国允许警察每年杀死 1000 人。在美国，新冠病毒肺炎杀害了数千人，使更多的人陷入贫困，其以牟利为目的的医疗系统的存在是美国侵犯基本人权的有力证明。当看到或听到美国在进行战争宣传时，我们必须在任何时候都要大声说出来，而不是让自己陷入一种虚假的争论之中。当美国发表关于中国或其他国家的政府声明时，我们不能相信他们的话。我们的利益不是美国统治者的利益，是我们自己的利益，我们永远不能忘记这一点。

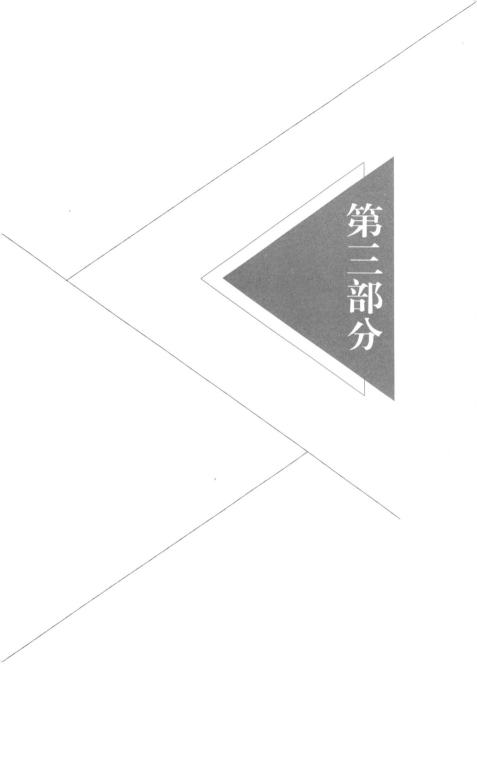

第三部分

美国疫情的螺旋式恶化

"这个世界土崩瓦解了"①

[美] 穆米亚·阿布－贾马尔（Mumia Abu-Jamal）

　　我相信伟大的非洲作家钦努阿·阿契贝（Chinua Achebe）写的一本关于殖民主义蹂躏的小说，书名是《这个世界土崩瓦解了》。他借用著名的爱尔兰诗人威廉·巴特勒·叶芝（William Butler Yeats）的语句，写道："这个世界土崩瓦解了，中心已无法维系，世界陷入无政府状态。"

　　一种无声的、看不见的疾病给人类带来了巨大的不安，释放出前所未有的恐惧。

　　我们看到，就在我们的门外，我们的窗户外，一个我们不了解的世界现在已经存在了。

　　政治领袖们摆出一种姿态，他们打扮得花枝招展，说着几乎没有任何实质内容的话，更谈不上讲道理。但是在每一句话语中都夹杂着一种狂热的潜台词——赞美我！赞美我！赞美我！

　　每天都有数十人、数百人死亡，成千上万的人患病。几万亿美元就像从树上掉下来的水果一样干枯，它们腐烂

---

① 选自 prison radio.org，2020 年 4 月 10 日。转录自 2020 年 3 月 27 日的 prison radio 广播录音。

了——没用了，像风一样掠过。

政客们满口胡言，但是没有提出任何解决办法。

几周前，世界上最富有的国家暴发了一场流行病，这个世界土崩瓦解了。

这是来自"被监禁国家"的声音，我是穆米亚·阿布－贾马尔。

病毒统计揭露了阶级的真相①

[美] 迪尔德丽·格里斯沃尔德（Deirdre Griswold）

以下是迪尔德丽·格里斯沃尔德于 2020 年 4 月至 6 月在"工人世界"（Workers World）网站上发表的有关新型冠状病毒肺炎疫情的文章摘录。

一、2020 年 4 月 14 日：中美抗疫情况对比

因为中国是世界上人口最多的国家，也是首先受到新型冠状病毒影响的国家，我们不时需要重新审视有关这种流行病进展的统计数据，并与美国正在发生的情况进行比较。我们能从中国应对这种致命病毒的方式中学到什么呢？

截至 2020 年 4 月 13 日，美国共报告了 561159 例新型冠状病毒感染病例，其中 22133 例死亡。中国报告了 82160 个病例，其中 3341 人死亡。在这两个类别中，无论是病例数和死亡人数，美国都超出中国数倍。

---

① 选自"工人世界"网，2020 年 4 月至 6 月。

从两国总人口数上来看，这种巨大的差距变得更加令人吃惊。每百万人中，美国有 67 人死亡，而中国只有 2 人。

中国成功地处理了这个极端危险的事件，现在全世界应该去研究疫情是如何暴发的，给那些抗疫的人们以启迪。然而在美国，这件事情完全被忽视了。当提起中国的时候，美国只是认为中国是产生问题的根源，从来没有提到它是如何抗击新冠疫情的。

最大的差异在于两国的经济运行方式不同。资本所有者不断获取利润，这也是美国经济发展的动力。失去工作的工人所面临的遭遇可能会成为地方政府和州政府的问题，但主要会成为工人自己的问题。

美国的新冠病毒肺炎疫情已经颠覆了一切经济活动，从股票市场到当地企业，再到工人的工作岗位。没有人知道需要多长时间生活才能恢复正常。

相比之下，中国疫情暴发的中心——武汉市于 2020 年 4 月 8 日重新开放。《外交政策》（Foreign Policy）杂志在 2020 年 3 月 25 日撰文指出："在全国许多地区几乎完全封锁了两个月之后，中国似乎又恢复了正常的商业活动，电力、钢铁需求和汽车制造业等一些重要指标已经回到与正常状态相差不远的水平。"

中国政府允许一些非公有制所有制企业的存在，但其经济基础仍然是以公有制这种所有制为基础的生产关系。这就是中国在应对新冠肺炎疫情中取得成就背后的最大原因。

二、5 月 4 日：将愤怒转移到中国身上

特朗普政府正试图通过指责中国来转移人们对其危险的疏忽态度而产生的愤怒。这是毫无疑问的。

基于美国两个资本主义政党数十年来所进行的反共宣传，特朗普指出，新冠病毒起源于武汉的一个未知的武器实验室——这个"叙事"最早是由美国右翼电台"拉什·林堡"（Rush Limbaugh）于 2020 年 2 月编造的。特朗普甚至说要"起诉"中国政府"赔偿"其损失。

当然，虽然这位总统既不诚实，也不准确，但他的政治基础是"不在乎"。种族歧视和仇外心理是他的"王牌"。他需要找人来为美国近几十年来最大的医疗灾难负责。

为什么要责怪中国？其中一个原因是，中国成功遏制病毒蔓延让美国政府相形见绌。这是特朗普所无法做到的。

截至 2020 年 5 月 4 日，美国的病例数是世界上最多的，是 1177918 例。相比之下，中国只有 82877 例报告病例。然而中国的人口几乎是美国的 4 倍！

这可以概括为一个生活在美国的人感染病毒的概率是一个生活在中国的人感染病毒概率的 57 倍——尽管中国是第一个知道如何应对这一新病毒的国家。

在美国，还有另外一个因素也影响了病毒造成的死亡人数的上升，那就是种族主义。非裔和拉丁裔美国人死于病毒的比率比白人高。这反映了有色人种被迫从事危险的工作，以及因贫穷造成的低劣的医疗保险和面临的可怕的健康状况的事实。

美国所报告的病例数无疑是个被低估的数字，尤其是加上被压迫群体的话。现在越来越清楚的是，许多人携带着病毒而并没有出现严重的症状。此外，美国没有设立全国性的机构来对每个人进行检测，以确认和控制病毒的传播。

当新型冠状病毒肺炎疫情首先在武汉暴发时，中国政府迅速采取行动，关闭了该地区。武汉市政府动员人们待在家里，而生活必需品，比如食物，则由政府配送。

美国的中国批评家们使用了老套的反共语言，称这些措施是"德拉古式"（意指残忍的——译者注）。

相反地，中国抗击疫情的策略拯救了无数生命。这些措施是由于中国社会主义制度的集体性质以及人民对其领导人所作决定的信任才得以实施的。

由于中央政府领导经济，而不是由私人所有者来争夺利润，所以果断和及时的行动才可能实施。此外，由于政府的政策，那些受疫情影响的人们即使被隔离了几个月也不必担心在隔离期间失去工作或无力支付房租。到 2020 年 5 月 2 日至 3 日，中国已经开始非常谨慎地重新开放经济。

特朗普和右翼分子犯了很多罪。对中国的抨击是他们希望转移国内民众的注意力的一种方式，因为美国的经济状况正在不断恶化。人们比以往任何时候都想知道真相。

三、6 月 2 日：退出世界卫生组织

在百年一遇的疫情大流行中，特朗普总统宣布美国将退出世界卫生组织。

人们可以预料到特朗普的法令会引起国内所有公共卫生专家的强烈抗议。这件事情正在发生，但没有得到应有的新闻报道。

是什么赋予了白宫的主人无视医学界、蔑视世界上所有依靠世界卫生组织的专业知识来对抗多种疾病的国家的权力？特朗普是不是和罗马帝国的尼禄（Nero）一样为了满足自己的自尊心而大肆独裁呢？

但不仅如此。

特朗普这么做的动机是什么？很明显，他不是为了保护人民的健康。恰恰相反。新型冠状病毒肺炎是一个世界性的问题，无论哪个国家的科学家能够研制出预防新型冠状病毒肺炎疫苗，美国人民都将从中受益。

美国新型冠状病毒肺炎的死亡率是世界上所有国家中最高的。截至 2020 年 5 月底，美国已经有 10.6 万人死亡。由于病毒造成的经济混乱，美国已经有数千万工人失业。

当务之急是取得突破性进展，防止病毒的进一步传播。

最近，世界卫生组织宣布了一些措施，以促进国际合作，研发抗新型冠状病毒肺炎疫苗，并向所有国家提供疫苗。而这正是富有的美国制药公司所不希望看到的。

较贫穷的国家非常担心，一旦找到治疗方法或预防性药品，这些药品将由来自美国的一家制药公司申请专利，其销售价格不仅会使个人破产，而且会使国家自身破产。

目前的一个亮点是，中华人民共和国的科学家们正在努力研制疫苗，而中国已经宣布疫苗将向全世界开放。

这一流行病比以往任何时候都更加清楚地表明，我们需要摆脱只为极少数人牟利的资本主义制度，建立一个社会主义社会，通过规划经济发展来满足人类需要，而不是满足企业的贪婪欲望。

四、6 月 24 日：不争的事实

以人口是美国四倍的中华人民共和国为例，尽管它是第一个遭遇这种新疾病的国家，但中国的新冠肺炎死亡人数要少得多。

资本主义制度的捍卫者如何看待这个事实呢？他们没有，他们只是忽略它。

然而，事实是，根据跟踪全球病例和死亡人数的疫情网站更新的数据，截至 2020 年 6 月 22 日，美国共有 2356715 例确诊病例，122249 例死亡病例，而中国有 83396 例确诊，4634 例死亡。

当与总人口规模相比较时，这种差异就更加明显了。在美国，每一百万人中有 369 人死亡，而中国每百万人中只有 3 人死亡！

5 月初，美国每百万人中有 206 例冠状病毒死亡。仅仅 7 周，这一比例就上升到了每百万人中的 369 人。

中国的数字依然保持不变——每百万人中有 3 人死亡。就在我们这一代人以前，中国还是一个为摆脱贫穷而发展奋斗的国家。相比之下，至少一个半世纪以来，美国一直在吹嘘自己的经济和技术实力。

那么，中国在抗击新冠肺炎疫情方面做了哪些美国没有做到的事情呢？

就在几个月前，我们看到了关于中国政府如何应对武汉疫情的报道。政府立即对该地区进行了封闭，而且开展了对密切接触者的追踪工作。几乎在一夜之间，新的野战医院建立起来，用来隔离和治疗病人。

中国的力量在于人民团结一致、同舟共济。

在这些明显不同的结果背后是我们不可能忽视的社会制度上的差异。美国是一个毫不掩饰的资本主义国家，在那里竞争被誉为一种美德——即使富人拥有最终的控制权。

新冠病毒在美国传播的另一个原因是美国社会普遍存在的种族主义歧视。最近布鲁金斯学会（Brookings Institution）的一项关于"新冠病毒死亡率在种族上的差异比看起来更大"的研究阐明，"按龄期调整的黑人新型冠状病毒肺炎死亡率是白人的 3.6 倍，西班牙 / 拉丁美洲人的死亡率是白人的 2.5 倍。种族主义使人们彼此竞争，尤其表现在工作竞争上。为了应对这种情况，进步人士长期以来一直在为'争取就业是一种权利'这一口号而奋斗！"

中国是一个经过社会主义革命改造的国家，它不是依靠竞争，而是依靠合作和人类的团结。中国并不是完美的。在一个仍然被资本主义帝国主义统治的世界里，中国是怎么存在的呢？但从对流行病的应对上可以看出，在改变人类关系的道路上，中国已经走了很远。

为了克服美国政府强加给工人阶级的分裂，使工人阶级没有力量去创造一个更美好的世界，现在的变化主要来自反对种族主义、性别歧视、大规模监禁和移民压迫运动以及残疾人和性少数人群之间的合作。

合作与团结是应对任何灾难，无论是自然灾害还是人为灾难最有效的解决办法。社会主义制度增强和发展了人们的这些素质。

五、6 月 29 日：具有优势的社会主义合作

追踪全球疫情动态的数据库揭示了一个非常重要的事实：在打击资本主义方面取得最大进展的国家也最成功地遏制了病毒的蔓延。

以下是截至 2020 年 6 月 28 日由"世界实时统计数据"（worldometers）提供的一些数据：

古巴的表现最引人注目，平均每百万居民中只有 8 人死亡。这一数据与加勒比海其他人口众多的岛屿国家形成了鲜明对比。在与海地共享一个岛屿的多米尼加共和国，每百万人中有 67 人死于新型冠状病毒。作为美国的自由邦，波多黎各每百万人中有 64.7 人死亡。

1959 年，菲德尔·卡斯特罗（Fidel Castro）领导古巴革命推翻了由美国支持的充满血腥的富尔亨西奥·巴蒂斯塔（Fulgencio Batista）的独裁统治。他向全世界宣布，古巴人民"在美帝国主义的眼皮底下完成了一场社会主义革命"。

从那时起，古巴逐渐成为一个医疗强国，向世界遭受帝国主义强加的欠发达之苦的贫穷国家派遣医生和护士。

拉丁美洲另一个成功控制病毒的国家是委内瑞拉，该国报告每百万人中有 2 人死亡。

委内瑞拉的邻国包括哥伦比亚，每百万人中有 6 人死亡，巴拿马每百万人死亡 140 人，巴西现在正处于新冠疫情的肆虐之中，每百万人中有 271 人死亡。除了委内瑞拉，这些国家的经济制度都植根于资本主义。

委内瑞拉正走在一条艰难的社会主义道路上，因为它依赖石油和世界资本主义市场。美国政府试图通过实施制裁来破坏其经济发展。然而，在最近几周内，委内瑞拉在疫情大流行期间确保人民安全方面的成功做法使许多离开该国的公民返回祖国。半岛电视台 6 月 28 日报道，十多年来，成千上万的古巴医疗服务队一直生活在委内瑞拉，他们帮助建立为工人服务的医疗基础设施。与此同时，委内瑞拉受到意在摧毁其经济的美国的制裁。"这导致许多委内瑞拉中产阶级搬到邻近的哥伦比亚。但是现在，由于哥伦比亚的高发病率，委内瑞拉人又回来了。他们被要求在隔离两周后才能自由活动，以防止疾病传播。"

最初暴发新冠疫情的中国，现在已经控制住了疫情的蔓延。截至 6 月 28 日，中国的新冠患者平均死亡率只有百万分之三，相比之下，美国达到百万分之 388。就在同日，中国新增病例 17 例，美国新增病例 40540 例，美国死亡 285 例，而中国只有 3 例死亡。

事实就是事实。在一个仍然由资本主义占主导地位的世界里，医疗保健是那些努力建设社会主义的国家的优先事项。资本主义制度在许多方面正在屠杀人类，没有什么材料能比新冠病毒造成的死亡数据更加明显地说明这一点了。

对性别弱势群体的卫生保障工作因疫情而变得复杂 ①

[美] 苏·戴维斯（Sue Davis）

对于妇女和其他性别弱势群体，特别是那些育龄妇女，新型冠状病毒肺炎疫情对她们有什么样的影响呢？所有女性和非二元性别者（nonbinary）都将受到多方面的影响——包括在生殖保健和权利、工作以及作为家庭和社会成员"第二次转变"。

必须记住，黑人和棕色人种总是种族主义、性别歧视、反性少数群体歧视和阶级社会的各种破坏最严重的受害者，从自然的飓风（想想飓风"卡特里娜"）到人为的经济崩溃（想想 1929 年和 2008 年的金融危机），再到流行病（想想 1918 年的大流感）。

他们很不幸，但并不令人惊讶的是，总的来说没有什么好消息，但还是有希望和新的可能性的曙光。纽约市退休助产士艾伦·卡塔里诺托（Ellen Catalinotto）向工人们分享了一些好消息："3 月 21 日，在美国护士助产士学院举

---

① 选自"工人世界"网，2020 年 3 月 26 日。

办的一次网络研讨会上，参与者了解到，截至目前，来自中国的数据显示，病毒不会从孕妇传染给胎儿，而且没有证据表明母乳中存在病毒。许多准父母担心在医院生孩子，他们担心感染的风险，以及谁可以陪伴分娩病人的限制。越来越多的人希望在生育中心或者家中分娩。然而，只有低风险的病人才有资格获得这些服务，而且能够获得这些服务的地方相对较少。"

一、提供避孕远程医疗

远程医疗——在线、远距离医疗——为获得避孕药具带来了许多便利。它使病人不会聚集在一起，同时保护病人和医生，而且费用低得多。

2020 年 3 月 18 日，rewire.news 网站上的一篇文章详细介绍了一些远程医疗服务提供商的信息。患者首先必须在网站或应用程序上填写调查问卷，然后等医生查看信息后获得处方。

网上的来源包括避孕用具供应商 PRJKT RUBY。该公司向 49 个州（除了北卡罗来纳州）开出处方并运送，"最近几天患者人数增加了 10%"，其首席营销官丹·斯奈德（Dan Snyder）预测这种情况会持续下去。"药丸俱乐部"（Pill Club）可以将药品运往 50 个州，但只能在 37 个州开处方，"报告说，在过去的一周里，其他药店开给他们的处方增加了 30%"。由加利福尼亚斯坦福医学院的儿科医生共同创立的"潘迪亚健康"（Pandia Health）目前在 3 个州开处方，但其目标是与 50 个州的供应商合作，提供虚拟访问医生的处方。"潘迪亚健康生育控制基金会"（Pandia Health Birth Control Fund）为此提供经济支持。

"计划生育指南"（Planned Parenthood Direct）是一项基于应用程序的在 37 个州开展的服务，它建议病人向当地的护理中心寻求经济帮助。向 37 个州提供服务的 Nurx 医疗公司也可以检测性传播疾病，不久将为那些已经感染并出现症状的人提供新型冠状病毒检测和咨询服务。

二、但不是为了堕胎护理

药物流产护理，包括服用两片药片，在许多州由于反选择偏见（anti-choices bias）和不严格的医学科学而受到限制。正如加州大学旧金山分校妇产科教授、堕胎提供者丹尼尔·格罗斯曼（Daniel Grossman）博士所告诉 rewire.news 的："通过远程医疗进行的药物流产的有效性与面对面地进行相差无几。"

目前，用于药物流产的药物由美国食品药品监督管理局根据所谓的"风险评估缓解策略"来管理，该策略禁止向病人邮寄药物。2016 年，非营利组织 Gynuity 在 11 个州开展了一项实验性研究，涉及家庭内药物流产咨询，获得了美国食品药品监督管理局的特别批准。它已经成功地为 600 名病人提供了远程堕胎服务。

在新冠疫情大流行的压力下，丹尼尔·格罗斯曼希望食品药品监督管理局能够解除"风险评估缓解策略"，"至少是暂时性的"，就像目前禁止用于药物堕胎的远程医疗一样。

三、特朗普削减公共卫生开支"加剧"了疫情

特朗普政府对性、生育健康和权利最严厉的打击可能是"国内禁言令"（domestic gag rule），该法令于 2019 年 8 月 19 日生效。该法令对第 X 条规定的最大修订是，妇女保健诊所的生殖保健和服务提供者不能再提供堕胎转诊或在同一设施提供堕胎服务。这对 400 万贫困的医疗补助受益人产生了深远的影响，其中包括妇女和性别不符的青年人、有色人种、农村地区居民、家庭暴力幸存者和 / 或残疾人。

古特马赫研究所（Guttmacher Institute）2020 年 3 月 11 日发布的最新统计数据显示，在约 1000 家诊所离开该网络后，限制言论自由规则已经使第 X 条基金减少了至少 46%，"特朗普政府正在试图削弱（患者保护与平价医疗

法案）并重塑医疗补助计划，以更好地适应其保守的意识形态，使得整个美国医疗保险体系摇摇欲坠，可能会妨碍应对新型冠状病毒肺炎"。

报告继续说道："政府广泛的歧视和排外政策——包括针对低收入人群、有色人种、性少数人群和移民的政策——将给那些已经被边缘化的群体的疫情防治工作带来新的挑战。"报告进一步警告称，生殖正义倡导者"需要防范（政府）抓住新型冠状病毒肺炎机会进一步限制人们的基本权利和获得医疗保健的可能性"。

新冠肺炎：让民众感到无助的武器 ①

[美] 穆米亚·阿布－贾马尔

截至撰写本文时，已有 1 万人死于新冠病毒或新型冠状病毒肺炎。现在是 1 万多人了，如果我没猜错的话，死亡还没结束。那是因为新冠病毒的蔓延没有减速。如果有什么变化的话，那就是加速了。

我们第一周从媒体上听到的关于病毒的一切信息几乎都是错误或者误导人的。我说的不是那些大白痴所吹嘘的恶作剧。

不是。

最初认为新冠病毒是一种感染老年人的病毒。我们现在知道，包括儿童甚至婴儿在内的年轻人都已经死于这种病毒。

意大利有一位老太太感染了病毒。她病了，然后康复了。她已经 102 岁了。

病毒是有生命的，就像所有的生物一样，这让我们大

---

① 选自 Prison Radio 电台记录，2020 年 4 月 10 日。转自 2020 年 4 月 8 日 prison radio 网站上的录音。

吃一惊。

　　美国政府原本有几个月的时间来应对新冠病毒的到来。但是他们对此轻描淡写，而且每天有近千人的死亡证明这确实是致命的，我们会看到更糟的情况。

　　来自"被监禁国家"的声音，我是穆米亚·阿布－贾马尔。

美国关闭医院的浪潮使我们在新冠病毒面前手无寸铁 ①

[美] 玛丽格特·弗劳尔斯

几周前，为了保护本国公民免受新型冠状病毒肺炎疫情的影响，挪威科技大学根据"外交部的建议"，采取了前所未有的措施，敦促所有在国外学习的学生回国。在声明中，他们强调，如果学生生活在一个"卫生服务和基础设施发展落后的国家……比如美国"，就必须返回祖国。社交媒体上迅速传播的消息称，美国被单独列为一个医疗基础设施落后的国家，许多美国人自己也都认为美国缺乏应对这种流行病的能力。

有很多原因可以解释为什么美国这个每年人均医疗费用最高的富裕国家，在医疗保健服务方面落后于其他国家。与其他富裕国家相比，美国因缺乏全民医疗保健体系以及将公司利润置于医疗保健之上而"脱颖而出"。这导致一个支离破碎的卫生保健系统在危机时刻，比如现在的

---

① 发表于 Truthout，《为我们的生命而战：全民医疗运动》（*Fighting for Our Lives: The Movement for Medicare for All*）系列的一部分，2020 年 3 月 31 日。

流行病时期，没有能力做出协调性的反应。

如果有人质疑在美国利润比人的健康更重要，那么这里我举三个最近的例子。

当特朗普总统宣布医疗保险公司不需要共同支付费用就可以为新型冠状病毒肺炎患者提供医疗保险时，医疗保险公司做出了回应。行业游说集团美国健康保险计划（America's Health Insurance Plans）立即澄清说，这只适用于检测，并不适用于治疗。生产抗疟疾药物氯喹（Chloroquine）的 Rising 制药公司正在进行抗新型冠状病毒药物试验，在 1 月底将该药物的价格提高了近100%。顺便说一句，这种药物还处于试验阶段，如果没有通过医疗监督的话就不能使用，否则就像导致亚利桑那州夫妇死亡的事件一样。美国没有像韩国那样从世界卫生组织购买新型冠状病毒检测剂，而是选择自己去研发。这导致病毒检测的严重延误，意味着美国错过了一个检测和隔离新型冠状病毒感染者的一个重要的窗口期。

现在，美国发现自己处于一个危险的状况，面临着潜在的出现大规模新型冠状病毒肺炎病例的可能性，正如意大利目前正在经历的那样，这可能会压垮我们的医疗保健系统。疾病控制和预防中心（Centers for Disease Control and Prevention，CDC）本月早些时候估计，如果不采取措施来阻止病毒的传播，美国明年（2021 年）可能有 1.6 亿人至 2.14 亿人被感染。虽然美国正在采取越来越多的措施，比如关闭学校、禁止大型集会、关闭非必要的企业，但目前确诊病例在美国的增长速度比那些经历重大困难的国家还要快，比如法国、德国、西班牙和意大利。

根据全球健康安全指数，在 195 个国家中，美国在医疗保健方面排名第175 位。意大利排名第 74 位，由于医院已经拥挤不堪，被迫根据病人的存活概率来优先安排重症监护病人。

自 1975 年以来，美国人口从 2.16 亿上升到 3.31 亿，医院床位总数从 150 万下降到 92.5 万。1973 年，尼克松总统颁布了健康维护组织法案（Health Maintenance Organization Act），允许医疗保健私有化。目前，美国每1000 名居民仅有 2.8 张病床，仅略高于其他富裕国家每 1000 名居民 5.4 张病床平均数的一半。

据美国医院协会的统计，美国有近 7 万张成人重症监护病床。这远远不足以照顾估计有 200 万可能因感染新型冠状病毒肺炎而住院的人。大多数重症监护病房在每一天内都接近满负荷状态。2020 年 3 月 27 日，纽约州州长安德鲁·库默（Andrew Cuomo）表示，纽约市将需要增加 8.7 万张医院床位，其中包括 3.7 万张重症监护室床，目前纽约市现有床位为 3000 张。

纽约市已经被新型冠状病毒肺炎病例淹没了。写这篇文章的时候，纽约有将近 5 万个病例，大部分都在城市内外，这使纽约成为世界病例数第六高的地方。医生和护士报告说，他们对有关大流行的政策感到困惑，个人防护设备、检测设备和包括呼吸机在内的医疗设备等关键用品短缺。州长希望特朗普总统伸出援手，要求美国陆军工兵修建临时医疗设施。到目前为止，他们已经重新规划了 4 座建筑，建造了 4000 个床位，并且正在考虑再建 4 座设施，另外还要把大学宿舍和酒店用作临时医院。一艘有 750 个床位的海军医院船刚刚停靠在曼哈顿，为 4 月中旬病例数量达到峰值做准备。

一、病床都去哪里了

美国的医院正以惊人的速度关闭。2018 年，摩根士丹利（Morgan Stanley）对医院的审计发现，有 8% 的医院面临倒闭的风险，另有 10% 的医院财政基础薄弱。2018 年，美国医院协会估计，每年将有 30 家医院关闭，而且随着时间的推移，这个数字还会上升。目前，美国每 1000 名居民只有 2.8 张病床。

乡村医院关闭得最快。自 2010 年以来，已有超过 120 家企业倒闭。查迪斯（Chartis）乡村卫生中心的一份报告显示，在剩下的 1844 家中，还有 453 家面临倒闭的危险。2019 年关闭的乡村医院最多，有 19 家。2020 年已经有 6 家乡村医院被关闭。目前大约 20% 的美国人生活在乡村地区。

与其他地区相比，农村地区的居民往往年龄更大、病情更重、更贫穷。他们需要更多的护理，但往往又无力支付医药费，因此相比于更健康和富裕的人群，这些人给当地医院带来了更大的经济负担。医院还面临着来自外科门诊中心的竞争，这些中心吸引了能够付得起医疗费用和拥有保险的病人，从而进一步降低了医院的收入。

位于有大量未投保居民社区的医院尤其容易倒闭。根据北卡罗来纳大学的农村卫生研究项目，没有根据《平价医疗法案》（Affordable Care Act）扩大医疗补助的 17 个州关闭的医院数量最多。得克萨斯州关闭的医院最多，其次是田纳西州、佐治亚州、亚拉巴马州、密西西比州和北卡罗来纳州。得克萨斯州和田纳西州超过一半的乡村医院，以及俄克拉荷马州和佐治亚州超过 1/3 的医院由于财政状况不佳而面临倒闭的风险。

失败的乡村医院被大公司们吞并。大公司们接管了这些医院，榨取它们的收入，然后让它们破产。凯撒健康新闻（Kaiser Health News）报道了一个案例，位于佛罗里达州迈阿密的公司 EmpowerHMS 买下了南部和中西部的 18 家医院。EmpowerHMS 运行着一个利润丰厚但带有欺诈性的实验室，医院带来了数千万美元的收入，而医院本身却缺乏基本的医疗供应和设备，最终导致 12 家医院破产、8 家医院关闭。乡村民众不仅被当地医院的破产和随之而来的工作机会的丧失所摧毁，而且还被骗走了数十万美元的未缴财产税。

当农村地区的医院关闭时，更多的人死于原本可预防的一些原因。皮尤研究中心（Pew Research Center）发现，一般来说，生活在农村地区的人们前往医院的距离是生活在城市和郊区的人们的两倍。根据美国国家经济研究局（National Bureau of Economic Research）的一项研究，当医院关闭时，死亡率会上升 5.9%，特别是对于中风和心脏病等需要立即救治的紧急情况。

城市中的医院关闭现象也往往发生在为贫困社区服务的地区，这些地区往往是有色人种社区。像乡村医院一样，当它们被允许破产时也可能会被大型公司医院系统所收购。这些医院在一个贵族聚集的地区重新开张往往比在原地继续维持运营更加有利可图。没有实行扩大患者保护与平价医疗法案医疗补助的 17 个州的医院关闭的数量最多。

这是去年 9 月发生在费城哈内曼医院的事情。该医院为一个以黑人和棕色人种为主的社区服务了 178 年，现在计划重新开发。为低收入有色人群社区提供了超过 100 年服务的华盛顿特区普罗维登斯医院、纽约市格林尼治村区的圣文森特医院和洛杉矶西湖区的圣文森特医疗中心也已经关闭。

在其他城市，医院可能会继续开放，但关闭了基本的服务，而为更有利可图的领域让路，如整形外科和心血管疾病。"医学之星"（Medstar）是一家总部位于华盛顿特区的公司，它在马里兰州拥有 10 家医院以及诊所、实验室、长期护理中心和其他卫生设施，近年来突然关闭了提供产科、儿科和精神科护理的部门。2018 年 5 月 10 日，在马里兰州巴尔的摩市，医疗保健活动家、医生和病人在"医学之星"下属的联盟纪念医院外抗议。"医学之星"已经关闭了那些无利可图的重要部门。

二、利润优先于病人是一种失败的模式

随着新型冠状病毒肺炎在全球蔓延，目前已影响到 194 个国家和地区的70 多万人，各国在控制这一流行病方面的表现存在明显差异。那些拥有公共资助的全民医疗保健系统的国家能够更好地协调它们对患者的责任和护理。它们在减缓病毒传播速度上是最迅速的。

例如，一个世界卫生组织的任务报告指出，"中国已经展开了可能是历史上最雄心勃勃、最灵活、最积极的疫情控制努力"。在获得关于新冠病毒的最新信息之后，中国政府在确认病毒、采取行动和改变策略等方面的速度得到了高度赞扬。现在，中国正在向其他抗击疫情的国家派遣医疗队和提供物资。

其他拥有单一付款人医疗保健系统的国家也显示了在应对流行病方面比美国的优越性。《华盛顿邮报》（*The Washington Post*）引用了加拿大多伦多流行病学家大卫·费斯曼（David Fisman）的话说："拥有一个作为公共战略资产而非商业营利的医疗体系，可以实现一定程度上的协调机制和资源的最佳利用。"

这就是为什么退伍军人健康管理局（Veterans Health Administration，VHA）在美国新型冠状病毒肺炎反应中发挥着根本性作用的原因所在。作为

全国最大的公立医疗保健系统，退伍军人健康管理局肩负着协助应对全国紧急状况的"第四项使命"。Truthout 的坎迪斯·伯恩德（Candice Bernd）描述了退伍军人健康管理局目前如何与疾病控制中心和卫生与公众服务部门合作，协调应对新型冠状病毒肺炎大流行的紧急反应。

如果美国有一个像国家改进版的全民医疗保险（Medicare for All）的单一付款人医疗保健系统或仿效退伍军人健康管理局的一个全国医疗系统，医院就不会关闭。众议院全民医疗保险法案的一个关键特点是，它为所有医疗机构提供了全球预算。它们每个月都会收到一张支票，以支付提供医疗服务的费用，不管它们服务的是哪一部分人群（在参议院全民医疗保险法案中缺乏这一条款，应该添加进去）。退伍军人健康管理局拥有自己的医疗设施，同样地，这些医疗机构也不必担心为了维持营业而去盈利。

在美国，民众对全民单一付款人医疗保健系统（Universal Single-payer Health Care System）的支持正在不断增长。我们只能希望，面对这场致命的流行病蔓延，我们将看到民众发出更大的声音，表达出更强烈的政治意愿，最终与世界其他国家一道，将医疗保健视为一项公益事业。

新冠肺炎疫情暴露出美国健康保障系统的深层缺陷 [①]

[美] 玛丽格特·弗劳尔斯

新型冠状病毒的危机证明，我们是时候用一个将公共卫生放在首位的制度来取代纯粹为了营利的制度了。

相比于其他国家，美国的新型冠状病毒肺炎确诊病例和死亡病例的数量是非常多的。尽管美国人口占全球人口的 5%，但是全球 32% 的新型冠状病毒肺炎病例和 25% 的死亡病例都发生在美国。相比之下，中国虽然总人口是美国的 4 倍，但其确诊病例和死亡人数却只有美国的1/10。

一场灾难正在美国各地上演，尤其是在纽约市，数十辆冷藏车被运来安置死者，每天都有数百人因为没有得到医疗救助而在家中死去；在停尸房不堪重负的时候，万人坑被用来储存尸体；卫生专业人员缺乏基本的个人防护设备（PPE）、通风设备和透析机器。

当地的一名医生迈克·帕帕斯（Mike Pappas）描述了

---

① 选自"人民抵抗运动"网，2020 年 4 月 26 日。

他和其他卫生专家所面临的困难。由于个人防护装备短缺，医生和护士们重复使用口罩和防护服，有时甚至不戴口罩也得工作。他们把垃圾袋套在身上，以此保护自己和病人免受感染。在一次采访中，帕帕斯医生谈到了医护员工不足的压力，他们不得不清理走廊和餐厅来腾出床位，而且医院管理人员不愿意购买更多的通风设备。

当美国人民努力应对猖獗的流行病和崩溃的经济这两大危机时，人们就会指责特朗普政府未能采取迅速有效的行动来控制传染病的蔓延，并提供财政支持。事实上，危机的根源早在特朗普之前就已经出现了。即使在任何一位其他总统的统治下，美国政府在疫情背景下都会表现不佳。

一、原因在于愚蠢的资本主义系统

目前的灾难之所以存在，很大程度上是由于美国医疗体系与人们的需要是恰恰相逆的。美国医疗体系支离破碎，带有歧视性，是为了企业利益而设计的，而不是为了公众的福祉。即使在疫情暴发之前，美国的可预防死亡人数也是其他富裕国家中最多的，而且预期寿命也在不断下降。

这个系统的几乎每个方面都是为了榨取利润，无论是数百家私营医疗保险公司竞争最健康的入会者却避开那些有健康问题的人，还是那些按照市场承受能力收费的制药公司。甚至连医院都在关闭重要的科室，如产科和小儿科，以腾出空间给更有利可图的科室，如心脏病科和整形外科。

二、美国 2/3 的个人破产都是由医药费引起的

现在美国有超过 3000 万人没有医疗保险。在过去的五周里，超过 2600 万人首次申请失业救济，其中 500 万人失去了医疗保险。到 2020 年 6 月，未参保人数预计将增加 1300 多万。除此之外，还有数千万有医疗保险的人负担不起医疗费用，因为他们必须在享受保险福利开始之前支付数千美元的现金费用。

即使一个人有健康保险，可能也没有地方可以看病。在过去的 45 年里，美国人口增长超过 1 亿，医院床位数量却减少了大约 60 万。农村地区的医院因为无法获得足够的收入而关闭。另有 453 家乡村医院濒临倒闭，目前乡村医院仍有 1844 家。在城市里，为贫困社区服务了 100 多年的医院正被关闭，以便在中产阶级聚居区建造豪华住宅或零售品商店。

新型冠状病毒肺炎疫情暴露的另一个缺陷是商品和设备的供应链问题。在 2020 年 2 月和 3 月初，当携带病毒症状的病人去医院时，几乎没有进行任何检测，因为美国政府选择自己去研制检测试剂盒，而不从世界卫生组织购买。同时，还面临着防护装备的严重短缺。由于供应商将价格提高了 1000%，美国各州一直在为获得基本配件而相互竞争。

这种情况使得要求改善全民医疗保险制度的呼声越来越高。如果美国早已实行全民医疗保险制度，今天许多正在经历的问题就不会存在。根据众议院国会议案规定的全民医疗保险制度，美国每个人从出生到死亡都将得到医疗保险，而不需要在医疗保险之前支付医疗费用。

这将减轻美国人对经济崩溃的真正恐惧。例如，2020 年 3 月，一名寻求治疗和检测新型冠状病毒的护士收到了 35000 美元的账单，尽管她从未住过院。美国 2/3 的个人破产都是因为医疗账单导致的。应该把人的利益放在利润之上。

还有一个从根本上能够解决问题的例子，就是采取更社会化的方法，效果会更好。看看世界各国在疫情大流行期间表现良好的医疗保健系统，就会发现全民覆盖、中央计划和健康先于利润的原则是这些国家的基本特征。即使遭受美国经济制裁的国家，在控制感染扩散方面也比美国做得更好。

在全民医疗保险制度改善的情况下，医院不会关门或关闭那些收入不高的部门去支持那些利润更高的部门。每家医院和医疗机构都会得到一笔预算，用于支付运营成本和资本支出。投资公司收购医院，使医院被迫破产或束手无策的日子将一去不复返。

另一个关键特征是，联邦政府将大量采购药品和医疗用品，以降低成本，并确保各州拥有足够的所需物资。竞价战和哄抬价格的行为将不复存在。

　　就新型冠状病毒肺炎病例和死亡人数而言，美国是此次疫情大流行中的异类。一位专家预测，随着流感季节的开始，到下一个冬天情况将会更加糟糕。但长期以来，美国一直是一个异类，在医疗保健上花费最多，但健康状况仍然不佳。在世界范围内，那些处理得很好的国家，比如中国、韩国、古巴和委内瑞拉的医疗系统有着共同的特点：中央计划、全面覆盖和对公共健康的关注。

　　美国是否最终会采用一个类似的系统，取决于人们通过什么样的行动来提出要求，但是肯定没有比现在更好的时机来提出这个要求了。

新型冠状病毒的暴发，你其实只看到了冰山一角 ①

[比利时] 马克·范德皮特（Marc Vandepitte）

本文 3 月 24 日首次刊登在德维尔德摩根（De Wereld Morgen）。作者马克·范德皮特是一位比利时马克思主义者，同时系 globalresearch.org、rebelion.org、investigaction.net 等网站的撰稿人。

2020 年 3 月 24 日：从卫生健康方面来看，新冠病毒无疑是人类现代史上面临的最大的挑战之一。它也可能会彻底颠覆我们的经济体系。很明显，在未来，我们将把 2020 年视为一个转折点、一个新时代的开始。

一、问题的严重性

新型冠状病毒是一种极具侵略性的病毒，可与 1918 年的"西班牙流感"相匹敌，当时至少造成 2000 万人死

---

① 选自"工人世界"网，2020 年 3 月 30 日。

亡。科学家假设世界上 60% 的人口最终会被感染。1% 的死亡率，相当于 4400 万的死亡人数，这大约是第二次世界大战受害者人数的一半。

我们还不知道这种流行病会持续多久。几周，几个月，甚至更久？夏天过后还会出现吗？著名的传染病研究和政策中心（CIDRAP）发表声明说，我们将不得不实施持续 18 个月的"社交距离"措施，或者直到可用的疫苗问世。来自英国和世界卫生组织的顶级专家证实了这一点。这种疫苗的研发可能需要一年到一年半的时间。

二、脆弱身体上的新冠病毒打击

为了遏制疫情，经济生活将被彻底打乱。许多经济部门都被关闭了，包括所有涉及人类直接接触的部门，如汽车工业、大部分服务行业，等等。此外，失业人数大幅增加，导致购买力下降，令经济增长放缓。

据我们所知，在大多数情况下，身体健康和强壮的人对新冠病毒的抵抗力较强。而对于虚弱或患病的人，新型冠状病毒将变得特别危险和致命。经济上也同样如此。原则上看，一个健康的经济体能够应对新冠肺炎疫情的冲击。但这正是问题所在。

生产率增长（一个工人每小时产生的财富量）是经济健康状况的良好指标。过去 20 年里，恰恰生产率增长几乎陷入停滞。企业在扩大和更新生产能力方面的投资越来越少。相反，它们用利润购买自己的股票，并支付比以前更多的股息。

利润率（利润占投资资本的百分比）也是一个很好的指标。在美国，我们也看到了自 20 世纪 70 年代以来利润率的稳步下降趋势。美国生产力的大幅度提高来自提升劳动强度（增加工作时间）或创造许多低工资的工作。资本家通过增加他们在工人生产的剩余价值中所占的份额来维持利润。

另一个指标是债务。2018 年，联合国贸易和发展会议（United Nations Conference on Trade Development，UNCTAD）警告说，由于全球债务负担过重，世界经济带有脆弱性。从全世界来看，债务总额达到了创纪录的 253 万亿美元，占世界国内生产总值的比例是 322%。

2008 年爆发金融危机的原因是过度使用次级抵押贷款。而现在是给私人公司的高风险贷款。这次涉及的金额要大得多。仅在亚洲，高达 32 万亿美元的债务的偿还还是存在风险的。这个数字相当于欧洲 GDP 总量的 1.5 倍。

新型冠状病毒肺炎疫情给我们的经济带来了沉重的打击，但不是所有事都要责怪于它。一个更严重的打击迟早会到来。新冠肺炎疫情已经对虚弱的经济造成了巨大的冲击。

三、最好的情况

股票市场（–32%）和石油价格（–58%）不知道会怎么样。第一个遭受疫情冲击的国家——中国也采取了非常迅速的严厉的措施，但预计 2020 年的 GDP 损失将达到 5%。对美国来说，如果危机持续 3 个月，预计 GDP 每年将减少 7.5%。对欧洲国家来说，预计 GDP 下降 10%。

所有的一切都取决于这场医疗危机将持续多久。如果是两三个月，那么我们面临的是暂时的停产。这会给经济带来伤害，但只要有足够的支持措施，这段时间是可以挺过去的。在最好的情况下——没有任何经济问题——有可能像以前一样重新恢复生产，并以以前的方式来收回成本，即人口的成本。这种情况与 2008 年之后的情况类似。

需要提醒一下，2008 年的金融危机造成了毁灭性的影响。全世界有 2000 多万人失业，6400 万人陷入极端贫困。金融危机冲击到政府的财政预算，使欧元区国家损失了 20% 的 GDP。

四、其他可能的情况

另一个非常现实的可能是，在一些主要经济体国家，医疗危机将持续更长时间。《金融时报》（*Financial Times*）认为，这种影响可能会"严重而持久"，而且"直到 2021 年，世界可能都不会恢复到危机前的状态"。

在这种情况下，许多公司将无法在危机中存活下来，且最终会破产。美国联邦储备委员会前主席本·伯南克（Ben Bernanke）和现任主席珍妮特·耶伦（Janet Yellen）警告说，在这种情况下，经济结构将受到严重破坏，复苏将需要很长时间。这不仅会暂停生产，而且还需要对整个世界体系进行重组。这一重组将是英国脱欧和美中贸易战造成的变化之外的变化。

然而，还存在更多的可能。路透社（Reuters）指出，在金融市场和国家处于脆弱状态的情况下，整个金融业有可能被拖入泥潭。如果真是这样，后果将是灾难性的。1980 年，金融市场的总价值与实体经济大致相当，而现在是实体经济的 4 倍。此外，金融界各行各业之间几乎没有任何的阻碍。如果一部分行业受到影响，危机就会像病毒一样蔓延到整个世界。这样的金融海啸可能导致全球大部分金融体系走向崩溃。

五、除了金融"兴奋剂"之外

为了应付直接的冲击，首先需要采取过渡性贷款、贷款担保、宽限、分期付款等货币措施。但为了保持市场稳定，今天大量资金被注入金融市场（即所谓的量化宽松）。这本身就表明，我们的经济家庭已经变得多么不稳定和荒谬。

量化宽松实际上可以被看作一种兴奋剂，对病人来说只是暂时的刺激，但长期来看只会让他病得更重。量化宽松加上极低的利率导致了大规模的金融泡沫以及今天的许多僵尸银行和公司（僵尸公司是至今没有储备的公司。即使出现最微小的问题，也会陷入麻烦并面临破产的风险）。

我们的金融系统完全不健全。国际货币基金组织（International Monetary Fund，IMF）的数据显示，在 1970 年至 2011 年间，至少发生了 147 起个别国家的银行业危机。现在是时候把银行系统交到政府手里，废除赌博式的资本主义了。通过这种方式，我们就可以实现自救，应对反常的金融崩溃，并以一种社会性和可持续的方式来对我们的储蓄进行投资。

六、不要浪费任何一次危机

货币措施是必要的，但绝不是充分的。从长远来看，它们甚至可能使疫情进一步恶化。为了保持购买力和防止公司破产，现在特别迫切需要采取一些财政措施，包括直接支持家庭或公司。这可以是向家庭提供现金，取消能源账单，补充失业救济金，为企业提供过渡资金，暂时取消税收，等等。在中国香港，大多数居民人均收到 1280 美元。在新加坡，所有的成年人都会得到一笔钱。伯尼·桑德斯（Bernie Sanders）希望在危机结束前，每月向美国所有家庭支付 2000 美元。

一旦紧急措施得到放松，财政措施也可以采取大型政府项目和任务的形式。它们可以抵销经济增长的损失，并冲抵失业率上升带来的影响。此类项目并不缺乏潜在的候选人。

例如，这场危机表明，许多国家的医疗保健可能需要大量的投资。其他行业也是如此。当然还有应对全球变暖。新冠肺炎疫情危机是启动绿色新政（Green New Deal）的最佳时机。我们指的是一个真正的绿色新政，信心满满地足以拯救地球，而不是欧盟虚假的绿色新政——首先只是想要保护大公司的利益。如果危机持续很长一段时间，整个经济将被迫进行彻底的调整。

目前，大多数欧洲国家只愿意花费 GDP 的 1%（用于应对疫情危机），德国是 4%，美国是 5%。《金融时报》首席经济学家马丁·沃尔夫（Martin Wolf）提出一个明确的策略："在战争中，政府可以随意花钱。现在，他们也必须动员资源，防止灾难的发生。大胆地想一下，现在就一起行动。"（英国《金融时报》2020 年 3 月 17 日）

七、谁来买单

问题是谁来为此买单。如果危机再次转嫁到普通民众身上，那将是不可接受的。财政措施可以通过三种方式融资：放债、印刷普通货币或激活休眠资本。

放债，例如 2008 年，但这将导致新一轮的财政紧缩。我们必须坚决反对。就连《金融评论》（*Financial Review*）的拉纳·福鲁哈（Rana Foroohar）也认为，这种做法是不计后果的，"如果我们希望资本主义和自由民主能够在新型冠状病毒肺炎疫情中幸存下来，我们就不能重复 10 年前那种错误的做法——'将损失社会化，将收益私有化'"。（2020 年 3 月 23 日）

印制钞票刺激实体经济是"新自由主义"者所憎恶的，甚至在欧洲也被禁止。但是新冠肺炎疫情危机的暴发是打破这一教条的绝佳机会。伦敦政治经济学院的保罗·德·格劳威（Paul De Grauwe）表示，要维持欧元区的统一，这种措施甚至是必要的。第三条路也很明显。40 年的"新自由主义"政策意味着，如今富裕的个人和大公司拥有如此多的"剩余资本"，以至于他们都不知道如何处理。他们把成千上万的美元放在避税天堂。现在是时候对超级富豪征收真正的"新冠疫情税"（Corona Tax）了。

在这一方面，我们可以向罗马皇帝马库斯·奥勒留（Marcus Aurelius）学习。面对 165 年以来第一次遇到的流行病，他没收了贵族的资本。老百姓得到了钱，可以用来支付疫情受害者们的葬礼费用。

在危机时刻，我们必须敢于思考，大胆行动。"新自由主义"的主要倡导者之一米尔顿·弗里德曼（Milton Friedman）早就知道"当危机发生时，所采取的行动取决于周围的思想"。该是我们提出好主意的时候了。

"锤子"与"舞蹈"：为什么现在重启经济将是致命的①

[美] 克里斯·布鲁克斯（Chris Brooks）

这是一个充满不确定性的时代。自 2020 年 4 月 1 日以来，这种新型冠状病毒是造成美国人死亡的主要原因，但科学家和医生刚刚开始了解它。事实证明，新型冠状病毒肺炎不仅是一种呼吸系统疾病，它还会攻击人的大脑、肾脏、心脏和血管。世界顶级学术期刊之一的《科学》杂志称，"这种病毒的行为与人类以往所见过的病原体都不同"。

如果一场神秘的全球瘟疫还不够的话，工人们一方面被夹在大规模失业和经济困境之间，另一方面又在没有得到充分保护的情况下重返工作岗位。

尽管全国每天新增确诊病例的数量保持稳定的增长，但是许多州却正在竞相重启经济。如果没有一个全面系统的全国性复工计划，工人们现在回到工作岗位将会导致病例数量进一步激增、更多的人死亡。

---

① 选自"劳动笔记"（Labor Notes）网，2020 年 5 月 1 日。

要知道为什么，首先要理解事情为什么会变得如此糟糕，以及为什么现在重启经济是如此危险。

一、通过疫情了解政府的反应

2020 年 1 月 20 日，美国和韩国在同一天发现了第一例新冠病毒确诊病例。就在一周之内，韩国政府宣布全国进入紧急状态，并集中所有资源，协调大规模生产检测工具包，然后追踪两周前受感染者的密切接触情况，以便隔离接触者。

到 3 月底，韩国已经对超过 30 万人进行了核酸检测，人均检测次数是美国的 40 多倍。经过检测和追踪，韩国从 2 月底每天有接近 1000 例新确诊的病例，到 3 月初平均每天 10 例。后来，韩国疾病控制和预防中心宣布，尽管两周前有 2900 万选民参加了全国大选，但韩国国内已没有新增病例。

在美国，尽管特朗普总统不停地吹嘘，但我们仍然大规模地缺乏检测试剂盒，而且几乎没有对接触者的行动轨迹进行追踪。各州只能自己寻找检测试剂，制定本地的抗疫政策。美国每天新增确诊病例的平均数并没有显著降低。我们只是将新增病例和死亡人数保持在最高水平。然而，美国正朝着重启经济的方向前进，这意味着，往"好"了说，我们每天将继续看到同样高的新增病例数，往坏了说，新增病例和死亡人数将会攀升。

根据美国疫情的中心城市纽约市卫生部门的数据，市民死于新冠病毒的人均人数甚至超过了欧洲受疫情影响最严重的国家——意大利。现在纽约的新确诊病例的数量正在下降，但是这个城市远没有实行像韩国那样的激进方案。该州仍在努力获得所需的检测试剂盒，也几乎还没有开始对密切接触者进行跟踪。在美国联邦政府没有提出任何标准化应对措施的背景下，纽约州也和其他各州一样被迫实行自己的抗疫措施。

虽然纽约市政府通过努力显著抑制了病毒的传播，但新冠病毒在其他州传播得更快。如果没有一个全国性的计划来大幅提高整体的检测和追踪能力，加上各州急于重新启动经济和雇主要求工人们重返工作岗位，新确诊病例和死亡人数不太可能会下降。

二、未来会怎样

可能至少有 85%—90% 的美国人容易感染新冠病毒。这意味着病毒的蔓延仍有很大的空间。

放松管制、缺乏协调、检测不良和取样方法不当意味着对总感染率的研究存在严重缺陷，但大家的共识是，绝大多数被感染者还尚未暴露出来。这意味着我们离"群体免疫"还差得远，而"群体免疫"是指大多数人已经产生了一定程度的免疫力。

白宫不断断言，疫苗还有 12 至 18 个月才能研制出来，但许多科学家相信，如果真的能研制出来的话，研制疫苗可能需要几年的时间才能完成。

全球的科学家做出了前所未有的巨大努力，以创纪录的速度研发和生产疫苗，但他们面临的挑战是严峻的。

目前还没有针对人类感染的 7 种冠状病毒中的任何一种成功的疫苗，一些科学家对接种新冠病毒疫苗的可能性表示严重怀疑。有史以来，人类研制速度最快的疫苗是针对腮腺炎的，花了 4 年的时间。尽管人类已经进行了数十年的研究，但仍未成功地研制出艾滋病病毒疫苗，这表明这一研制过程可能具有很大的挑战性。

如果疫苗在 18 个月内被研制出来（这个过程可能会走伦理道德的弯路），那将是前所未有的事情。国际顶尖免疫学家詹姆斯·希尔德雷斯（James Hildreth）告诉《华尔街日报》（*Wall Street Journal*），"我在告诉人们我们将研制出新型冠状病毒肺炎疫苗时非常谨慎。我们研制出的其他疫苗——麻疹疫苗、埃博拉疫苗——至少需要 7 年时间，有些甚至需要 40 年时间"。多位卫生专家表示，疫苗不太可能很快研制出来。一位在这个领域有几十年经验的生物学家罗伯特·范·埃克森（Robert Van Exan）告诉《纽约时报》（*New York Times*），到 2022 年生产出疫苗"是非常乐观的，而且概率相对较低"。

如果疫苗短期内无法投入使用，那就意味着我们最大的希望就是找到能够减缓病毒在人体内传播的药物，从而使感染病毒的人不会死亡，并且实行社会隔离措施，减缓病毒在人群中的传播。

目前还没有药物被批准可以对抗病毒本身，但未来可能会有。自 1963 年以来，美国只批准了 90 种抗病毒药物的使用。

科学家们一直在研究目前存在的抗病毒药物是否可以用于新型冠状病毒肺炎患者的治疗。对羟氯喹（Hydroxychloroquine）的初步研究显示这种药物效果不佳，但显示瑞德西韦（Remdesivir）对最严重的病人有一定的益处。

许多其他药物正在研究和临床试验中，但是鉴于很少有抗病毒药物被证明是绝对安全和有效的，我们可能需要一段时间才能找到一种非常有效的治疗方法来限制新冠病毒在人体内的蔓延。

这种病毒在温暖的月份不会消失。虽然最初的研究并不确定，但美国国家科学院表示，在温度和湿度较高的环境中，病毒的传播效率可能会有所下降，但不太可能显著降低其传播速度。病毒已经在热带国家迅速蔓延，在澳大利亚和伊朗的温暖气候下迅速蔓延。

我们有充分理由怀疑免疫力是永久性的，而抗体测试是检测免疫力的良好指标。

人体对季节性冠状病毒（引致普通感冒）的免疫力在感染后数星期开始下降。对 2002 年以来的 SARS 和新型冠状病毒（SARS–CoV–2）的近亲——中东呼吸综合征（MERS）的免疫力已被证明是短暂的，为 1 到 3 年。

越来越多的科学家一致认为，暴露在冠状病毒中可以在未知的时间内产生一些免疫力，但世界卫生组织警告说，有证据表明，抗体呈阳性的人是免疫的。一些证据还表明，没有症状或轻微症状的感染者产生的抗体可能不足以产生免疫力。

美国基本上面临着两种选择：缓解或抑制。

缓解意味着减缓但不能阻止传染病蔓延。通过缓解措施，大多数人重返工作岗位，学校和大学重新开学，但我们试图通过大规模检测和追踪接触者、在家隔离疑似病例、家人居家隔离以及继续与老年人和高风险人群保持适当的社交距离等方式来减缓病毒的传播。

根据伦敦帝国理工学院新型冠状病毒肺炎反应小组的研究，在适当的缓解协议下恢复正常的生活仍然会导致工作场所、疗养院和社区的疫情暴发。重症护理病房将会再次被挤满，数千人会死去，我们需要再次进入封锁状态。

抑制意味着尽可能长时间地使用封锁措施，使新增病例的数量尽可能接近零。抑制意味着通过关闭不必要的企业、学校和大学，对所有人进行社会隔离——这正是美国大部分地区自 2020 年 4 月初以来所经历的情况。

在缓解和抑制之间来回调换是现在世界许多政府和美国州长们所青睐的方法（韩国不必像美国那样依赖于全国性的封锁措施，因为韩国的病毒检测和病例追踪进行得非常彻底）。

这种"跷跷板"的抗疫方法被称为"锤子和舞蹈"，其中"锤子"是指通过封锁来暂停一切经济活动，而"舞蹈"则接受有相对多的死亡病例，同时保持经济的活力。我们的想法是在疫苗研制出来之前，继续交替使用"锤子"措施和"舞蹈"措施。

我们没有进行足够的检测，也几乎没有对接触者进行追踪，如果现在重启经济的话，将不得不在下一波疫情来袭时再次面临封锁。

三、为什么急着重新开张？

是什么促使政府官员急于重新开张？原因之一是特朗普认为，暴涨的失业率和暴跌的股市对他的连任机会不利。另一个原因是，雇主们渴望重新带动一定程度的消费，这样他们就可以开始重新盈利。归根结底，这都是把大企业的利益置于公众的健康之上。

"锤子"和"舞蹈"措施还能持续多久呢？哈佛大学的科学家们预测，如果没有疫苗或缺乏有效的治疗方法，我们需要 2 到 4 年的时间，在缓解和抑制之间轮回交替，才能获得"群体免疫"。我们可能要面对几个月甚至是几年的时间，我们会先看到各个城市和州重新开放经济，然后遭遇确诊病例的暴发，接着又是新一轮的经济封锁。

摩根大通（JP Morgan）就是这样阐述这个观点的，提出的方案是要等到感染率非常低时，再缓解社会隔离。

但美国政府还没有像摩根大通所"建议"的那样，等到新增感染率降至接近零时重新开放经济。我们只是等到新增病例和死亡人数稳定下来的时候就开放经济了。实际上，我们不是在病例较少的情况下，而是在每天新增病例的最高值保持稳定的时候就重新开放经济了。

因此，我们基本上是以最高的确诊病例和死亡率作为新的基准线——新常态——采取"舞蹈"的措施来推动经济的重新开放。

由于开放和关闭的决定是由各州自己做出的，而大多数州仍在努力获得检测工具，甚至开始追踪密切接触者。因此，政府官员和公众对于各州何时应该解除或恢复封锁措施并没有达成共识。这很可能取决于具体时机到来时官员们面临的压力有多大。

在 2020 年 4 月 15 日至 20 日的民意调查中，80% 的受访者支持继续封锁。在 4 月 7 日至 12 日的民意调查中，2/3 的受访者表示他们更担心州政府过快取消对公共活动的限制，而 1/3 的受访者则担心解封的"速度不够快"。

但是谁会在政客们的耳朵里发出更响亮的声音，是民众还是企业？如果我们需要找到企业利益支配政府的另一个证据，那这个就是了。

低工资工人将继续承受疫情的冲击。在屠宰场，绝大多数工人是黑人或拉丁美洲移民，工人从未经历过封锁，也没有实施任何措施来减缓疫情的传播。正如人们所预料的那样，他们的工作场所是新冠病毒传播的温床。

运输工人、杂货店工人、邮政工人和卫生保健工作者不得不竭尽全力去争取防护设备。有越多的人乘坐交通工具，去零售商店购买东西，病毒就越容易传播。病毒传播得越快，我们的医院就会变得越来越拥挤。

四、把雇主逼到绝境

对雇主来说，情况也不容乐观。大规模失业意味着消费者的支出将在很长一段时间内下降。那些利润大幅下降的公司将采取更加积极的应对措施，比如要求工人做出让步，打击工会，迫使工人更加努力地工作，以便辞退"过剩"的劳动力，并且向政府施压，要求政府削减税收，废除对工作环境和工作场所的相关要求。在过去的两个月里，许多公司拒绝提醒雇员注意工厂里的新冠确诊病例，并强迫他们在没有安全防护装备的情况下继续工作。

同样地，面临巨额财政赤字的州政府将寻求解除工会合同或者要求工会做出某些让步，来试图摆脱提供养老金的义务［正如米奇·麦康奈尔（Mitch McConnell）所建议的那样］，并改善公共服务水平。

工会应该为即将到来的事情做好准备：在大规模失业的情况下，应该提出比以往任何时候都要强烈的让政府让步的要求。不管是否参加了工会，所有的工人都应该采取集体行动来保护自己。

五、遵循行之有效的方法

如果美国政府想效仿韩国和德国成功抗击新冠病毒的模式，可以采取以下四个步骤：

（1）利用《国防生产法案》（Defense Production Act），将我们国内的生产能力转向大规模生产新型冠状病毒检测工具和安全防护装备。

（2）启动一个全国性、系统性的密切接触者追踪项目。这个项目需要雇用成千上万的工人，这将有助于降低失业率。

（3）疾病控制中心应根据大规模检测和跟踪获得的信息，制定疫情预测模型，用来预测未来几周内病毒传播的趋势是日趋严重、是保持稳定还是会减少，而不是各州根据自己拥有的不同的、相互竞争的模型来决定自己的行动方向。

（4）我们必须一直处于一级防范禁闭（Lockdown）状态，直到新增病例接近零为止，并且我们已经有了一个应用病毒检测和病例追踪的国家计划。这样我们就可以在抑制病毒传播的同时，谨慎地重启经济。

六、另一种模式——迈克·戴维斯（Mike Davis）①

在能够提供个人防护装备和进行检测的基础上，可以实行分阶段的经济重启。这正是明尼苏达州大学传染病流行病学家、传染病研究与政策中心主任迈克尔·奥斯特霍尔姆（Michael Osterholm）博士所提出的观点。

只有手头上有足够的资源和进行适当的检测，我们才能实行奥斯特霍尔姆所说的那种"恒温器"的方法，即当感染增加时，就发出新的居家指令。

他预测道，如果没有足够的检测工具或进行接触者跟踪，就完全重新开放经济，将会有 1600 万人住院，其中 5% 的人将死亡，即 80 万人。

但奥斯特霍尔姆的计划需要作出四点改进：

（1）随着各州开始实施缓和措施并重新开放经济，工会必须参与到谈判中去，并在工厂中积极代表工人的利益。（2）我们需要在所有工厂里建立有大部分工人参与的工厂安全委员会。（3）在疫苗或其他干预措施确保安全之前，所有年龄段的工人都应该得到工作保障、资历保留和收入支持。（4）每个工作场所都必须配备个人防护用品，包括 N95 口罩，必须是统一的标准，没有商量的余地。仅仅提供医用口罩是不够的。

---

① 迈克·戴维斯是《恐惧生态学》（*Ecology of Fear*）和《门口的怪物：禽流感的全球威胁》（*The Monster at Our Door: The Global Threat of Avian Flu*）两书的作者。

新冠病毒死亡人数激增，但政府驱逐和突袭无家可归者的行为继续进行[①]

［美］德温·克勒（Devin Cole）

联邦政府、州政府、县政府和市政府迅速袭击并驱逐了一群没有住房、在街头安营扎寨的人。这些人没有得到任何帮助，来维持他们的集体生活状态。相反，政府发布命令"清理"在社区、公园或市中心安营扎寨的人，再一次发挥了国家和警察在保护私有财产而不是保护人民生命健康方面的作用。

政府正在把保持社交距离作为一种借口。对居民营地进行袭击的同时，警察也逮捕了黑人和棕色人种，因为他们没有经过"恰当的观察"来保持社交距离。

资本主义领导人们正在推动美国回到"以前"的状态。随着对无家可归者营地的攻击的不断升级，资本主义地主们正在重新开始驱逐租客，同时，在这种殖民主义的资本主义制度下，临时的、不稳定的租金减免安全网正在被迅速地收回。

---

① 选自"工人世界"网，2020 年 5 月 27 日。

一、被占领的克里克/穆斯基土地（佛罗里达州彭萨科拉）

2020年5月21日，埃斯坎比亚县执法部门的警察，在县警长办公室的陪同下，突袭并占领了一个无家可归者的营地，赶走了10名一直住在那里的居民。

彭萨科拉（Pensacola）是一个著名的城市，因为它是美国海军的"飞行示范中队"——"蓝色天使"（Blue Angels）的总部所在地。"蓝色天使"目前正在美国各地毫无意义地飞来飞去，向医疗工作者表达"敬意"。而它每年的军事预算拨款可以为许多无家可归的人提供居所。

现在，彭萨科拉因虐待不断增长的无家可归人口而臭名昭著。疫情期间，市政府几乎没有采取任何措施来帮助这些人口，许多私人的、带有宗教性质的庇护所要么完全紧闭大门，要么只允许少数先前的住户回来。

"工人世界"网采访了阿尔弗雷德·沃什伯恩中心（Alfred Washburn Center）主任迈克·金伯利（Mike Kimberley），该中心是这里为数不多的无家可归/低收入日托庇护中心之一，也是现在为数不多的还在营业中的中心。迈克·金伯利是一个无政府主义者、音乐家、"要食物，不要炸弹"（Food Not Bombs）的资深组织者，该组织是一个反对战争的食物分享组织。

当被问及突袭和搬家对无家可归的人们意味着什么时，迈克·金伯利说："这给本已有限的物资供应增加了压力。当其他庇护中心和庇护所撤退后，那些保持开放的中心和庇护所每天的入住率有所增加。这些中心会给幸存者补给他们丢失的物品。我和一个受到突袭影响的女士坐在一起。她告诉我，警察对她和另一位女士非常粗鲁，威胁要逮捕她们，以至于她们都不敢回去拿自己的东西。她几乎失去了自己的一切。"

迈克·金伯利表示，该组织已经在一起安营扎寨了4到6个月了。他接着说："科尔（埃斯坎比亚县执法部门的发言人）说，执法部门没有向周四被迫搬出营地的10个人提供任何可用的资源，但县政府确实计划在未来这样做。这些资源对那些甚至在疫情大流行之前就已经无家可归的人几乎没有帮助。现在它基本上也没用了。"

当被问及关于社交距离的问题时，迈克·金伯利指出："当无家可归的人听到这两个词的时候涌现出各种情绪，但其中最多的一种情绪可以总结为恐惧。疫情大流行已经引发了恐惧，但我们大部分庇护所都关闭了，或者只提供有限的服务，这已经很难满足我们这个群体的需求了。大部分食品服务都被取消。现在被袭击的人被要求在 24 个小时内离开这里。大多数人已经失去了一切。每个人已经处于社会的边缘。现在他们去哪里给家人打电话？他们肯定觉得自己与社会脱节了。也许是被整个社会背叛了。"

二、被占领的塞米诺尔土地（佛罗里达州迈阿密）

2020 年 5 月 13 日，迈阿密上城（Overtown）的一个无家可归者营地遭到大规模驱逐和迁移，数十顶帐篷和为那些露营者提供的物资被警察和其他部队摧毁和丢弃。

据一个营地居民说，就在垃圾车和警察出现并封锁营地前不久，有人在营地竖起了"禁止擅入"的牌子。尽管疾病控制和预防中心建议，在疫情大流行期间不要骚扰流浪汉和居民，但迈阿密市政府却以保护私人财产的名义公然忽视这一建议。

城市居民提出伸张正义的要求却遭到了政府沉默的回应。就在突袭营地的当天，迈阿密举行了一场"盛大"的新闻发布会，宣布这个城市第一阶段的经济重启开始了。这也许并不是巧合，包括私人游艇停靠区曾经舒适地进行自我隔离的迈阿密富人们现在回到了外面，再次忽视城市中越来越多的无家可归者，而拆除营地正好让富人能回到"正常的生活"中。

警察袭击之后，大量捐款进入了戴德县街道应急救灾小组（Dade County Street Response Disaster Relief Team），该应急小组对当地居民营地被毁的情况进行了登记，并与迈阿密无家可归的人进行合作。

三、被占领的科曼奇 / 奥色治 / 威奇托地区（俄克拉荷马州俄克拉荷马县）

2020 年 5 月 20 日，俄克拉荷马州宣布取消暂停驱逐令。这意味着那些在经济上受新型冠状病毒肺炎疫情影响的、原本能够在家里安全地待上两个月的居民，现在将面临因无力支付房租或抵押贷款而被驱逐，以及之后无家可归的可能性。

根据"俄克拉荷马州司法公开"（Open Justice Oklahoma）的统计数据，自几个月前暂停执行以来，俄克拉荷马州已经有超过 2000 起驱逐案件和超过 300 起止赎案件被提起诉讼。仅在俄克拉荷马县就有 1000 户人家被驱逐，还有 23 户人家丧失了抵押品赎回权。

在俄克拉荷马州，已经有超过 6000 例新型确诊病例，其中超过 1000 人，或者说其中的 16% 在俄克拉荷马县。俄克拉荷马县还有 19 个死亡病例，是全州最多的。

在疫情期间，超过 20 万俄克拉荷马州居民申请失业。显而易见但仍然令人厌恶的结果是，由于新型冠状病毒肺炎仍然猖獗，成千上万的人将面临失去住房和无家可归的经济风险，而医疗机构开出了长长的账单，如果你生病了，将无家可回。对住房权的侵犯意味着更多的人将面临更大的死亡风险。

拯救生命？绝不会。而是去拯救利润和私有财产！

资本主义制度没有能力应对全球疫情大流行所加剧的经济危机。因此，资本主义的老板们必须采取比平常更极端的残酷手段，以免他们的制度遭到削弱。

资本家会让成千上万的人流离失所、无家可归，许多人遭受更多的痛苦，甚至会死去。只有这样，这些老板们才能继续把利润装进自己的口袋，以牺牲工人和受压迫的人的利益为代价来增加他们自己的私有财产。

我们早就应该把资本主义—帝国主义牢牢地放在砧板上，稳稳地压住它，直到我们能够给予其最后的致命打击。

佐治亚州的解封伴随着可疑的数据 ①

[美]阿丽尔·鲁滨孙（Arielie Robinson）

尽管佐治亚州在新冠疫情大流行期间重新开放了某些企业，但随后人们发现该州公共卫生部门在追踪新冠病例的数量上犯了错误。

本月早些时候，该州公共卫生部门网站上出现的一个错误，让读者们相信在此前 14 天里新冠感染率最高的几个县的新增确诊病例每天都在减少。

在这份公共卫生部门的数据中，日期被重新排序，以至于一周内出现了两个星期日，而 2020 年 5 月 2 日（星期六）的数据比 4 月 26 日（星期日）的数据公布得更早。事实上，确诊病例并没有明显的下降趋势。在公众对该数据表示强烈抗议之后，佐治亚州州长布莱恩·坎普（Brian Kemp）向公众道歉。

另一个错误发生在 2020 年 4 月和 5 月，在没有死亡病例的情况下，佐治亚州公共卫生部门至少两次错误地公布儿童死于新冠病毒的消息。

---

① 选自"工人世界"网，2020 年 5 月 27 日。

公共卫生部门 5 月的数据不能清楚表明佐治亚州是否出现 1000 多起新型冠状病毒肺炎死亡病例。后来，该机构澄清，超过 1490 人死于新冠病毒。

在 5 月 16 日至 17 日的周末，公共卫生部门的一个"处理错误"再次使得佐治亚州新冠病例数量貌似有所下降。公共卫生部门声称是无意间把 231 个阳性病例的血清学检测结果统计在内。血清学试验是用于检测血液中形成新型病毒抗体的情况。

因为血清学试验的结果只被公共卫生部门认为是"可能的"，所以通常不包括在确诊病例中。公共卫生部门把这些血清学试验结果包括在内，使该州的新型冠状病毒肺炎病例呈现突然减少的趋势。

"解封"威胁到工人阶级

佐治亚州是全国第一批在新冠肺炎疫情期间重新开放的州之一。尽管有官员表示该州准备重新开放，但是佐治亚州自己的公共卫生机构没有办法或者不愿意向受疫情影响的人提供准确的消息，以真正评估新冠病毒对工人阶级，特别是黑人和棕色人种带来的危险。

除了犯有"错误"，公共卫生部门还改变了追踪病例轨迹的一些指导性方针。

当疫情开始在佐治亚州暴发的时候，公共卫生部门把民众检测结果呈阳性的日期确定为确诊的日期。而从 2020 年 4 月下旬开始，佐治亚州将确诊日期修改为病人开始出现新冠症状的日期。如果病人自己不确定，公共卫生部门倾向于将收集到检测样本或得到检测结果的日期定为确诊日期。

使用后一种方法，可能需要几周时间才能得到病例的信息，因此看起来该州的病例似乎在减少——尽管事实上可能并非如此。

佐治亚州的公共卫生部门也改变了测量感染率的方法，提高了衡量一个县的感染率是否高的标准。

佐治亚州立大学教授哈里·J.海曼（Harry J. Heiman）博士评论道，如果公共卫生部门用原来的标准来测算，那么三分之一到一半的佐治亚州将被涂成"红色"（代表高感染率）。

中国、新冠病毒以及 2020 年美国总统大选 ①

[美] 邓肯·麦克法兰（Duncan McFarland）

1950 年，参议员约瑟夫·麦卡锡（Joseph McCarthy）领导的反共右翼就"谁失去了中国？"话题攻击美国政府中的进步人士。在 2020 年总统竞选中，一个主要的话题则是"谁对中国软弱？"无论如何，新冠疫情的暴发为美帝国主义中占主导地位的反华人士提供了一个黄金的机会，他们通过攻击被视为长期主要竞争对手的中国来推进其全球霸权进程。

2020 年 4 月，特朗普的竞选团队先发制人，指责"北京的拜登"对中国态度软弱，矛头直指其作为副总统的行动以及发表的"中国人不会吃我们的午餐"的声明。

拜登的竞选团队回击说，今年早些时候，特朗普总统没有就中国关于新冠病毒的出现和传播的说法提出任何质疑，是"向中国人作了让步"。

---

① 选自"马萨诸塞州和平行动"（Massachusetts Peace Action）网，2020 年 5 月 21 日。

他们的直接动机很明显。特朗普试图转移人们对自己应对新冠疫情的拙劣态度的注意力，他把一切都归咎于中国以及其所谓的掩盖真相的行为。他使用"中国病毒"这一话语鼓励反亚裔的种族主义，并坚持认为流行病始于武汉病毒研究所的认识，暗示中国方面的动机不明。尽管科学界和情报界一致认为新型冠状病毒不是人为制造的，但是美国方面仍然诬谤"中国黑客窃取疫苗的医学研究成果"，并要求中国"赔偿"数万亿美元。

就美国民主党而言，他们可能正计划在总统竞选中从右翼攻击特朗普，说特朗普在讨好像中、俄、朝等国领导人。这种做法当然与所谓的民主和人道主义的民主党形象形成了鲜明对比，也是美国民主党在破坏特朗普与金正恩之间不切实际的关系。

两党可能在竞选中互相攻击，但它们共同攻击中国的立场是一致的。美国主流媒体也在反华"回音室"中扮演着自己的角色。《纽约时报》无端指责中国"不透明""官僚主义"和"威权主义"的政治体制把最初的疫情应对搞得一团糟。但美国媒体淡化了中国政府之后遏制病毒传播的有效举措，只是暗示中国在"掩盖事实"。中国向意大利、塞尔维亚和伊朗等国提供大规模医疗援助的国际团结方案的新闻则很少被美国主流媒体报道。古巴和越南的国际团结抗疫也很少被提及。

抨击中国的传统在美国根源很深。几十年来，美国资本主义—帝国主义对待中国的态度一直是很矛盾的。实现中国的政权更迭，建立一个反革命的、对美国示好的政府是美国想要的结果。但是，实行软实力竞争还是对抗，哪个更好呢？一方面，中国是美国商业界的主要利润来源地，美国商界的大部分企业都在中国进行着大量的投资，比如苹果电脑（Apple）、通用汽车（GM）和星巴克（Starbucks）。另一方面，像白宫顾问、《致命中国》（*Death by China*）一书的作者彼得·纳瓦罗（Peter Navarro）一样的右翼人士和新保守主义战略家又将中国视为"新美国世纪"全球主导地位的一大威胁。

美中对抗的政策倾向始于奥巴马政府时期国务卿希拉里·克林顿推行的"重返亚洲"战略。重返亚洲或亚洲再平衡政策的制定是基于东亚和东南亚正在迅速发展并成为世界经济增长中心的分析。因此，美军应该从中东转移到这个地区，这实际上意味着通过建立军事基地和签署对抗中国的外交协议来围堵中国。伴随着美国军事重返战略的是一个经济伙伴关系——跨太平洋伙伴关系协定（Trans-Pacific Partnership Agreement，TPP），这是一个将中国排除在外的庞大贸易集团，其中部分目的是在经济上孤立和压制中华人民共和国的发展。特朗普政府不喜欢多边主义的跨太平洋伙伴关系协定，主张退出这一协议，喜欢发动针对中国的单边主义的贸易战。

2017年12月发布的白宫全球战略报告将俄罗斯和中国视为大国竞争新时代美国面临的主要的"修正主义"的竞争对手（因为它们寻求改变现有世界秩序）。恐怖主义不再是美国利益的主要威胁，而是俄罗斯，现在尤其是中国。2019年1月，美国情报部门负责人在美国国会委员会上的发言再次强化了这一判断。中国被描绘成一个由"一个独裁的共产主义政权统治的、压制公民自由和西方自由主义价值观、对美国人民的生活方式构成严重威胁的危险国家"。

中国因其经济实力的增长而被视为是特别强大的国家。中国的国内生产总值预计最终将超过美国。现在，中国已经是全球最大的贸易国，"一带一路"等大型项目的推进正在增强中国的全球影响力，尤其是在南半球国家。中国积极支持全球多极化治理体系，与美国霸权主义路线背道而驰。中国积极与南半球77国集团（Group of 77，G77）在气候变化和其他问题上进行合作，包括反对非法使用经济制裁作为一种侵略性武器的行为。

因此，将新冠疫情蔓延怪罪于中国，不仅是特朗普推卸责任的一种策略，也是对美帝国主义主要势力长期反华计划的一种推波助澜。"白人至上主义"是美帝国主义势力最喜欢的一种工具，可以用来攻击亚裔和华裔美国人，让我们的公众舆论为紧张局势和可能的冲突做好准备。中国不希望战争，但美帝国主义可能愿意承担这种战争的风险。

美帝国主义针对中国的策略不仅破坏了世界和平的前景，而且破坏了抗击疫情和应对全球变暖的必要的国际合作，阻碍了共同的经济发展与文化交流。反华计划目前是共和党和民主党以及美国统治精英的共识。除非政府权力转移到更加务实的美国资产阶级一翼，否则这种毁灭性的道路将会继续下去。

至于 2020 年的总统竞选，共和党似乎致力于采取一种反华主义战略。由于民主党内部力量对拜登的言论进行了反驳，民主党的态度可能会更加矛盾。亚裔美国人群体和其他人反对根深蒂固的种族主义。在中国进行大量投资的公司可能希望降低对华言辞的激烈程度。进步人士不希望美国干涉他国和发动战争。因此，拜登政府可能会转而采取软实力策略，而不是直接对抗的策略。从长期来看，由于美国和全球资本主义与中国独立自主的外交政策和中国特色社会主义之间矛盾的存在，"新冷战"必然以不同的形式存在下去。

化石燃料的钱用来资助复工运动 [①]

[美] 贝特西·皮埃特（Betsey Piette）

想象一下：成千上万的油轮环行在整个地球，却无处停靠。它们大部分都装满了石油，于 2020 年 5 月 4 日搁浅在世界各地。由于陆上仓库已满，输油管道已满，而且在受新冠肺炎疫情影响的经济状况下，人们对石油的需求量处于历史的最低水平，因此它们无法完成卸货。

虽然石油的盈利率为负值，但维持油轮在海上漂浮的成本仍是每艘船每天约 3 万美元。

5 月初，每桶石油的价格跌到了零以下。随着受新冠肺炎疫情影响的工厂停产、飞机停飞和汽车停用，导致化石燃料的消耗量大幅减少，能源行业面临着前所未有的危机。

没有任何一个更清晰的指标能够说明资本主义经济停滞不前所面临的瘫痪和问题的严重性了。甚至在新冠肺炎疫情大流行之前，人们已经生产了太多的石油和天然气。现在，都没有地方储存了。

---

① 选自"工人世界"网，2020 年 5 月 26 日。

那么，这个强大的、有着政治背景的能源行业在做什么呢？埃克森美孚（Exxon Mobil）、科赫公司（Koch）和默茨家族基金会（Mercer Family Foundation）向那些批评居家隔离指令的人士提供了资助。尽管新冠疫情大流行导致的死亡率不断攀升，但各州仍有组织敦促重启经济活动，而这些组织与煤炭、石油和天然气公司和在气候虚假信息上投入巨资的保守派亿万富翁之间有着历史性的金融联系。DeSmog 是一个追踪反气候行动资金来源的组织，据该组织声称，许多资金都与特朗普本人有关联。[《卫报》（*The Guardian*），2020 年 5 月 21 日]

极右翼智囊团对新冠肺炎疫情不屑一顾

早些时候，当美国的新型冠状病毒肺炎死亡人数刚刚超过 2 万，而不是今天的接近 10 万时，"科学否定派"（Science Deniers）包括取名不当的"美国科学与健康委员会"（American Council on Science and Health）就曾否认这种病毒的潜在危险性。接受能源、农业综合企业、化学和烟草行业资金资助的"美国科学与健康委员会"声称，"它可能不会走得太远"。

另一个接受石油行业资助和科赫公司支持的组织——"美国繁荣"（Americans for Prosperity）在威斯康星州提交了一份非当事人意见陈述（Amicus Brief），挑战州长和卫生部门发布的居家指令。在这个资金充裕的游说团体的压力下，威斯康星州法院推翻了州长的命令，并且称之为"一次重大的夺权事件"。

2018 年，金融专业人士学会（Association for Financial Professionals，AFP）游说特朗普政府削减 10 亿美元的疾病控制和预防中心资金。2020 年 3 月下旬，金融专业人士学会首席执行官艾米丽·赛德尔（Emily Seidel）发表了一篇新闻稿，反对关闭不重要的企业，建议允许它们继续经营。该组织支持特朗普 2017 年削减 1.5 万亿美元的营业税，也推动美国政府拒绝签署巴黎气候协定。

特朗普不断提出的回归"正常生活"的要求得到了一系列智囊团的响应，

这些智囊团包括科赫集团资助的游说团体、美国立法交流委员会（American Legislative Exchange Commission）、金融专业人士学会和其他机构，这些机构数十年来得到了主要企业包括化石燃料企业和保守派"慈善家"们的资助。

科赫公司政治活动家菲尔·凯尔彭（Phil Kerpen）声称封锁是"不科学的"，而且也不能挽救生命。这与哥伦比亚大学研究人员的一项研究结果截然相反，根据研究人员的估计，如果美国在 2020 年 3 月提前一周进入封锁状态，那么因新冠肺炎疫情而死亡的人数可能会减少 3.6 万。（BBC 美国新闻，2020 年 5 月 21 日）

还有很多其他机构支持美国经济重启，其中包括曼哈顿研究所（Manhattan Institute）。该研究所质疑政府的封锁行为，而且已经从埃克森美孚公司、科赫基金会和默茨家族基金会获得了数百万美元的资金支持。

这让人想起 20 世纪 20 年代企业资助三 K 党（Ku Klux Klan，K.K.K.），如今能源行业的资本正在推动工人重返工作岗位和抵制抗击疫情的措施。这些大资助者也是利用新冠病毒来"指责中国"的幕后推手。这一举措是为了转移美国民众对特朗普政府应对新冠疫情的糟糕表现的指责。

任何关注美国水力压裂（Fracking）行业的人都不会感到惊讶，因为能源行业的雷达屏幕上不会显示其对社区造成的环境破坏。这些公司将获取利润置于民众的利益之上，这已经成为一种规则，结果对"油气区"特别是原生态土地造成严重破坏。

过去几个月化石燃料使用量减少的一个显著影响是空气污染大大减少。如果工厂生产被从化石燃料到可再生能源的重大转变所取代呢？如果世界上最大的环境污染源——五角大楼——的数十亿美元的巨额预算被用来资助这些关键性的改变，又会怎样呢？要实现这些改变，我们需要一个全新的生产体系——一个基于人类需求而不是企业贪婪利润的体系。一句话，那就是社会主义。

"杀害"老人的丑闻 [1]

［美］辛迪·希恩（Cindy Sheehan）

无论人们如何看待新型冠状病毒肺炎疫情以及政府如何应对，有一个消息对每个人来说都是可怕的，那就是把新型冠状病毒肺炎患者安置在疗养院（Skilled Care Facilities）里。《华尔街日报》最近发表的一篇论文指出，疗养院中有5万名居民死于新型冠状病毒肺炎，占据了报告死亡人数的43%。

从表面上看，这个数字已经够可怕的了，但是如果考虑到至少有5个民主党的州长支持这种做法，那么这个政策就是无耻的了，甚至在某些情况下是一种蓄意的谋杀。

作为积极人士和富有同情心的人，我们必须问这样一个问题：不仅仅是对当权者，而是对任何人来说，老人们的生命不重要吗？当这个政策开始实施的时候，疗养院被强制关闭，不允许任何人去探望自己的亲人，或者检查他们的亲人是否受到良好的照顾，或者缺少什么物品。许多

---

[1] 选自"为新冠疫情中被害的老人伸张正义"（Justice for COVID-19 Eldercide）网，2020年6月24日。

疗养院存在虐待老人的历史和粗暴的做法，但在与各州的合作下，新的抗疫政策不但没有"保护"我们的老人，反而实际上，让老人们在疫情面前变得更加脆弱。

更具讽刺意味的是，从一开始，我们就被灌输这样的一种宣传理念（在我看来，这很像美国入侵和摧毁伊拉克之前宣传的所谓大规模杀伤性武器的谎言）：如果我们不居家隔离（shelter in place）、保持社交距离，或者如果我们外出时不戴上口罩，那么我们就会"谋杀自己的奶奶"，而令人震惊的是，政府官方对于老人们的处理方式已经足够让他们致命。

就拿我居住的这个县来说，即加利福尼亚州索拉诺（Solano），截至 2020 年 6 月 18 日，在（2020 年人口普查）统计的 45 万人口中，不正常死亡人数为 23 人。令人不安的是，23 起死亡中有 16 起来自瓦列霍（Vallejo）的一个叫作"温莎家"（Windsor House）的疗养院。

这家疗养院"治疗"病人的历史很糟糕，在其中的一起死亡事件中，一名 31 岁的男子在中风后与一名（感染新冠病毒的）病人合住，最终（新冠病毒）"杀死"了这名"受困"的男子。这是那名男子的姐姐报告的事件，但她不能进入这家疗养院，也不能去探望自己的这个兄弟。

索拉诺县 2/3 的死亡案例来自疗养院，但在加利福尼亚州，一个多月前（我找不到当前的统计数据），《圣荷西信使报》（San Jose Mercury News）报道说至少有 40% 的死亡者是加利福尼亚的养老院居民。2020 年 5 月 6 日之后，州长加文·纽森（Gavin Newsom）下令开放疗养院来接受阳性患者，并向养老院每天提供 1000 美元的报酬。

我相信世界上还是有一些诚实可靠、经营良好的疗养院的，但是那些享受医疗保险的病人所去的疗养院却以贪婪和缺乏医疗服务而著名。从表面上看，加文·纽森的政策根本没有意义，因为我们的许多医院都是空的，员工都放假了。为什么急着把病人安置在疗养院？再加上其他州也像加利福尼亚州一样做，看起来这就像是一个谋杀最弱势群体的计划！

（在研究的过程中，加州卫生部的这一命令已经被"抹掉"了，但是我们发现许多其他地方也提到了这一命令。）

可能最臭名昭著的、有计划的杀害老人的事情发生在纽约州州长安德鲁·库默身上。和加利福尼亚州一样，安德鲁·库默最初的命令也已经从官方记录中抹去了，但是，经过许多人的反对，以及5000多起死亡病例之后，他就废除了这个命令，很明显，这是他下的命令。好在有些手快的人在命令被送进记忆空洞之前把它保存了下来。

这些串通一气的疗养院被安德鲁·库默赋予了豁免权，但是后来发现，安德鲁·库默从经营这些疗养院的人那里得到了很多钱。

还有证据表明，这种卑劣的行为不仅发生在加利福尼亚和纽约，也发生在宾夕法尼亚、新泽西和密歇根。我们可能永远不会知道真实的病例数字，以及被他们的州长在疗养院中杀害或者因处理不当而导致死亡的人数，但我们知道成千上万死去的人是由这些杀害老人的州长们所下达的命令。

上述事实是令人震惊和心碎的。必须有人对这些在毫无透明度的黑暗掩护下所发生的不必要的死亡事件负责。因此，我们不能坐视不管（尽管我们哪儿也不能去），我们已经开始了这场追究责任的运动，虽然这一运动还处于萌芽阶段，但已经扩展到了加拿大。在那里87%的新冠病毒死亡病例都发生在疗养院里。

我们正在制订一项计划，要求州长及其他人要对疗养院里许多人的死亡情况负责。至少有5个州的州长（可能还有更多）同意在疗养院安置新冠肺炎患者。据报道，这一决策导致数以万计的未被感染的老年人死亡。而且如上所述，这些事件的发生竟然得到了政府的豁免处理。

这些被遗忘的人是我们的父母、祖父母、阿姨、叔叔，还有孩子。他们是我们的朋友和邻居。如果我们让这些杀害老人的罪犯逍遥法外，总有一天，我们自己也会遭到惩罚。

我们还听到轶事证据说，由于所有资源都用于治疗新型冠状病毒肺炎患者，这些被困的老人被拒绝提供急需的医疗救助。如果你有这方面的故事，或者其他因为新型冠状病毒肺炎而虐待老人的情况（比如强制隔离和拒绝提供治疗），我们很乐意倾听，也许还会记录下来，揭露这些从全面封锁开始就被美国州长们抛弃在疫情痛苦最前沿的、被遗忘的人们的问题。

再重复一遍，这似乎有点像谋杀。如果以上任何情况（或其他情况）发生了或者正在你爱的人身上发生，请联系我：cindysheehanssoapbox@gmail.com，或直接将材料提交给我们的网站：https:// justiceforcovid19eldercide.com/ submit-your-story/。我们网站会依据掌握的新材料进行实时更新：https:// justiceforcovid19eldercide.com。

美国公司对"新冠美元"（COVID $$）的窃取 [①]

[中国香港] 李小轩（Lee Siu Hin）

美国小型企业管理局（Small Business Administration）的新冠疫情政府和社会资本合作（PPP）贷款项目未批准给许多小企业。据报道，一些小企业仅仅收到了侮辱性的 1 美元贷款，而库什纳家族（Kushner Family）、华尔街投资者、特朗普的朋友企业以及与两党存在政治关联的企业均获得了数百万美元的贷款。

根据向公众公布的新冠疫情政府和社会资本合作贷款项目的数据，一些投资公司，包括那些经营对冲基金或为富有投资者管理资金的公司，都是获得美国政府紧急贷款批准的。数据显示，近 5000 家企业获得了 500 万至 1000 万美元的个人贷款！

该项目旨在保护小型的"夫妻经营"企业，同时也向由亿万富翁支持的公司、连锁餐厅、会员制俱乐部、名人时尚品牌、女童子军项目、天主教教区、疯狂的艺术项

---

① 选自"国际行动中心"网，2020 年 8 月 3 日。

目、反对政府和社会资本合作的右翼分子，以及特朗普总统和民主党的亲信的企业发放贷款。政府和社会资本合作实际上是支付给富人的，对小企业只支持一小部分资金。

例如，根据当地媒体"南帕萨迪纳"（South Pasadenan）的报道（小型企业管理局的数据没有透露金额，只透露了范围），加州的南帕萨迪纳市（South Pasadena）获得贷款的公司主要有：

在南帕萨迪纳市，政府和社会资本合作基金的最大受益者是"完整教育方案"公司［Total Education Solutions（TES）Inc.］，该公司获得了 700 万至 1500 万美元的资金，保留了 835 个工作岗位，平均每个工作岗位获得了 8383 至 17964 美元的资金。但除了总部的员工，这些公司在南帕萨迪纳市没有员工。

Collins, Collins, Muir, and Stewart LLP 律师事务所获得了 200 万到 500 万美元的资助，该公司在全州 5 个办事处雇用了 60 名律师，也就是每位律师获得 33333 到 83333 美元。

南帕萨迪纳市的 580 家企业总共获得了不到 1800 万美元的贷款，或者说每家企业不到 15 万美元。也就是说，平均每个企业获得的政府和社会资本合作资金不到 31000 美元。一家女性餐饮公司报告说有 52 个职位，获得了 102535 美元的支持，即每个职位获得 1972 美元。

根据多家媒体的报道，依据美国小型企业管理局提供的公开资料，以下是获得大型政府和社会资本合作贷款项目中最贪婪的企业（在确定总额之前，只是政府和社会资本合作的项目范围）：

与特朗普有关的贷款项目：虽然特朗普集团没有申请政府和社会资本合作贷款，但据报道，由特朗普拥有或管理的建筑物的许多租户都收到了资金。美联社的一份分析报告发现，有多达 2.73 亿美元的政府和社会资本援助资金流向了由特朗普的捐赠者们所拥有或经营的 100 多家公司。

总部位于得克萨斯州欧文的 M Crowd 餐饮集团精英者包括 Mi Cocina 连锁店在内的 27 家得克萨斯餐厅，获得 500 万到 1000 万美元资金。该公司创始人之一的雷·沃什伯恩（Ray Washburne）曾在 2016 年担任"特朗普胜利委员会"（Trump Victory Committee）副主席，并在 2019 年 8 月向"政治行动委员会"（Political Action Committee，PAC）捐赠了 10 万美元。

得克萨斯州圣安东尼奥市的 Muy Brands 公司获准贷款 500 万至 1000 万美元，该公司经营塔可钟（Taco Beil）、必胜客（Pizza Hut）和温迪（Wendy）等快餐的特许经营权。资料显示，该公司老板詹姆斯·博登施泰特（James Bodenstedt）自 2016 年以来已经向特朗普捐赠了 672570 美元。

与特朗普的竞选经理布拉德·帕斯卡尔（Brad Parscale）关系密切的"风暴商业"（Cloud Commerce）公司获得了 78068 美元的贷款。

一家专门收集大量智能手机定位数据的技术公司 Phunware 也获得了 285 万美元的贷款。该公司正在为特朗普总统的连任竞选工作服务。

Bang Energy 能量饮料的制造商——Vital pharmaceuticals 在 2019 年向"美国第一行动"（America First Action）捐赠了 25 万美元，该组织是唯一得到总统官方认可的超级政治行动委员会。该公司的首席执行官杰克·奥沃克（Jack Owoc）是特朗普的热心支持者，他曾被拍到与特朗普的家庭成员开展社交活动，此次该公司获得了 500 万到 1000 万美元的贷款。

根据有关报道，约瑟夫·库什纳希伯来日学院（Joseph Kushner Hebrew Day Academy）收到了一笔 100 万至 200 万美元的贷款。这所学校以特朗普的顾问兼女婿贾里德·库什纳（Jared Kushner）的祖父命名。

由特朗普总统的长期私人律师马克·E. 卡索维茨（Marc E. Kasowitz）创立和经营的卡索维茨·本森·托雷斯（Kasowitz Benson Torres）公司获得了 500 万至 1000 万美元的贷款。

位于华盛顿的特朗普国际酒店（Trump International Hotel）的一家饭店——中泽寿司（Sushi Nakazawa）获得了 15 万至 35 万美元的贷款。

新泽西州的利文斯顿滨海大道是库什纳家族名下的一个实体，该家族的威斯敏斯特酒店（Westminster Hotel）就在这里。贾里德·库什纳曾从该酒店获得收入，但在 2018 年剥离了其在该实体中所占的股份。库什纳获得了 35 万至 100 万美元的贷款。

普林斯顿·弗雷斯塔尔（Princeton Forrestal）是由库什纳家族的多名成员

共同拥有的一个房地产实体，贾里德·库什纳不在其中，也获得了一笔 100 万至 200 万美元的贷款。

帕特里克广播公司（Patrick Broadcasting）获得了 17.9 万美元的贷款。该公司的所有者是得克萨斯州副州长丹·帕特里克（Dan Patrick），他是一位激进的保守派人士，曾担任过脱口秀节目主持人。

奥尔布赖特石桥集团（Albright Stonebridge Group）是一家咨询公司，由前国务卿玛德琳·奥尔布赖特（Madeleine Albright）担任共同主席，获得了一笔 200 万至 500 万美元的贷款。

麦克里斯托集团（McChrystal Group）是弗吉尼亚州亚历山大市的一家咨询公司，2011 年由退休的四星上将斯坦利·麦克里斯托（Stanley McChrystal）创立，也获得了一笔 100 万至 200 万美元的贷款。

与西弗吉尼亚州州长吉姆·贾斯蒂斯（Jim Justice）家族有关的公司从这个项目中至少获得了 630 万美元的贷款。共和党人吉姆·贾斯蒂斯被认为是西弗吉尼亚州最富有的人，因为他拥有数十家煤炭和农业企业，而其中许多企业因未偿还债务而被起诉。吉姆·贾斯蒂斯至少有 6 个家族企业从中获得了贷款许可，其中包括绿蔷薇体育俱乐部（Greenbrier Sporting Club），这是属于吉姆·贾斯蒂斯的一家高级俱乐部，位于名为"绿蔷薇"奢华度假村里。

美国众议院议长南希·佩洛西（Nancy Pelosi）的丈夫是与政府和社会资本合作贷款的立法者之一。南希·佩洛西拥有艾迪联合公司（EDI Associates）8.1% 的股份，这家公司获得了 35 万到 100 万美元的贷款。

美国交通部部长赵小兰家族拥有的一家航运公司——福茂集团（Foremost Group）获得了 35 万到 100 万美元的资金。

前众议员亨利·瓦克斯曼（Henry Waxman，加利福尼亚州民主党人）和他的儿子迈克尔·瓦克斯曼（Michael Waxman）经营的游说公司"瓦克斯曼战略"（Waxman Strategies）收到了 50 万美元的贷款。

迈克·凯利（Mike Kelly，宾夕法尼亚州共和党人）、凯文·赫恩（Kevin Hern，俄克拉荷马州共和党人）、马奎恩·穆林（Markwayne Mullin，俄克拉荷马州共和党人）、里克·艾伦（Rick Allen，佐治亚州共和党人）、罗杰·威廉姆斯（Roger Williams，得克萨斯州共和党人）、维齐·哈茨勒（Vicky Hartzler，密苏里州共和党人）、苏西·李（Susie Lee，新泽西州民主党人）、黛比·穆卡塞尔·鲍威尔（Debbie Mucarsel Powell，佛罗里达州民主党人）的公司和与他们有关联的公司也获得了贷款。

致力于推广兰德著名的核心资本主义品牌的艾茵·兰德学院（Ayn Rand Institute）获得了高达 100 万美元的贷款。

保守主义网站"新闻极限"（News Max）获得了高达 500 万美元的贷款。根据记录显示，该网站首席执行官克里斯托弗·拉迪（Christopher Ruddy）曾向支持特朗普的政治委员会捐赠了 52.5 万美元。

个人理财畅销书籍《富爸爸，穷爸爸》（*Rich Dad, Poor Dad*）系列和游戏的作者罗伯特·清崎（Robert Kiyosaki）获得了 35 万至 100 万美元的贷款。罗伯特·清崎与特朗普合著了两本书，他一直强烈批评自疫情加剧以来美联储和财政部为支持经济恢复所做的努力。2020 年 4 月 2 日，就在开始申请贷款的前一天，他还在推特（Twitter）上批评政府和社会资本合作，称其为"富人的社会主义"。

美国人税收改革基金会（Americans for Tax Reform Foundation）获得了高达 35 万美元的贷款。美国人税收改革基金会是由反税收激进分子格罗弗·诺奎斯特（Grover Norquist）领导的，他长期以来主张建立一个较小的联邦政府。美国人税收改革基金会不反对政府和社会资本合作。该组织网站将其描述为"政府在封锁期间给予公司的补偿"。

"公民反政府浪费"（Citizens Against Government Waste）获得了 15 万至 35 万美元的贷款。

富人和名人的艺术组织，例如卡内基音乐厅、纽约惠特尼美术馆和旧金山交响乐团，虽然每个组织都有大量的富有的捐赠者，但仍然得到 500 万到 1000 万美元的贷款。

亿万富翁泰德·勒纳（Ted Lerner）拥有的勒纳集团（Lerner Corp）获得了 500 万到 1000 万美元的贷款，该集团拥有"华盛顿国民"（Washington Nationals）棒球队的多数股权，该队刚刚赢得了 2019 年世界职业棒球大赛。

根据福布斯的报告，泰德·勒纳的个人净资产约为 44 亿美元。

据相关报道，纽约大主教区收到了 500 万至 1000 万美元，而迈阿密和丹佛的其他大主教区收到了 100 万至 200 万美元的贷款。

小型企业管理局的数据显示，超过 100 家律师事务所获得了 100 万到 1000 万美元的贷款。

获得贷款的游说公司包括安可国际（APCO Worldwide），横幅公共事务（Banner Public Affairs），科纳费集团（Conafay Group），米勒和骑士（Miller & Chevalier），卡索维茨·本森·托雷斯（Kasowitz Benson Torres），威利、凯利·德赖和华伦（Wiley, Kelley Drye & Warren）和范·内斯·费尔德曼（Van Ness Feldman）。

获得贷款的公共事务和战略传播公司包括 Firehouse Strategies，Nahigian Strategies，Keybridge Communications，ROKK Solutions，Purple Strategies，FP1 Strategies，the DCI Group，Hilltop Public Solutions，Adfero，Gunster Strategies，Hamilton Place Strategies，the Glen Echo Group，the Clyde Group，the Herald Group，the Messina Group，LEVICK，Civitas Public Affairs 和 Locust Street。

近 600 家资产管理公司和私募股权公司获得了政府和社会资本合作资金支持。

罗森布拉特证券公司（Rosenblatt Securities）是纽约证券交易所最大的实体之一，获得了 100 万到 200 万美元的资金支持。

大卫·博伊斯（David Boies）经营的高价律师事务所——博伊斯·席勒·弗莱克斯纳（Boies Schiller Flexner）获得了 500 万到 1000 万美元的贷款。拥有大量贸易问题游说订单的卫理律师事务所（Wiley Rein）获得了 500 万至 1000 万美元的贷款。

范·内斯·费尔德曼和贝弗里奇与钻石（Beveridge & Diamond）两家律师事务所专注于帮助能源行业的客户在华盛顿开展业务，获得了 200 万到 500 万美元的贷款。

在抵押贷款和其他资产支持证券上押注了超过 25 亿美元的森佩尔投资公司（Semper Investment Firm）获得了 726200 美元的贷款。

Domini Impact 投资有限责任公司是一家共同基金管理公司，管理着约 20 亿美元的资产，收到了一笔贷款。Brevet Holdings 投资有限责任公司是一家管理着 12 亿美元的借贷公司，也获得了一笔贷款。为大家庭和机构管理超过 20 亿美元的 Truwo 财富管理有限公司也获得了一笔贷款。

据报道，由私募股权公司 TriArtisan Capital Advisors 支持的一家昂贵的冒牌中餐连锁店"华馆"（PF Chang's）获得了 500 万至 1000 万美元的贷款。位于达拉斯的"星期五餐厅"（TGI Fridays）在全国拥有约 500 家餐厅，获得了 500 万至 1000 万美元的贷款。"华馆"和"星期五餐厅"都归纽约私募股权公司 TriArtisan Capital Advisors 所有。

坎耶·维斯特（Kanye West）的服装和运动鞋品牌 Yeezy 获得了 200 万到 500 万美元的贷款。

纳什维尔的一家公司 Road Dog Touring 获得了 200 万到 500 万美元的贷款。该公司拥有乡村歌手蒂姆·麦格罗（Tim McGraw）和说唱歌手菲丝·希尔（Faith Hill）的官方网站。

科勒·卡戴珊（Khloe Kardashian）和她的商业伙伴艾玛·格瑞德（Emma Grede）的牛仔裤和运动服系列"优秀的美国人"（Good American）获得了 100 万到 200 万美元的贷款。

瑞茜·威瑟斯彭（Reese Witherspoon）南方主题服装品牌"Draper James"获得了 35 万至 100 万美元的贷款。

据报道，由演员罗伯特·德·尼罗（Robert De Niro）和名厨松久信幸（Nobu Matsuhisa）创立的奢侈寿司和酒店连锁店——Nobu 酒店获得了 1100 万至 2800 万美元的贷款。

美国全国女童子军（National Girl Scouts of America）获得了 500 万至 1000 万美元的贷款。此外，全国有 30 多个女童子军分会获得贷款。例如，北加州的女童子军获得 200 万到 500 万美元的贷款，科罗拉多州、康涅狄格州、伊利诺伊州的女童子军均获得 100 万到 200 万美元的贷款。

据报道，由亿万富翁支持的私人会员俱乐部 Soho House 位于洛杉矶、芝加哥、迈阿密和纽约的分店获得了 6 笔从 35 万至 1000 万美元数目不等的贷款。

具有标志性的"无商业"节日"火人节"（Burning Man）获得了 200 万至 500 万美元的贷款。

现代派雕塑家杰夫·昆斯（Jeff Koons）的"兔子"雕塑在 2019 年的拍卖会上拍出了 9100 万美元的价格，他获得了 100 万至 200 万美元的贷款。

资产阶级利用新冠肺炎疫情对金钱进行掠夺，这发生在一场旷日持久的经济衰退期间，数以千计的小企业可能会永远消失，数以百万计的人将失去工作。长期的经济危机可能会导致更多的州和地区出现财政预算短缺。

根据经济政策研究所主任乔希·比文斯（Josh Bivens）的说法，"我们认为，如果联邦政府不能解决即将到来的州和地方政府的资金短缺问题，将会导致长期的经济衰退和数年的过度失业……我们已经注意到，从现在到 2021 年底，州和地方的资金短缺将徘徊在 1 万亿美元左右。如果我们不采取任何措施来弥补这一不足，到 2021 年底，美国的就业岗位将比原来减少大约 500 万个"。

这些是新冠肺炎疫情处于高峰期时的数字统计。

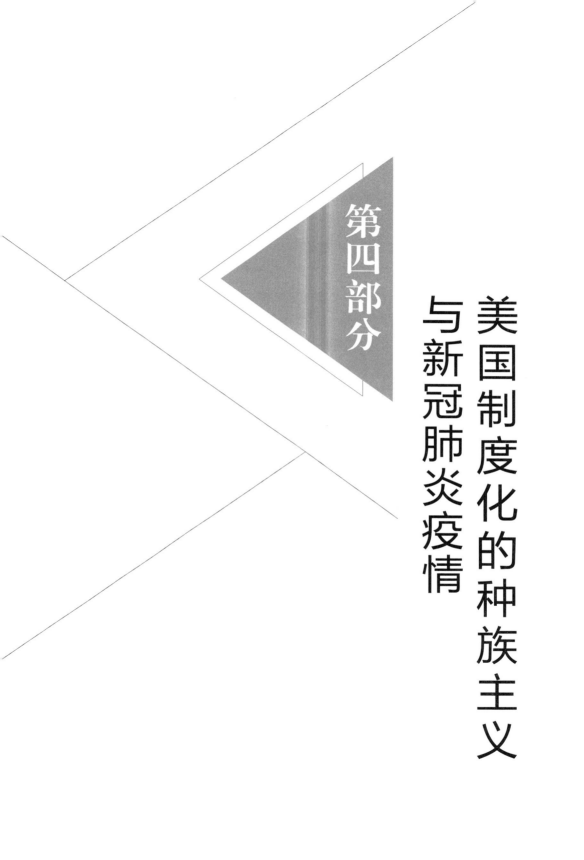

第四部分

美国制度化的种族主义
与新冠肺炎疫情

《纽约时报》再次传播仇恨的病毒，中国抗击新冠病毒是"为全人类而战"①

[美] K. J. 诺（K.J. Noh）

> 最后，瘟疫侵袭了我们所有人……它没有被限制……它在贪婪、无用和谋杀的混合中滋生……它带来死亡……为意识形态的施展提供了空间。

——彼得·哈米尔（Peter Hamill），唱片《轨道上的血》封套上的说明文字

新型冠状病毒肺炎是一种快速传播的病毒性疾病，通常以急性呼吸系统症为特征。迄今为止，已有85000多人受到感染，近3000人死亡，而且死亡人数还在不断增加。

这次疫情的致命性已经使中国大部分地区处于不同程度的封锁之中：超过5000万人被隔离在邻近地区。大多数邻近武汉的中国城市实施了旅行和行动限制措施，以阻止疫情的蔓延。在全国范围内，各地都面临着各种限制和

---

① 选自"每月评论在线"（Monthly Review Online），2020年3月5日。

困难。就在我们说话间，这种疾病已经传播到了世界上除南极洲以外的所有大陆，在全世界 50 多个国家都出现了病例，韩国、日本、意大利、伊朗暴发了严重疫情，而且可能在世界其他地方目前还没有被发现。面对这场突如其来的悲剧性危机，中国政府为保障公众健康、防止其扩散到国内其他地区和国界以外，采取了极其负责任的应对措施——为世界其他国家的应对赢得了宝贵的时间，而西方媒体却在如何报道这一问题上做出了带有严重政治倾向的选择。

西方媒体不是发出"我们是武汉人"的声音来支持抗疫或者鼓励团结，不去赞扬中国人为战胜疫情而付出的非凡努力和巨大牺牲，用流行病学家钟南山的话来说，应对"全人类都面临的挑战"，而是选择不遗余力地批评和妖魔化中国，竭尽所能地使丑陋的、种族主义的、东方主义以及非人道的修辞死灰复燃，使用任何他们感知到的或想象出来的错误、借口、缺点来抹黑中国和中国人。提出经济脱钩论、全球去合法化以及散布种族主义恐惧成为西方媒体的一种"流行病"。

美国政府最高层编造了一系列谎言诬蔑中国，其中有不少疯狂的说法。《纽约时报》在发表这一切言论的同时，其网站上大肆宣扬一种不体面的幸灾乐祸观点。

为了兜售谣言，《纽约时报》不得不制造出一系列污秽的、含沙射影的、半真半假的、歪曲事实的、赤裸裸的谎言，充斥着刻板印象、种族仇恨以及赤裸裸的诽谤，同时玩弄着语言、摒弃了逻辑、忽视了科学，粉碎了新闻媒体作为"第四等级"的一点可信度——就像美国的新闻媒体在 2003 年伊拉克战争中所做的一样。

一、李文亮不是吹哨人

《纽约时报》暗示李文亮博士是一个"吹哨人"，他"敲响了警钟"。但按照通常的定义，李博士并不是一个吹哨人。他没有通知中国疾控中心或任何公共卫生机构，没有告知医院当局，也没有警告公众的不当行为、危险或掩盖事实真相。他所做的只是于 2019 年 12 月 30 日通过一个私人微信群与 7 名同事分享信息（他还分享了一张机密的医疗记录的照片）。《纽约时报》并没有解释他是如何"吹哨"的。

二、带有欺骗性的时间顺序

《纽约时报》称，"警察的处理和禁言导致了对及时和重要信息的压制——掩盖了危险但必要的真相"，这一说法没有得到事实的证实，包括披露的实际时间线。"哨子"——如果我们可以这么称呼它的话——早已经吹过了。湖北省人民医院呼吸与重症医学科主任张继先博士于 2019 年 12 月 27 日已经正式通报湖北省人民医院罕见病毒聚集性病例，湖北省人民医院已通报湖北省疾病控制中心。经进一步协商，12 月 28 日通报地区疾控中心。29 日开始全面调研和现场调查，并实施隔离措施。早在《纽约时报》指控（这些指控一如既往都是匿名的）之前，中国政府已经在积极调查，并对其他病例进行尽职调查。与"压制与惩罚"的叙事相反，张继先本人得到了政府的认可和表扬。

三、错误的说法

李文亮博士曾断言那就是 SARS，一种相关但不同的冠状病毒，但他没有任何证据，而且判断错误。为什么这很重要？因为 2003 年的"非典"疫情引发了广泛的社会恐慌，中国政府显然担心这一错误信息可能会引发另一场恐慌。《纽约时报》试图通过声称他曾说过这是一种"类似非典"的疾病来掩盖这种说法，尽管记录清楚地表明他曾断言这就是"非典"。这种错误报道试图淡化李文亮的错误，让李博士看起来比以前更有先见之明或更有权威性。

四、没有证据

有些人可能会问：名字有什么意义呢？无论它是"类似非典"的疾病，还是就是"非典"，它都是危险的。为什么这一说法遭到压制？

《纽约时报》声称政府有某种形式的掩盖行为，暗示当局认识并理解这种疾病的危险，但还是进行了掩盖。这与当时的事实相去甚远：在疫情暴发时，几乎没有明确的证据表明这是一种危险或严重的流行病。更具体地说：当时没有明确的证据表明存在人传人的现象。第一个病例出现在两周后，即2020年1月14日。当时没有死亡病例（第一起死亡病例发生在2020年1月24日，即10天后），只有少数病例。甚至后来，随着更多的死亡病例开始出现，但大多数是患有疾病或有并发症的老年人。

换句话说，当时还不清楚情况有多严重，也不清楚是否应该采取严格的措施：常识告诉我们，在冬天，感冒、流感和肺炎并不罕见。辨别一场新型的、严重的疫情并非易事。中国政府能够如此迅速地识别和采取行动——尽管它与现有的冠状病毒相似——这一事实表明，中国政府中的许多人是多么能干、警觉和认真。

五、不具备专业知识或资质

《纽约时报》称，"李文亮医生试图发出警告"。但需要注意的是，没有充分的理由表明，因为李文亮医生发出了警告，中国政府就必须也发出警告。他不是传染病专家，也没有治疗任何疑似病人。李文亮是一名眼科医生（不是流行病学家、病毒学家、传染病专家、内科医生、ICU专家，甚至不是全科医生或X光/CT技师）。此外，也没有证据表明他知晓任何被"掩盖"的专业内幕信息。在李文亮发出警告之前，医院已经对疑似病人采取了所有已知的预防措施，包括隔离。

六、没有被逮捕

据《纽约时报》报道，李医生并未被捕。《纽约时报》将"传唤"一词与"逮捕"互换使用，显然是为了加剧民众对政府不公正的强烈感受。医生被叫了进来，受到了轻微的训斥（与医生交谈并签署了一份文件，以防止继续传播错误信息），然后他就直接回去工作了。这就引发了一个问题：如果一个非专业（例如足病医生）人士在美国的大型综合医院里宣称将暴发一种传染病（例如鼠疫），并且私下里分享受《健康保险流通与责任法案》（Health Insurance Mobility and Accountability Act，HIPAA）保护的文档（正如李文亮博士的所作所为）——可以想象他能逃脱了美国官方的某种制裁吗？

中国地方政府有条不紊地采取行动完全是可以理解的，政府当时有合理和正当的理由采取谨慎和有条不紊的行动。根据现有的证据，我们可以合理地推断：当时地方政府并不知道事情的严重程度——根据当时已知的证据，这是一个合理的假设。"产生生病的感觉"的效应（阴性安慰剂）是真实存在的——人们可以凭借出现的任何模棱两可的症状（这些症状通常存在于体内）来认为自己生病了。这种判断会对身体产生可测量的负面影响。出现惊慌失措、歇斯底里的反应并不罕见，而这本身就会构成一种公共健康风险。过早或不小心地公布疫情信息，将会产生以下影响：人们错误地认为他们是生病的，导致医院人满为患、资源紧张，真正的病人无法得到治疗，同时通过密切接触，导致病毒更快地传播（所有这些都发生在公共服务逐渐减少的时候）；还会导致大批人离开病源中心，使武汉以外的地区病毒传播的速度更快；还会导致防毒面具和其他补给品被某些人私自地进行大量储藏，以及发生其他疯狂的、危险的、无效率的行为。

同样值得一提的是，这是发生在春节期间，是一年中最繁忙也是最重要的节日。虽然在事后我们很容易会批评这些谨慎、试探性的应对措施，但可以理解的是，政府当时试图尽量避免立即采取极端措施。

《纽约时报》宣称中国政府在"掩盖事实"和"刻意保密"。

这似乎表明，在那个时候，政府真的相信自己正在采取正确的行动——这些行动是正当的，也被证明是正确的——而且他们不知道这种疾病的严重程度（至于他们是如何知道的也不清楚），因此他们不太可能试图隐瞒或掩盖任何事情。如果他们想要封口或者掩盖什么，这件事很可能就不需要公布出来。

七、并不是在政府之前

《纽约时报》声称，李文亮医生在政府"初步应对"缓慢、疏忽或不情愿处理的情况下，提前敲响了警钟。事实证明这种说法是错误的。

李文亮博士并不是在政府之前。正如我们在前文所提到的时间顺序，政府（武汉市疾病管理局）至少在 3 天前已经收到通知，他们在李医生与朋友分享信息的同一天，也发布了自己内部的及公开的警告消息。几乎没有证据表明政府这一行为是受到李文亮信息的"强迫"才发布的（正如《纽约时报》所宣称的那样）。

事实上，就像通常发布公告的情形一样，卫生部门很可能在公布之前就已经就内容进行了讨论、起草和计划。

请注意，这些信息是在 1 月 3 日李医生被警方传唤、训诫之前发布的（换句话说，准确的信息已经发布，训诫可以解释为对李文亮的猜测以及他分享信息的方式、原因和对象行为的批评，而不是企图掩盖）。至于训诫是否公正或合适，这是另外一回事。但事实是，在此次事件中，政府没有出现掩盖真相的行为。

八、"恐黄"（Yellow-Caking）专家，再次

《纽约时报》还暗示，"中国政府知道疫情很严重，但掩盖事实，并且为了避免政治上的困境而推迟消息的发布"。但事实再一次驳斥了这一断言：中国政府在 2019 年 12 月 31 日（即第二天）向世界卫生组织通报武汉出现

一种"不明病毒",但世界卫生组织认为情况并不严重,没有提出采取任何隔离或极端公共卫生措施的建议。2020 年 1 月 5 日,世界卫生组织反对实行旅行限制。大约 10 天后,他们再次表示没有出现人传人的情况。1 月 23 日,世界卫生组织表示这不是公共卫生紧急事件。直到 1 月 30 日,他们才宣布进入紧急状态,就在《纽约时报》指责的所谓的"吹哨事件"发生 30 天后。

　　尤其是《纽约时报》以及其在意识形态方面的"远亲"——美国外交关系委员会(Council on Foreign Relations)一直热衷于煽风点火,大肆渲染"告密和掩盖"和"治理孱弱"等叙事,将这些比喻成"独裁主义和专制主义制造的像切尔诺贝利核事故一样的灾难"。外交关系委员会的理论家们宣称,"非民主的统治制度对人的健康是危险的"。但是,"热衷于自由"的资本主义美国在忽视和损害公共健康和福祉方面轻而易举地超过了任何一个当代的社会主义国家。一起类似的事件是 2009 年暴发的新 H1N1"圣地亚哥"病毒,美国花了将近 6 个月才宣布进入紧急状态并采取有效措施。由于美国政府的不作为和缺乏对疫情的遏止,全世界有 15 万至 57.5 万人死亡,其中 80% 的人不超过 65 岁。2019 年的流感被怀疑在美国造成了 61000 人死亡,2020 年10 月以来流感估计已造成 16000 人丧生,其中 1400 人是在一周的时间内死亡的。还有,别忘了还有艾滋病危机、鸦片危机、铅危机、无家可归危机。这个清单如果列起来,是没有结尾的,而且是一再重复发生的、造成残忍后果的。

　　与《纽约时报》所宣称的中国政府无能、软弱和反应缓慢相反,中国正在树立一整套关于疫情检测和应对的新的、突破性的标准和做法。对事实的反思表明,实际上中国人在应对疫情时高度警惕、敏捷、准备充分、协调一致——这一点得到了世界卫生组织和其他卫生机构及著名专家的认可和赞扬。中国拥有一个集中的数据库和控制塔,这就是为什么能够如此迅速地做出反应,实施隔离、识别、排序并采取集体行动的原因。中国在短短几天内建成了两所功能齐全的、最先进的隔离医院,并且派遣了一支由 4 万多名医疗专业人员组成的医疗队,不知疲倦地治愈新冠病毒患者。中国采取了大规模的治疗、隔离和社会封锁措施;在风险沟通和社区参与方面采取了前所未有的措施；实施了系统的检测和密切接触者追踪的做法；组织了大规模的后勤协调和供应机制；实施了物价控制；暂停了所有受疫情影响的债务和租金交付；暂缓和停止相关的经济活动，尽量避免或减少死亡人数。此外，所有患者和疑似患者都要接受免费筛查、检测和治疗。这些抗疫措施在水平和规模上都是人类历史上前所未有的。专业人士们普遍称赞，中国的这些措施改变了新冠肺炎疫情形势的发展方向。

《纽约时报》故意忽视中国抗疫过程中所有积极的方面：及早发现疾病的警惕性，熟练的、协调性的社会动员，技术和医疗队伍的杰出表现，全国范围内的团结、慷慨和善良的大规模行动以及英勇的、杰出的医疗和医务工作者的能力和英雄主义情怀。相反，《纽约时报》以及衍生媒体周一早上的流行病学分析报道的做法是野蛮的、恶毒的、可憎的，它们利用每一个可能发生的不幸事件作为借口，继续攻击中国人民和中国体制，同时煽动不和谐和批判的声音。例如，2020 年 2 月 1 日《纽约时报》的文章含沙射影地指出了中国政府"掩盖事实"和本身具有的"系统性缺陷"（但它必须忽略具体的时间表以捏造这个情况）。其中，纪思道（Nicholas Kristof）的具有攻击性的、煽动虚假信息的言论尤其有害，他指出，中国做出"糟糕的决定"是因为它"压制"了独立的声音，只是聆听充满奉承和乐观主义的话语。

我们也看到了针对中国人和亚洲人的直接的仇恨行为：中国人在世界各地被恶意侮辱、躲避或攻击。纪思道以及他的意识形态"队友们"可以在这里进行隔离，他们给病人们提供的是那些毫无价值的信息，在仇华和发表仇恨言论的道路上越走越远。

《卫报》跟纪思道一道，接过《纽约时报》的接力棒，指责"中国如果重视言论自由，就不会有冠状病毒"。这一观点是一种具有攻击性的、带有传染性的做法。这已经成为媒体、博客圈对于中国疫情的标准说辞。当然，如果对他们的指责进行粗略的批判性思考，我们就可能想到在"言论自由之都"——美国先后发生了密歇根州弗林特铅中毒事件、艾滋病危机、前面提到的 H1N1 流感大流行、大规模枪击事件，更不用说全球变暖了。此外，需要强调的是，美国那些支持中国香港骚乱的人士及其媒体有着"无与伦比"

的糟糕记录，他们反对任何与他们意见相左的"自由言论"，通过焚烧、殴打、私刑处死、威胁以及强行驱逐反对任何与他们意见不同的人。

当然，盲目崇拜"言论自由"并不是解决所有政治或社会弊病的灵丹妙药。事实上，在公共健康危机中，错误的，或是被误导的、肆无忌惮的"言论自由"（比如"在拥挤的剧院里大喊大叫"）几乎不会带来任何好处。世界卫生组织警告说，随着疫情的蔓延，出现了"信息疫情"（Infodemic），同时强调需要准确地宣传病毒的风险性。

对"言论自由"的盲目崇拜并认为它是解决一切问题的方案，这个概念的背后是自由主义者／无政府资本主义者的自负。他们认为，在"思想的市场"中，正确的思想会自然而然地出现并使所有人都受益。然而，历史一次又一次地证明，事实并非如此。"反接种疫苗"（anti-vax）运动的"言论自由"就是一个很好的例子：反对接种疫苗增加了美国遭受致命流行病的可能性。美国及全球范围内暴发的流行病以及 2009 年美国圣地亚哥致命的 H1N1 流感大流行向我们发出了这种潜在的危险信号。

另一个可以进行比较的例子就是：在 2003 年 8 月的前两周里，欧洲言论自由的中心——法兰西岛和法国就有 11435 人死亡。这是由于中暑、脱水及其后遗症造成的。在一个致力于公共卫生的政府的领导下，这些死亡事件原本都是很容易预防和预测的。

法国的资本主义统治并没有因此受到严厉的批评，也没有因为这场悲剧而失去了基本的执政合法性，也没有人指责法国政府掩盖实情或谎报数据（尽管他们确实这样做了）。虽然为了避免这些死亡，并不需要特殊的治疗方法、医院、保护设备、药品、科研或技术，只是需要一些额外的水、某些常识，或许还需要一些公共的庇护所以及政府的政治意愿和对民众的关怀。你能说这不是政治上的"双重标准"吗？

为了支持他们所捏造的情况，《纽约时报》与外交关系委员会及《外交政策》（Foreign Policy）杂志等其他媒体一起搜罗了一大群带有明显意识形态倾向的业余科学爱好者（包括"全球健康研究员""科学记者"）。当然，我们很容易忽视这样一个事实，即流行病学是一门复杂的科学，而且预测一场流行病暴发的过程、毒性和致命性与预测一场飓风的强度、路径和影响并无二致。从《纽约时报》或者外交关系委员会中挑选出一撮一知半解的业余爱好者、多面手和空想家来攻击流行病学家和世界卫生组织，就像让业余博客就全球变暖问题来攻击气候科学家一样。

《纽约时报》及其意识形态盟友们不断诽谤指责、恶意攻击，"独裁主义"的官僚机构无法合适地、快速地或有效地应对这样的疫情暴发。自以为是的外交关系委员会宣传"孱弱、不民主的统治对人的健康是危险的"。

这个问题的确引出了其他方面的问题：相对于什么来说才是"快速的"应对？从某种程度上说，中国实现了现代流行病学史上最快的一次制度性应对。

相对于什么来说才是一种"合适的"应对呢？这是发生在春节期间，伴随着春节的是历史上最大规模的人口迁移（数十亿人次），随之而来的是各种相互矛盾的需求、不确定性和各方面的压力。

相对于什么才是"有效的"应对呢？"新自由主义"资本主义秩序下现代国家对流行病（中东呼吸综合征、埃博拉、H1N1）的应对带来的是无穷尽的、全球性的灾难。

与此同时，中国似乎正朝着遏制病毒蔓延的方向发展（尽管目前下结论还为时尚早），而新冠病毒似乎正在全球各地肆意传播，却对每个国家是"民主"治理还是"非民主"治理视而不见。疫情已经蔓延至50多个国家，每个国家的不同应对方法构成了一个具有启发性的比较研究。尽管中国提供了关于这种病毒的明确而透明的信息，包括建立防止跨国传播的有力措施，制定了清晰的、经过实地检验的检测、预防和隔离措施，而所有其他国家的应对措施几乎都存在着严重且可能带来灾难性后果的错误。例如，尽管日本政府对受感染者的预防和隔离措施已经非常糟糕，但2020年2月19日仍然允许443名乘客从钻石公主号上下船。韩国出现了新冠病例的爆炸性增长，尽管韩国以前有过抗击"非典"和中东呼吸综合征的经历，但是韩国军队中还是有人感染了新冠病毒。伊朗和意大利正面临着严重的疫情大流行的风险。而包括美国在内的许多其他国家已经出现了"令人费解的"群体性传播。但是截至目前，任何一个其他国家没有一个像中国那样遭到谴责——它们指责"中国的政治和文化行为助长了疫情的扩散，或者正是出现了这些错误，证明中国政治制度从根本上是不合法的"。也没有媒体承认或赞赏中国为控制疫情所做出的巨大牺牲和努力，为世界其他国家的抗疫赢得了准备的时间：可以毫不夸张地说，中国人为了世界其他国家的利益，已经成为新冠疫情的牺牲品。中国对人类的责任感可以用一位医学专家的话来概括："为世界做这件事，是我们的责任。"那些竭力抹黑中国的人所传达的立场信息很明显，即无论中国做了什么，牺牲了多少，中国的制度都是"非法"的。而当帝国主义—资本主义国家的抗疫工作搞砸了，它们就会戴上手套，掏出口袋，以便寻找借口。

当调查结束时，历史终将重新书写——中国政府正在无情地自我调查——历史可能会得出如下结论，一个保持警觉性的、有组织的、认真负责的政府，在困难的而且几乎不可能的情况下努力做到了最好，可能采取的是最佳的应对措施。其他国家很少能做到像中国一样，以同样的意志、组织和动员能力来关心本国乃至世界各国公民的福祉来应对疫情。中国政府的疫情应对措施是完美无缺的吗？当然不是。有空白和失误吗？有没有过度反应或反应不足的情况？有的。在微博和其他公共论坛上有没有人表达不满情绪？肯定有。但是，考虑到应对疫情的非同寻常的复杂性和面临的挑战——时机、相互冲突的优先事项、人口规模、压力、各种紧张和需求——我们可以肯定，中国的这种应对措施将被写入人类公共卫生教科书。当人类做出最终判决时——相比于在类似情况下其他国家应对疫情的表现——这种判断将很大程度上有利于中国政府。就让吹嘘的空想家、东方主义者和种族主义者们见鬼去吧。

移民与新冠病毒：立刻让他们获得自由！ ①

[美] 特蕾莎·古铁雷斯（Teresa Gutierrez）

当进步运动和革命运动的要求与主流社会的需要达成一致时，你就知道事情正在发生变化。而就在几个月前，谁能想到检察官、法官、地区律师和医生会回应那些社会活动分子和被监禁者家属的要求呢？但事实就是如此，差不多了吧。

2020 年 3 月 23 日，一份由当选的检察官和被监禁人员发布的联合声明中，强调了许多社会活动分子曾经说的话，新冠肺炎疫情尤其对在押人员造成了特别严重的打击。

这份声明指出，"美国现有 230 万成年人和儿童被关押在各种监禁系统中，包括州监狱和联邦监狱、当地监狱、青少年管教所和移民拘留中心。而每天进出监狱的人数要多得多。每年有 1060 万人入狱"。

美国司法系统秉承着彻底的种族主义立场，特别是针

---

① 选自"工人世界"网，2020 年 3 月 25 日。

对黑人、棕色人种以及那些没有档案的在美人员。

的确，资本可以跨越任何边界，但农场工人不能！

在新冠肺炎疫情暴发之初，移民活动分子和主张废除监狱的人士立即指出，监狱和拘留中心为新冠病毒的传播提供了条件。事实上，令人憎恨的特朗普政府面临着越来越多的呼声，他们要求政府不仅释放被拘留者，而且还要关闭所有的移民法庭。

据美国国家公共电台报道，"移民和海关执法部门本周首次报告，其中一名工作人员感染了新型冠状病毒"。（2020 年 3 月 21 日报道）

在马萨诸塞州的一所监狱里，这一事件导致被关押的移民开展了一场英勇的绝食抗议运动。

据美国国家公共电台报道，有超过 3000 名医生签署了一封请愿信，敦促美国移民局释放被拘留者。其中一位成员瑞丽特·米歇里（Ranit Mishori）指出，"机会之窗正在迅速关闭，我认为我们需要在他们被感染之前就放他们出来"。（2020 年 3 月 21 日报道）

一、拘留等同于死刑

被拘留的移民正在遭遇逃离家乡之前前所未有的环境灾难。这些灾难完全是由美帝国主义造成的：气候变化、有利于华尔街和五角大楼的经济和外交政策都是迫使工人逃离的原因。正如移民活动人士所说的，"我们来到这里，是因为你们之前在那里"。

近一半被移民海关拘留的移民中被指控他们只犯有非法移民罪，但是许多人可能在以前的行政管理体制下没有被拘留过。

当选的检察官和医生的声明呼吁立即释放其中的一些囚犯，以避免一场"灾难"的发生。

而这正是激进分子和主流官员离开的地方。

激进分子要求释放他们，现在就释放他们！

在这个病态的体制下，谁能相信司法系统并由其来决定谁应该被释放，谁应该留下呢？正像检察官所说的那样，唯一公平的做法是现在马上释放所有人，而不仅仅是释放那些想要"更安全"环境的人。

如今，如果不这样做的话，就相当于给那些被监禁的人又附加了一个法西斯主义式的刑罚："对于因感染新冠病毒而生病甚至可能会死去的人，政府一点也不在乎。"

因犯的生活条件在新型冠状病毒肺炎疫情暴发前已经很糟糕了。像肥皂之类的基本物品，或者是保持良好卫生的物品都很难买得到。医疗服务水平可以与 19 世纪的情况相媲美。

对于移民来说，情况也是如此，只是他们远离自己的祖国。

就像在普通监狱一样，被拘留的移民在拘留期间死亡，其中许多儿童是死于常见流感等原本容易预防的疾病。

尽管如今在边境被逮捕的人越来越少，但美国公民自由联盟（American Civil Liberties Union）仍然指出，移民拘留的比例已达到创纪录的水平。

二、法西斯主义者特朗普抓住了时机

随着新型冠状病毒肺炎疫情的发展，华盛顿的法西斯分子正在利用这场危机来加强对整个社会的控制。

关于移民问题，特朗普利用新型冠状病毒肺炎疫情关闭了美国边境（《纽约时报》2020 年 3 月 20 日报道）。没有证件的移民不能再被允许进入美国。移民将不再被美国政府拘留，而是立即被遣送回家或被迫滞留在墨西哥。

令人恐惧的是，无人陪伴的儿童将会免予上述处置，他们将被美国政府带走和拘留。我们必须悲哀地问一句：这些儿童还会活着吗？

特朗普从就任美国总统开始，他就想做这一切了，但是法院以尊重正当程序为理由，阻止了他的行为。但是现在，这个尊重正当程序的权利已不再受到重视了。

新型冠状病毒肺炎疫情不仅暴露了以营利为目的的资本主义医疗体系的

弱点，也暴露了资本主义制度本身的缺陷。

我们能够为移民和所有被拘留的人做些什么呢？我们必须弄清楚，不管那些被监禁的人犯了什么"罪"——如果他们真的有罪的话——而故意让被监禁的人生病实际上是一种更严重的犯罪。

保持社交距离是保护民众的第一道防线，而打开拘留中心和监狱则是保护被拘留者的第一道防线。请马上释放他们！

新冠肺炎疫情：没穿衣服的资本主义皇帝①

［美］阿贾姆·巴拉卡（Ajamu Baraka）

由新型冠状病毒肺炎疫情引发的资本主义秩序的系统性失败增强了人们日益增长的一种意识，即极端的贫富分化是资本主义制度的一个根本性特征。

一、"数十亿美元流入商人的钱包，而数百万人正面临越来越艰难的形势"

当20世纪30年代以来，资本主义皇帝第一次光着屁股走在美国民意的大道上时，越来越多的人开始意识到他们并不疯狂。他们所看到的资本主义制度的残酷失败并不是他们凭空想象出来的，也不是为了转移对其个人失败的注意力。相反，这是内嵌在资本主义制度中的一种退化的、非人性化的并且造成社会不安全的可怕现实。许多人可以看到这个现实，但不愿意相信自己的眼睛和经历。他

---

① 选自"黑色议程报告"（*Black Agenda Report*），2020年4月1日。

们无法像寓言里的孩子那样说出来，直到现在也是如此。

声称美国是一个特殊的国家、资本主义秩序代表了人类发展阶段的最高形式的谬论已经被 12 年内爆发的全球资本主义秩序的第二次崩溃所击碎。数百万人失业，全球供应链中断，数万亿美元消失在被委婉地称为股票市场的资本主义赌场……政府对新型冠状病毒肺炎疫情的软弱应对和阶级偏见给美国人民上了一堂代价高昂的阶级政治课。

资产阶级独裁秩序之所以得以幸存，是因为他们把独裁的阶级现实掩盖住了。有限的民主、社会民主制度、披着爱国主义外衣的白人民族主义、工会的堕落、第二次世界大战后资本和劳动力之间达成的妥协、政府对不断扩大的白人中产阶级的补贴、受债务驱动的消费以及跨阶级的白人对非裔美国人民主和人权的压制等为资本主义独裁政权从 20 世纪的大部分时间里延续至今天的 21 世纪提供了物质上和意识形态上的基础。

二、"声称美国是一个特殊的国家的谬论已经被 12 年内爆发的全球资本主义秩序的第二次崩溃所击碎"

然而，由新型冠状病毒肺炎疫情引发的资本主义秩序的系统性失败加强了人们日益增强的一种意识，即极端的财富不平等并非一种可以通过税收和一些再分配政策加以弥补的暂时现象，而是资本主义体系的一个根本特征。

例如，国会通过应对新型冠状病毒肺炎疫情影响的立法之前所发生的辩论戏剧性地暴露出，资产阶级议程客观上与整个工人阶级、穷人和日益衰落的中产阶级的利益背道而驰。

人们看到数十亿美元流入商人们的钱包，而数百万人正面临着日益艰难的形势。他们面临着第二个没有全额支票的发薪期，他们离获得任何有意义的救济还有几周的时间。然而，当跨国公司得到救助时，人民的账单却在继续攀升。4 月的房租和抵押贷款都到期了，但大家都待在家里，吃得更多，但买食物的钱却少了。成千上万的人被迫离开或依赖食品分发。1200 美元的补贴是一种侮辱。

美国公共医疗体系的不完善是一种可耻的、悲剧的现实。还有传言说私人医疗保险费明年可能上涨 40%，资本家们想要取消任何关于全民医保和医疗保健行业国有化的讨论。

三、"1200 美元的补贴是一种侮辱"

尽管数以百万计的人正在失去以雇主为基础的医疗保险，但拜登表示，他反对全民医保的立场丝毫没有改变。拜登是又一个坚持"新自由主义"的民主党人，很多人都已经认识到这一点。

资本主义制度失去神秘性，人们从现实中认识到美国在全球秩序中的角色，这是一件好事，将是走出当前危机的一线希望。

美国权力和威望的急剧下降是显而易见的。整个世界都看得到，是中国向欧洲输送了呼吸机。世界各国还看到，美国的几个州以及联邦应急管理局（Federal Emergency Management Agency，FEMA）等机构被迫从中国购买呼吸机和口罩。

世界各国也认识到，尽管美国拥有庞大的战争机器，但在阿富汗和伊拉克的战争以及试图在叙利亚进行政权更迭的图谋也都失败了。

美国以外的民众都知道，这个国家没有什么特别之处，除了到目前为止，它无法像数百万人那样正确地看待自己——美国是一个道德败坏、对自己和世界构成威胁的衰落中的大国。

四、"全世界都看到，是中国向欧洲输送了呼吸机"

人们能够看到皇帝的赤裸并且认为他们看到的是真相，这反映出丹尼·哈方（Danny Haiphong）和罗伯特·瑟尔文特（Robert Sirvent）所说的"美国例外论和纯洁论"意识形态的失势。

大众意识形态的转变是缓慢而不均衡的。但毫无疑问，这种意识上的改变会导致什么结果。这并不意味着统治者会不战而降，会把权力交给被激怒的人民群众。不，这只是意味着主观因素——革命的意识——将赶上客观因素，即正在发生的泛欧洲白人至上主义和殖民主义／资本主义父权制的危机。这些都是取得革命性进步的条件。这一刻马上就要到来了。你能看得着吗？

种族主义、新冠疫情与黑人 ①

[美] 莫妮卡·摩尔黑德（Monica Moorehead）

2020 年 4 月 4 日是伟大的民权领袖马丁·路德·金（Martin Luther King）博士被暗杀 52 周年纪念日，他牺牲了自己的生命来实现社会平等的梦想。

1968 年，他去田纳西州孟菲斯市支持黑人环卫工人为了有尊严的、安全的工作条件和合理工资而举行的罢工时，遭到了枪杀。这场重要的斗争集中体现了阶级斗争的两个方面——争取经济权利和政治权利。

在 1952 年他写给他的配偶科丽塔·斯科特·金（Coretta Scott King）的信中，马丁·路德·金博士写道："我想你已经知道，在我的经济理论中，我更倾向于社会主义，而不是资本主义……（资本主义）起源于一个崇高的动机……但像大多数人类制度一样，资本主义成为其所斗争的东西的牺牲品。所以今天资本主义已经失去了它的用处。"

可以肯定的是，今天看，最后的一句话与写作当时具有同样的重要价值，特别是考虑到当前新型冠状病毒肺炎

---

① 选自"工人世界"网，2020 年 4 月 6 日。

疫情这一令人震惊的危机对全球工人和被压迫人民所造成的影响。

一、最穷的人正在受苦

这场全球卫生健康危机已经蔓延至富裕、发达国家和贫穷、发展中国家的许多社会阶层。即使在美国这个世界最强大的帝国主义国家，也进行了一场艰苦的战斗，确保有足够的检测设备、医用口罩、洗手液、呼吸机和其他基本的医疗用品和服务，保证数百万人尽可能健康和安全，以遏制病毒的传播。在这场危机中，最边缘化和最贫穷的人正遭受不成比例的苦难。

资本主义——一种将利润置于人民需求之上的制度——是当前美国数百万人面临危机的根源，但其中一些人几十年来和几个世纪以来遭受的痛苦比其他人更多——尤其是有色人种。他们既包括那些非洲裔美国人，也包括来自南美和中美洲、加勒比海、非洲、亚洲和中东的移民——他们目前都在遭受美国社会仇外心理高涨的困扰。

在纽约州和纽约市（美国新型冠状病毒肺炎疫情的中心），核酸检测呈阳性的人中有 1/4 居住在布朗克斯区。到目前为止，有一半的死亡病例也发生在那里，主要是因为大量的人有患哮喘和糖尿病这样的疾病。布朗克斯是纽约市最穷的区，这绝非偶然。在那里，总人口中的 35.64% 是黑人或非裔美国人，48.38% 是拉丁人，3.11% 是亚洲人或太平洋岛民。这些数字并不包括那些没有身份证件的人。许多家庭被迫住在狭小的空间里，很少或根本得不到公共医疗援助。这是一个面临严重风险的人群，需要进行适当的医疗救助。

二、流行病中的“流行病”

有一句非裔美国人的古老谚语：“当白人感冒的时候，黑人就会得肺炎。”这种说法可以用一种比喻的方式来加以理解。

对于非裔美国人来说，这场流行性的卫生危机让他们认识到自奴隶制结束以来已经存在了两个多世纪的残酷现实：美国的医疗保障体系陈旧不堪，而且充斥着白人至上主义倾向。

甚至在当前的疫情危机暴发之前，非裔美国人的死亡率就已经超过了白人。美国疾病控制和预防中心的令人震惊的统计数据表明了这一现实：54%的黑人男性患有高血压，而黑人的心脏病发作死亡率是所有人群中最高的。

在美国最贫穷的地区——黑人最集中的地区——佛罗里达州、佐治亚州、路易斯安那州、密西西比州、北卡罗来纳州和得克萨斯州，每人每年在公共卫生方面的支出都不到 25 美元，而纽约州的人均支出为 84 美元。（《琼斯妈妈》杂志，2020 年 4 月 2 日）

根据 2015 年全国医学协会科学大会（National Medical Association Scientific Assembly）的数据，黑人患糖尿病的风险比白人高 77% 。2018 年，黑人女性分娩死亡率是白人女性的 2.5 倍，当然具体取决于她们所生活的地方。（国家卫生统计中心，2020 年 1 月 30 日）

鉴于黑人普遍健康状况不佳，加上他们所在社区（包括城市和农村）缺乏基本卫生保健，目前存在大流行病中的"流行病"。新型冠状病毒肺炎造成的死亡正在成为黑人社区内一场类似种族灭绝的危机。

三、黑人社区的死亡率是两到三倍

密歇根州卫生与公众服务部门 2020 年 4 月 2 日报告，在该州的 11000 例确诊病例中，35% 是黑人，25% 是白人。该州新型冠状病毒肺炎的死亡病例中，40% 的是黑人，26% 的是白人，30% 的人情况未知。

但黑人只占该州总人口的 12%！仅密歇根的死亡病例就有 1/4 发生在底特律，其中 80% 是黑人。

在威斯康星州密尔沃基市，黑人的预期寿命比白人短 14 年，密尔瓦基 945 例病例中有一半是黑人，27 例死亡病例中有 81% 是黑人。非裔美国人占该州总人口的比例是 26% 。

哈佛大学家庭医生和流行病学家卡马拉·琼斯（Camara Jones）博士在美

国疾病控制与预防中心工作了 13 年，负责识别、衡量和解决医疗系统中的种族偏见问题。他表示："新冠肺炎正在揭露我们在社区投资不足、历史不公正和种族居住隔离所产生的恶劣影响。现在是时候把种族主义归结为所有这些事情的起因了。有色人种贫困和白人富裕的现象不是偶然的……这是因为我们不受重视。"（propublica.org，2020 年 4 月 3 日）

根据伊利诺伊州公共卫生部门负责人恩戈齐·埃济克（Ngozi Ezike）博士的说法，在该州报告的新型冠状病毒肺炎病例中，黑人占 30%，该比例是占该州 14.6% 的黑人人口的两倍多。伊利诺伊州州长杰·罗伯特·普利兹克（J.B. Pritzker）对医疗保健领域的这些数字评论道："坦率地说，几十年——也许是几个世纪也很难弥补这种不平等。"（美国有线电视新闻网，2020 年 4 月 5 日）

美国工人世界党（Workers World Party）的社会主义诉求——"人人享有免费医疗"——为所有工人及其家人面临的巨大生命威胁提供了答案。"黑人的命也是命"（Black Lives Matter）运动也应该把这一总体性需求作为斗争的主要焦点，必须发动声援行动，在医疗保健体系中予以落实，帮助揭露和纠正这一可怕的不公正现象。

得克萨斯州被拘留的移民面临着新冠肺炎疫情的冲击 ①

［美］米琳达·克里斯曼（Mirihda Crissman）

　　早在新型冠状病毒肺炎疫情暴发之前，被关押在得克萨斯州的移民就一直忍受着拘留所令人憎恶的卫生条件。现在那里也暴发了疫情，并且这些脆弱的、被拘押的人口受到感染的风险远高于普通人。得克萨斯州的被拘留人员已经开始反抗了。负责拘留所的官员们更害怕的是抗议的传播，而不是致命的病毒。

　　2020年2月24日，"一群（超过40人）由美国移民和海关执法局拘留在T.顿哈托移民拘留中心（T.Don Hutto Residential Facility）的喀麦隆妇女在该机构的诊所前静坐，抗议遭到长期的拘留且缺乏医疗服务"。这个中心是由得克萨斯州一家私人公司CoreCivic经营的妇女监狱。自静坐事件发生以来，已有160多名喀麦隆妇女被遣散到全国其他的机构。（The Intercept网站，2020年3月30日报道）

　　由于实行了新的联邦"过境禁令"（transit bar）政策，

---

①　选自"工人世界"网，2020年4月7日。

南得克萨斯州各拘留中心的移民被拒绝获得假释。该政策规定，如果移民在前往美国途中没有首先尝试在任何一个其他国家寻求庇护，他们就无法获得美国政府的庇护。

这一"过境禁令"迫使许多受影响的人寻求较低形式的保护。这就形成了这样一种逻辑：由于他们不再是寻求庇护者，因而这些移民在面对一场危机时就没有资格获得人道主义的释放。移民律师已经指出，这种全面拒绝假释的做法是非法的，但法院在保护处于严重危险中的移民方面的工作行动太缓慢。

2020 年 3 月 20 日，大约 60 名被拘留者在移民和海关执法局管理的南德州皮尔索尔的一个加工中心参加了工人罢工。许多参与罢工的被拘留者是门卫或餐厅工作人员。他们指出，在一个不对进入该设施的任何人进行病毒检测的地方，空间过于拥挤、缺乏卫生设备和担心被感染等是导致罢工行动的"催化剂"。

中心工作人员勒令罢工者们回到自己的床上休息，但遭到了拒绝，其中9 名抗议者被中心工作人员喷了胡椒喷雾。起初，移民和海关执法局官员否认发生了罢工，但后来证实这是一场骚乱。(《得克萨斯论坛报》，2020 年 3 月 25 日)

许多移民已经开始选择自愿遣返，以逃避自奥巴马政府时期就已经非常糟糕的危机状况。无论是被安置在拘留中心，还是处于边境沿线拥挤的移民营地，都是被关在"笼子"里，等于是被判了死刑。

由于过度拥挤、卫生条件差、性行为不端以及中心工作人员其他滥用权力的行为，这里的物理设施已经饱受批评。在全球疫情大流行时期，这些状况为大规模的"杀戮"奠定了基础。

显然，对于美国当权者来说，阻止起义的爆发比阻止冠状病毒在被视为种族异类的大量移民中的传播更重要。这些勇敢的移民已经开始反抗，他们已经认识到采取一致行动所拥有的力量。我们必须把这些"墙"推倒，把他们全都解放出来。

言语骚扰、躲避和人身攻击 ①

[美] 辛西娅·崔（Cynthia Choi）

玛秋莎·P. 库尔卡尼（Manjusha P. Kulkarni）

自 2020 年 3 月 19 日正式成立以来，"停止对亚裔美国人的仇恨"（Stop AAPI Hate）组织举报中心已收到 1700 多份来自全国各地对亚裔美国人进行新冠病毒歧视的报告。该举报中心是由亚太政策和规划委员会（Asian Pacific Policy and Planning Council，A3PCON ）②、中国平权行动 ③ 和旧金山州立大学亚裔美国人研究部门联合成立的。

在 6 周的时间里出现了以下景象："停止对亚裔美国人的仇恨"组织收到 1710 起事件的报告。90% 的受访者

---

① 选自"中国平权行动"（Chinese for Affirmative Act，CAA）组织网，2020 年 5 月 20 日。

② 亚太政策和规划委员会是一个联合了 40 多个社区组织的服务机构，代表着大洛杉矶地区 150 万亚裔美国人和太平洋岛民的利益，尤其关注低收入、移民、难民和其他弱势群体。

③ 中国平权行动组织成立于 1969 年，旨在保护华裔美国人的公民权利和政治权利，并促进美国的多种族民主。今天，该组织是一个进步的声音，代表着更广泛的亚裔美国人和太平洋岛民群体的利益。我们主张进行系统性的改革，保护移民权利，促进语言多样性，纠正种族和社会不公。

认为，他们之所以成为目标，完全是因为他们的种族。37% 的事故发生在公共场所，包括街道、公园和交通工具里。报告来自全国 45 个州以及华盛顿特区。

我们鼓励因新冠肺炎疫情而遭到仇恨的个人继续在 www.a3pcon.org/stopaapihate 网站上填写报告。此类事件报告的表格有 10 多种语言，包括英语、简体和繁体中文、日语、韩语、越南语、高棉语、赫蒙族语、印地语、旁遮普语、泰语和他加禄语。牵头组织正在与公共、私人和其他社区组织合作，为受影响的个人提供资源，并倡导致力于减少种族归纳（Racial Profiling）的政策和程序。

下列事件是 1700 多起报告给"停止对亚裔美国人的仇恨"组织的代表性事件：一名教授向英语课上的所有学生都发了一封电子邮件，称新冠病毒为"武汉病毒"；在我们举办的一场中文"新冠肺炎疫情与家庭"网络公开研讨会的最后几分钟里，有一群人用种族主义和粗俗的图片、咒骂、骚扰和辱骂的方式对我们进行了"狂轰滥炸"；一对夫妇牵着一条白狗经过我们的街道，其中那个男人拿出一个标记笔，在我父母的车的驾驶座侧门上贴上"新冠病毒"的字样；我晚上正在遛狗的时候，一辆车在人行道上朝我开过来，车上的两个家伙开始喊"特朗普 2020 年当选，你去死——去死吧！"；一名 50 多岁的、大约 6 英尺高的白人抓住一个亚洲老人的胳膊，把他拖曳出商店并猛推，导致这个老人摔倒，头部和背部着地，这位老人是一名 92 岁的亚洲男子。

亚太政策和规划委员会执行主任玛秋莎·P. 库尔卡尼说，"不幸的是，来自全国各地的'对亚裔美国人的仇恨'事件还在不断增加，而根据近期益普索（IPSOS）的民意调查发现，30% 的美国人目睹过有人指责美国亚裔人群是新冠病毒，60% 的亚裔美国人目睹了这一行为"，"把亚裔美国人当作替罪羊正在导致骚扰、侵犯公民权利，甚至在某些情况下对我们群体造成身体上的暴力行为"。

"中国平权行动"组织联合执行董事辛西娅·崔表示，"我担心的是，我们的群体正面临着公开的敌意与恶意，随着人们齐心协力地去指责中国和中国政府，亚裔美国人将遭受更多的仇恨"，"这一新的种族主义浪潮提醒我们，捍卫我们的社会地位是有前提条件的，因此有必要向新冠疫情所暴露出来的种族主义和社会不平等发起挑战"。

旧金山州立大学亚裔美国人研究主任兼教授张华耀（Russell Jeung）博士补充说："这些事件反映了一个令人不安的趋势，即美国人将一种生物病毒归咎于亚裔美国人。相反，我们需要让我们的美国政府对控制这种疾病和保护我们的公共健康负责。病毒和种族主义都是对亚裔美国人群体的严重威胁。"

不是暴动——是抗议示威！ ①

[美]莫妮卡·摩尔黑德

　　2020 年 6 月 1 日，一场由警方的恐怖行为点燃的、年轻人领导的激进抗议像野火一样席卷了整个美国，现在已进入第二周。特朗普自豪地宣称自己是一个"维护秩序"的总统，并威胁要在许多城市派驻联邦军队，但还是无法抑制由 5 月 25 日全世界都看到的一段骇人听闻的警察谋杀视频而引发的暴动，以及目前已经导致超过 10.2 万美国人死亡的灾难性的新冠肺炎疫情。

　　在将近 9 分钟的时间里，46 岁的黑人男子乔治·弗洛伊德（George Floyd）被明尼阿波利斯警方折磨，然后被私刑处死。当时他脸朝下，戴着手铐躺在街上。一名警官用膝盖顶住他的喉咙，两名警官把他按倒在地。弗洛伊德在完全失去意识之前，他曾大喊"我不能呼吸了"并呼唤他已故的母亲。弗洛伊德最初因被指控使用一张 20 美元的假钞而遭到警方的逮捕。

　　尽管这几个警察——德里克·肖万（Derek Chauvin）、

托马斯·莱恩（Thomas Lane）、J. 亚历山大·坤恩（J. Alexander Kueng）和邵都（Tou Thao）在事件发生后就被解雇了，但他们没有一个人立即被逮捕并被指控与弗洛伊德的死有关。明尼苏达州公共安全局局长约翰·哈林顿（John Harrington）在弗洛伊德被私刑处死 4 天后，才宣布德里克·肖万被捕并被指控犯有三级谋杀和二级过失杀人罪。目前，其他警官还没有被逮捕或起诉。

弗洛伊德的家人要求以不同程度的谋杀罪起诉托马斯·莱恩、J. 亚历山大·坤恩和邵都，并指控德里克·肖万犯有一级谋杀罪。

6 月 1 日，弗洛伊德的家人在出资进行的独立尸检中发现，警方应为他的"医学窒息"死亡负责，当时他的大脑缺氧近 5 分钟。他是死在现场，不是死在医院。这一尸检结果与亨内平县（Hennepin）验尸官公布的初步结果相矛盾，后者声称弗洛伊德的死亡是由于已有的疾病造成的，而不是警察杀人。

5 月 26 日，明尼阿波利斯市和其他城市爆发了抗议活动，要求为弗洛伊德伸张正义，逮捕警察。在 5 月 28 日的一次大胆行动中，年轻人纵火焚烧了明尼阿波利斯警察局第三分局总部，这 4 名警察曾在那里工作。

在当地和州警察以及国民警卫队的支持下，许多城市宣布实行宵禁，但这并没有阻止年轻人行使他们在街头表达自己愤怒声音的权利。如果必要的话，他们甚至不害怕因为"公民不服从"而被逮捕。在过去的 6 天时间里，数千人因违反宵禁、焚烧警车、阻断桥梁和州际公路来表达政治愤怒而遭到逮捕。

就连美国有线电视新闻网和微软全国广播公司（MSNBC）等主流媒体的记者也和抗议者一样，要么被拘留，要么被不分青红皂白地用橡皮子弹和胡椒喷雾击中。包括儿童在内的年轻人被防暴警察电击、喷胡椒喷雾和撞倒的个别事件被录制下来，并在社交媒体上不断播放。

一、白人至上主义和警察暴力紧密相连

年轻人不仅受够了弗洛伊德的遭遇，也受够了明尼苏达州警察杀害菲兰多·卡斯提尔（Philando Castile）、贾马尔·克拉克（Jamar Clark）等黑人的行为。

事实上，这场抗议活动已经在至少 130 个美国大小城市蔓延开来，这有助于揭露最近由于警察暴力行为而导致的其他的黑人死亡案件。这其中包括：2020 年 3 月 13 日，26 岁的急诊医生布伦娜·泰勒（Breonna Taylor）在床上被肯塔基州路易斯维尔市的警察开了 8 枪；5 月 27 日，跨性别男子托尼·麦克达德（Tony McDade）在佛罗里达州塔拉哈西被枪杀。还有今天被路易斯维尔警察射杀的受人们喜欢的店主大卫·麦卡迪（David McAtee）。这只是其中的一些例子。

抗议活动将这些个案与黑人和棕色群体所遭受的各种形式的警察暴力行为联系起来，包括骚扰、逮捕和枪击的部分案件。人们针对德里克·肖万的不当行为提出了 18 项控诉，但只有 2 项得到审理。

许多抗议者的标语上写着："废除警察！""所有警察都是坏人"和"所有警察都是混蛋"。

系统性的种族主义也是抗议活动的一大焦点。抗议者列举了 5 月 25 日在纽约中央公园观鸟的黑人男子克里斯蒂安·库珀（Christian Cooper）被白人女子艾米·库珀（Amy Cooper）诬告的事件。白人女子拨打 911 报警，告诉警察"有一名非裔美国人正在威胁我的性命"，这使她处于危险之中。示威者还提到了手无寸铁的慢跑者阿默德·阿贝里（Ahmaud Arbery），他于 2 月 23 日在佐治亚州布伦瑞克附近被白人至上主义者枪杀。警方花了 2 个月的时间才将他们和第三名拍摄枪击视频的人逮捕。

白人至上主义的、支持南方邦联（Confederate）的标志物也逃不过抗议者的愤怒，他们推翻或破坏了阿拉巴马州伯明翰、田纳西州纳什维尔、弗吉尼亚州里士满和南卡罗来纳州查尔斯顿的南方邦联纪念碑。里士满的邦联女儿联合会（United Daughters of the Confederacy）纪念大楼和北卡罗来纳州费耶特维尔的奴隶拍卖场被纵火焚烧。

二、团结主义的全球性捍卫

特朗普被称为"头号白人至上主义者"——这是理所当然的。他在推文中提到抗议者是"暴徒"，带有种族主义的意味。他说，当"抢劫"开始时，警察的"射击"就会开始。他已经宣布"反法"（antifa）运动（又名反法西斯）是一个"恐怖主义组织"，他称州长们如果不"控制"和逮捕抗议者，就是"混蛋"。警察（而不是抗议者）的存在本身就是在煽动暴力。

特朗普隐晦地威胁说，在放弃这一威胁之前，他要召集他的新法西斯基础来对抗抗议者。2020 年 6 月 1 日，数千名抗议者在华盛顿特区白宫对面的拉斐特公园与特勤局探员和当地警察发生对峙。一连几个晚上，鞭炮的爆炸声足以让白宫里的人听到。

没有人知道这次抗议会持续多久，是几天、几周还是更久。有一点是绝对的：这次抗议是前所未有的，不仅主要由年轻人组成，而且黑人、拉丁裔、土著、亚裔和白人抗议者也聚在一起。在声援"黑人的命也是命"运动和谴责各种形式的警察暴力时，他们拒绝保持沉默。

这次抗议就像"流行病"一样，影响到美国社会的方方面面。

著名的业余和职业的体育人士也公开反对种族主义，他们在一些地方还与演艺人员一起参加了抗议活动。抗议者走上街头向前美国国家橄榄球联盟四分卫科林·卡佩尼克（Colin Kaepernick）单膝下跪以示声援，科林·卡佩尼克曾在 2016 年第一个下跪，反对警察的暴行。

这场抗议也在全球范围产生了连锁反应，非洲和中东，澳大利亚、比利时、巴西、英国、德国、伊朗、爱尔兰、意大利、新西兰和其他国家的民众都纷纷予以声援。

自由资产阶级和反动政客以及媒体喉舌试图在抗议参与者之间制造不和，他们给许多黑人抗议者贴上"和平"的标签，而给许多白人抗议者贴上"无政府主义者"的标签。

统治阶级的卫道士们担心，这场反抗会在很大程度上进一步破坏已经遭受新冠病毒大流行和持续经济危机严重冲击的脆弱的资本主义制度。

这次反抗需要政治团结，而不是孤立！我们有足够的理由要求：消除警察国家！消除军事独裁！特赦所有被捕的人！撤走警察和国民警卫队！不自由，毋宁死！

新数据分析政治上的反华言论和反亚太裔美国人的仇恨

——我们坚定地与系统性种族主义的受害者们站在一起！ [①]

［美］奥利维亚·伊德里斯（Olivia Idris）

2020年6月18日：疫情大流行期间，"停止对亚裔美国人的仇恨"是收集相关仇恨事件的主要组织。该组织最近汇编的一份新的报告分析了针对亚裔美国人的仇恨事件的增多以及政治领导人的反华言论。

旧金山州立大学亚裔美国人研究主任兼教授张华耀博士指出，"我们一次又一次地看到，当美国领导人为了获得自己的政治利益，使用煽动性言辞煽动人际暴力和种族主义政策时，后果是多么危险。纵观美国历史，从1882年的《排华法案》（Chinese Exclusion Act）到战争期间对日裔美国人的监禁，再到最近发生的情况——亚裔移民一直

---

① 选自"中国平权行动"（CAA）组织网，2020年6月18日。

成为被强烈仇恨的对象"。

根据上周"停止对亚裔美国人的仇恨"组织的报告显示，截至2020年5月13日，自新冠病毒大流行以来，美国各地记录在案的反亚裔美国歧视事件接近1900起。在这些事件中，大约有502起歧视事件中特别提到了"中国"或"中国人"这两个词。

据报道，似乎在特朗普总统多次使用"中国病毒"一词后，该组织网站收到的仇华事件的报告数量出现激增。有很多变量可以解释这种相关性。因而，"停止对亚裔美国人的仇恨"组织认为，美国总统及共和党的反华言论已经在公众对新冠病毒流行病的认知中植入了根深蒂固的种族主义和情绪性仇外心理。

近期的新闻媒体已经得出结论，美国总统和其他政治领导人正在煽动反华情绪，目的是分散和转移民众对于他们抗疫不力，以及针对警察暴力执法过程中根深蒂固的种族主义引发的全美黑人抗议活动的注意力。

"中国平权行动"组织联合执行董事辛西娅·崔强调，"我们谴责来自美国总统和政府高层人士发出的种族主义的、煽动性及带有暴力倾向的言论，这些言论的目的在于分散大众对政府对大流行病应对不当的注意力。这种言论将继续摧毁和伤害美国的有色人种群体"。

反过来，美国总统目前正投入大量资金，通过攻击中国来为自己的竞选打广告。2020年4月17日，共和党向竞选团队发送了一份抹黑诬陷中国的备忘录，声明：（1）中国通过"掩盖"消息而导致新冠病毒的蔓延；（2）民主党"对华政策软弱"；（3）由于中国在"传播病毒"中扮演的角色，共和党将推动对中国的相关制裁。

美国政府其他领导人也开始使用特朗普的种族主义语言——国务卿迈克·蓬佩奥（Mike Pompeo）、众议院少数派领袖凯文·麦卡锡（Kevin McCarthy，加州共和党人）和众议员保罗·戈萨（Paul A. Gosar，亚利桑那州共和党人）也使用了类似的语言。即将竞选连任的参议员玛莎·麦克萨利（Martha McSally）最近毫无根据地说："中国应对这场疫情和成千上万美国人的死亡负责。"

最重要的是，5月美国总统出台了一项限制中国学生赴美的禁令，引起了一些亚裔美国领导人的担忧。"停止对亚裔美国人的仇恨"组织在其关于502起明显与反华情绪有关的歧视和骚扰事件的报告中指出了以下几个趋势：

37.5%的案件是对中国人的恶毒仇恨，充斥着亵渎和言语嘲弄，将中国作为新型冠状病毒肺炎传播的替罪羊；31.7%的肇事者指责"中国或中国人是新冠病毒的根源"；20.3%的是反移民的民族主义者，他们要求亚裔美国人"回到中国"或将中国视为敌人；17.5%的案件是模仿"中国病毒"这个术语，暗示中国和新型冠状病毒肺炎之间的联系；12.6%的是东方主义者和种族主义者，他们用"肮脏的""患病的""饮食习惯奇怪"等来描述中国和中国人。

亚太政策和规划委员会执行主任玛秋莎·P.库尔卡尼指出："特朗普总统继续利用白人至上主义和民族主义观点作为自己失败的替罪羊，以谋取政治利益。除非我们追究他的责任，否则针对亚裔美国人的歧视和骚扰将变得根深蒂固，造成的伤害和痛苦是难以想象的，并且需要几十年的时间才能将其消除。"

社会流行病时，劳动者面临的种族歧视与失业[①]

[美] 格雷格·邓克尔（G. Dunkel）

2020年6月5日，时任特朗普总统欣喜若狂。这些数字是"惊人的""惊奇的"和"难以置信的"。道琼斯股票指数上涨了829点，或者说3.2%，所以那些赌对了的投机者们赚了数十亿。

但这并没有持续太久，6月11日就下跌了1800点。

美国劳工部报告说，当周有150多万美国工人申请了新的失业救济，使新冠疫情危机开始以来申请失业救济的总人数接近4000万。

此外，约有70万名自雇工人或因其他原因没有资格领取国家失业救济金的工人重新申请了一项联邦援助计划——大流行性失业援助（Pandemic Unemployment Assistance）。然而，大流行性失业援助计划在7月底结束，这可能会给数千万工人带来巨大的收入损失。

5月的时候，非农就业人数实际上增加了250万，而

———————
①　选自"工人世界"网，2020年6月12日。

当时大多数预测的失业人数为300万到800万。然而，仍有近1950万工人失业。

这种雇佣发生在新型冠状病毒肺炎流行期间。数百万人在街上呼喊，一名持种族主义立场的警察残忍地杀害了一个戴手铐的黑人，这种行为是一种社会流行病（social pandemic）。

美国官方公布的5月失业率为13.3%，比4月略有下降，但黑人工人的失业率上升了。如果采用一种更广泛的衡量失业率的指标，即把沮丧工人[①]（discouraged worker）和兼职工也包含进去，目前的失业率则是21.2%，也就是说，每五个美国工人中就有一个人失业。

在美国，大多数失业的工人也会失去医疗保险。曾经备受赞誉的"社会保障网"已经变得支离破碎。

失业的社会后果

美国的资产阶级现在想强迫失业的工人去找工作——任何工作——不管多么危险或报酬多么低。这种对工人收入的压低会拖累经济发展，因为工人的收入不足，他们就不会去购买通常会消费的商品和服务。

对于那些有资格申请失业保险（unemployment insurance）的工人，要求各不相同。收入水平和工作时间通常是决定是否能够获得失业保险资格的主要因素，无证工人几乎总是被排除在外的。即使是有证件的外国人也经常遇到问题。

申请失业保险的时间可能需要数周。面对自2020年3月开始的新冠肺炎疫情的蔓延，美国的大多数州面临资金不足、人员不足、计算机处理能力或电话线路难以应付的局面。

一些失业工人要等8到10个星期才能拿到第一笔失业救济金。纽约州

---

① 沮丧工人，是指对获得就业机会或就业报酬预期降低，对参与劳动力市场丧失信心的失业者或准入劳动力市场的劳动力。

通过现金卡或直接存款的方式为那些拥有接受这种支付方式的银行账户的员工提供失业保险。

在纽约市，失业保险现金卡只有在曼哈顿的一家主要银行支行才能使用。人们有时不得不从城市的各个角落走几个小时然后再排更长时间的队才能拿到钱付房租和购买食物。

自从政府放松了对餐馆以及酒吧、咖啡馆等接待性企业的居家要求后，该行业——特朗普本人参与投资的行业的就业人数增加了大约 150 万。这一数据听起来可能非常好，但该行业的就业情况仍只相当于 1993 年时的水平。

在一个运转良好的经济体中，没有工人阶级创造剩余价值，资产阶级就失去了攫取财富的一个主要来源。根据美国国会无党派机构——国会预算办公室（Congressional Budget Office）的估计，从 2020 年到 2030 年，失业将使美国经济损失 15.7 万亿美元。

这意味着数百万工人的痛苦将与日俱增。

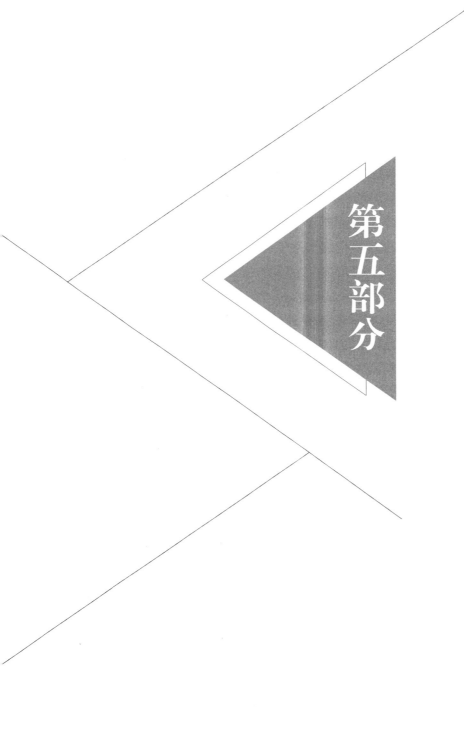

第五部分

中国的全球性援助

中国和古巴是遏制疫情的先锋队 ①

[美] 琳恩·尼利（Lyn Neeley）

中国和古巴在抗击新冠肺炎疫情方面取得了重大科学进步。中国被公认为全世界新冠疫苗研发的领跑者，与此同时古巴的重组人干扰素 α2b 也对减少死亡人数起了很大作用。这两个国家为遭受传染病危害的国家源源不断地输送医护人员和医疗物资，两国非凡的行动都体现了社会主义的国际主义精神。

相反的是，美国拥有的只是一个被资本主义"病毒"感染的脆弱的卫生保障系统，并且没有任何统一的防疫计划。政府依靠以营利为目的的公司来为整个国家提供检测工具和必要的医疗设备。美国的这种方式其实是在纵容病毒的传播。

美国政府还通过强化对占世界人口 1/3 的 39 个国家实施制裁和封锁来加剧全球疫情的恶化。

2019 年 12 月 31 日，中国向世卫组织通报了一种将导致严重呼吸道疾病的新型冠状病毒。世卫组织将这种疾病

---

① 选自"工人世界"网，2020 年 3 月 26 日。

称作 2019 冠状病毒疾病（COVID-19）。真正导致这种疾病的病毒是 SARS-CoV-2，它是由国际病毒分类委员会命名的。

一、中国医生接到来自意大利的紧急求救呼叫

在一周之内，中国的科学家就从病人体内分离出这种病毒，分析出其基因序列并且向全世界公布这一信息，以供各国免费使用。中国在测量未知的基因序列行动中的速度是难以想象的。

二、研发新冠肺炎疫苗

7 种已知的冠状病毒会导致人类呼吸道感染。一旦冠状病毒进入人体内，它会直接进入肺部并且引发一系列呼吸道感染症状，从干咳到发烧甚至病毒性肺炎。新型冠状病毒具有动物传染性，意味着这些病毒可以由动物传染给人。

最新的这种新型冠状病毒拥有与非典型性肺炎（SARS）、中东呼吸综合征（MERS）以及禽流感相似的基因序列。其中，禽流感只能通过与禽类直接接触而感染。

新冠病毒表面被刺突覆盖，构成一个环绕在病毒外的冠状外壳。这些病毒利用刺突附着在肺部细胞，以便入侵并杀死肺部细胞。

许多科学家正在就病毒的这两个特征来研发疫苗——病毒刺突末端的钩状结构以及这些钩状结构破坏细胞膜以便入侵细胞的接触点。

三、中国领先

2020 年 3 月 14 日，中国武汉的康西诺生物实验室开始测试针对新冠病毒的疫苗，这也是新冠病毒首次被识别出来的地方。这一实验室培育了一种被编辑过基因的、不会造成感染的新冠病毒（SARS-CoV-2），该病毒反而

能够使人体产生抗体。这种疫苗经过在动物身上实验多次证明是安全的，所以科学家现在将疫苗投入到 108 个年龄从 18 岁至 60 岁的健康成年人身上做实验。

中国科学家团队成功创造了一种与 2017 年抵抗埃博拉病毒相似的疫苗，他们用自己的经验和技术来制造新的疫苗来抗击新冠病毒。

美国生物技术公司莫德纳（Moderna）的研发慢中国一步，它宣称要在西雅图研发一种只含新冠病毒的一部分基因序列的疫苗，这种疫苗在人体的实验范围更小。

在尚未准备好进行人体试验的阶段，美国纽约州塔里敦的再生元制药公司（Regeneron Pharmaceuticals）对实验鼠进行了基因编辑使其拥有人的免疫系统。这些实验鼠被暴露在新冠病毒的环境下，产生了抵御这种病毒的抗体。科学家们从实验鼠的体内分离出这种抗体，并且会将其与新冠肺炎康复者体内的抗体结合。这家公司预测将这种抗体混合物应用于人体的实验"即将实施"。

四、古巴先进的药物研发

古巴已经成功研发出了一种对于治疗部分新冠肺炎病例有疗效的药物。

重组人干扰素 α2b 是古巴在 1981 年加勒比海沿岸暴发登革热时研发的一种抗病毒药物。这种干扰素在细胞体内创造一种限制新型冠状病毒和中东呼吸综合征病毒增殖的条件。

干扰素是一种在细胞内自然合成的化学物质，它能为周围细胞传递有病毒入侵的信息，从而使周围细胞提高抗病毒免疫能力。但是登革热和冠状病毒却可以使干扰素失效，瓦解细胞免疫功能。

古巴的重组人干扰素 α2b 被设计为模拟细胞内天然干扰素的反应，并且因此能够激活免疫系统来抵御疾病。

五、古巴和中国联合抗击新冠肺炎疫情

长春海伯尔生物技术有限公司是中国境内的一家中古合资公司，这家公司在 2003 年已经生产出了重组人干扰素 α 2b。这种药物可以帮助免疫系统受损的人避免病毒入侵导致的并发症。

当新冠肺炎病毒一被识别出来，中国就开始将重组人干扰素 α 2b 应用于被感染的病人身上，超过 1500 人在这样的治疗下病情得到好转。古巴的生物技术专家路易斯·埃雷拉·马丁内斯（Luis Herrera Martinez）教授解释道："它的使用可以遏制病情恶化并且防止并发症的患者达到这一最终可能导致死亡的阶段。"路易斯·埃雷拉·马丁内斯教授是重组干扰素 α 2b 的发明者。（tinyurl.com/ur4sa4n）

马丁内斯教授断言："这个世界将有机会知道，健康不是一种商业资产，而是一项基本权利……（古巴）比世界任何国家有更多的医生在世界各地工作，这并不是因为我们想输出一些什么，而仅仅是因为我们想要参与到建设一个更好的世界当中，让世界人民拥有更高的健康水平和更好的生活条件。"

在意大利北部的伦巴第地区官方向中国和古巴发出请求需要医生和医疗援助时，中国和古巴都向意大利输送了应急医护人员。当由 52 人组成的强大的医疗队伍来到意大利靠近米兰的马尔彭萨国际机场时，意大利已经通报了 59139 例新冠病例和 5476 例死亡病例。

这已经是近日来古巴输送到海外的第六支抗击新冠肺炎疫情的医疗队伍了，彰显了其具有革命性的医学外交。这些医疗队是在许多古巴医院面临帝国主义施加困难时派遣出去的，这些医院无法在国外购买重要药品，主要是由于美国数十年来制裁的封锁。

中国和古巴的医学国际主义是世界大团结的光辉典范[①]

[美]丹尼·海波（Danny Haiphong）

　　中国向海外捐赠医疗设备，古巴向世界输送医生和先进药物，但是美国却不能给它的民众提供具备基本医疗用具和防护措施的医护人员。20 世纪中叶以来，美帝国主义一直仇视中国和古巴，因为两国都走上革命的道路，用本国特色的社会主义制度打破了帝国主义的枷锁。美国人不断用种族主义的和反共的言论进行攻击，这些言论把中国和古巴描绘成"独裁"国家，杀害、折磨和镇压本国人民的所谓民主愿望。美国的媒体把古巴和中国人民描绘得十分不堪，捏造出难以望帝国主义之项背的贫穷落后的刻板印象。大多数居住在美国的人要么不知道他们政府的帝国主义战争罪行，要么因为无法对美国制裁古巴的行为或历届美国总统对中国发动的危险军事挑衅行为作出反抗而感到心烦意乱。目前在美国和西方造成严重破坏的新冠肺炎疫情，极大地挑战了帝国主义对中国和古巴的诽谤的"合

[①]　选自《黑色议程报告》，2020 年 4 月 1 日。

法性"，因为这两个饱受污蔑的国家能够组织一场团结全世界的伟大行动来控制疾病的传播。

因新冠肺炎疫情，武汉市自 2020 年 1 月 23 日以来一直处于完全封锁状态。在 1 月 23 日后长达两个月的积极抗疫行动下，武汉和中国其他地区当时已经连续几天宣布本土新增零病例。情况的好转允许中国将本国的专家和医疗资源输送到世界各地以遏制病毒的传播。中共党员马云向非洲的每个国家以及亚洲的部分国家（如泰国、马来西亚、菲律宾）捐赠了成千上万的口罩、试剂盒以及其他医疗物资。他还捐赠了数不胜数的医疗物资（包括 100 万个口罩）给美国疾病控制中心。中国中央政府也向意大利、伊朗、希腊和委内瑞拉等国提供了大量医疗与技术援助。

在新冠肺炎疫情每日感染上千人、死亡率高达 2%—3% 的紧急情况过去仅仅两个月，中国就开始了对世界的援助。当国内疫情得到有效控制，中国很快将其抗疫焦点转移到全世界。中国贡献一个半月来为世界其他国家抵御病毒做好准备，美国却没有为新冠肺炎疫情做任何准备，两国形成了鲜明对比。中国向国外捐赠大量的医疗抗疫防护物资，但与此同时美国的这些物资有巨大的缺口。仅纽约一个城市就缺少 90000 多张病床以及好几万台呼吸机，难以满足治疗新冠肺炎的需求。新冠肺炎疫情表明，美国是一个无法在危机中满足民众基本需求的走向衰败的帝国，更不用说世界上其他资本主义国家了。

中国在新冠肺炎疫情中的整体表现正如其外交政策：实现互利共赢。中国不仅向世界上很多发生新冠肺炎疫情的国家提供了指导和直接的援助，并且也在与他国的合作中收获了很多，比如古巴。古巴研发出了 20 多种对预防和控制新冠病毒有效的药物。通过中国和古巴的长期合资的生物技术公司，中国的医务人员已经能够使用古巴制造的重组人干扰素 α2b 来防止人们感染新冠病毒，并帮助处于早期阶段的新冠患者避免病情恶化。这一合作仅仅在中国就挽救了上千个的生命，这也是一个在危机时期实现世界大团结的光辉典范。

医学国际主义在古巴并不是一个陌生的概念。

　　将近 3 万名古巴医生遍布在世界各地，为遭受制裁和封锁的国家的民众提供免费的医疗。古巴通过拉丁美洲医学院为全世界免费培养了数量惊人的优质医生。尽管美国历届政府对古巴实行封锁，甚至一度造成古巴经济瘫痪，但是古巴在卡特里娜飓风时期还是向美国提供医疗和人道主义援助。现在古巴处于援助新冠肺炎疫情最严峻的国家的第一线。古巴已经向意大利输送了 52 名医生。类似这样的医疗代表团还输送给了苏里南、格林纳达、牙买加等 33 个国家。

　　美帝国主义是实现社会团结的结构性阻力。在将古巴和中国妖魔化为贱民国家的同时，美国作为真正的恶毒国家在新冠肺炎疫情中强势执行其无休止的战争政策。委内瑞拉、伊朗以及超过 30 个国家都由于疫情期间美国的经济封锁政策而面临大规模经济和社会灾难的威胁。在新冠肺炎疫情出现之前，世界上许多国家都在经历美帝国主义带来的噩梦。超过 70% 的也门群众没有干净的饮用水、食物，并且缺乏完备的医疗保障，这都是由于也门正在进行的美国与沙特阿拉伯的战争。加沙的巴勒斯坦人由于以色列的殖民性围攻，与也门群众处在十分相似的境地。

　　新冠肺炎疫情只会使美国更需要一场激进的群众运动，呼吁把国际团结放在其要求的首位。这就谴责了美国的战争状态，并提出了这样一个问题：当数以万亿计的资金继续投入海外战争时，整个资本主义经济如何继续发展下去？虽然特朗普政府和民主党计划采取各种各样的帮助措施来平息民众心中的不满情绪，但事实上已经有超过一半的美国人口达到了美帝国历史上从未有过的贫困程度。

　　美帝国主义的矛盾预示着经济的崩溃，美国黑人和其他受压迫国家的大多数人早在这场疫情暴发之前已经经历了一场经济和社会的灾难，这一事实也必须承认。美国的种族主义和反人类的特征表明，任何想要改变这一制度的人必须将国家权力（统治和管理阶级社会的国家机器的权力）摆在思考问题的首要位置。共同努力虽然重要，但无法解决苦难中的人民面临的严峻经济问题，也无法阻挡强加给美国受压迫地区的社会骚乱浪潮，更不用说世界其他地区了。美国的两大党都花费了如此长的时间才对新冠肺炎疫情作出反应，并且也无法解决工人阶级的赤贫问题，这表明美国的权力完全掌握在企业寡头及它们的代理人政治管理者手中。私人利润及其最大化不仅仅是被优先考虑，它还是社会组织的基础以及帝国主义世界秩序的根基。当人类基本需求急剧释放时，这种社会制度无法满足全球危机的要求。

古巴和中国曾经的计划经济不再是人们所向往的了。两国建国初期致力于推翻殖民主义和帝国主义的旧秩序，然后将财富重新分配给工人和受压迫者。古巴的国际主义只有在所有人都享有保健、教育、住房和体面的工作等基本人权的情况下才有可能实现。和古巴一样，当今中国的人均寿命自 1949 年以来翻了一番，并且消除了绝对贫困。与此同时，中国已经发展成为目前世界领先的第二大经济体，在清洁能源生产、基础设施建设（如高铁）等领域取得世界领先水平。高科技、公有制经济是中国应对新冠肺炎疫情取得巨大成效的基础。

如果没有一场把现成的国家机器交到被压迫人民手中的革命，这些成就是不可能实现的。古巴和中国的社会主义体制使它们得以成为世界大团结的光辉典范。美国左翼早就应该认真审视，并从古巴和中国的经验中汲取可能对美国的具体情况有用的教训。我们有责任确保新冠病毒造成的危机不会让美国底层的民众处于更弱势的政治地位，我们也有责任在中国和古巴面对美帝国主义的威胁时声援他们，同时要向以符合人类需要的方式解决新冠肺炎疫情的国家提供关键性援助。

团结与制裁在全球疫情时期的较量 ①

[美] 罗克萨纳·巴斯皮涅罗（Roxana Baspineiro）

新冠肺炎疫情肆虐全球，至今已有超过 12.4 万人死亡——资本主义社会从未遇到过这样的威胁。在全球大危机的面前，国际团结已经变成反思当今地缘政治状况的另一种视角，这是不言而喻的。

古巴的医生为拉丁美洲、非洲和欧洲的大多数受疫情影响的国家提供了支援。

由于全球陷入隔离状态近两个月，经济活动长期中断，经济遭受的最大打击之一就是造成难以估量的损失以及金融市场波动的风险。世界权威国际机构警告称，世界可能面临自 20 世纪 30 年代以来最严重的经济衰退。

所有这些都是由于疫情而发生的，低效的政府也不得不处理病毒带来的损失。美国、法国或英国等国数十年的财政短缺和新自由主义紧缩政策，导致其本就薄弱的卫生系统在疫情中近乎崩溃。这充分表明新自由主义资本主义模式不能为大多数民众提供健康和安全。

---

① 选自"苏里南英文"（Telesur English）网，2020 年 4 月 15 日。

专家们说，随着私立医学院、私立医院和私营制药公司近几年的飞速发展，公共卫生系统已经萎缩。因此，世界上数百万人遭受公立系统退化的负面影响，也许比病毒本身的影响还要严重。

另外，新自由主义政府在新冠疫情中并不愿意采取负责任的预防政策，它们将主要经济集团、跨国公司以及它们自己的经济利益置于对人民的保护、关怀甚至人民的基本生命权之上。新自由主义政府对生命的漠视暴露无遗。

在一片混乱中，古巴和中国等国的国际团结精神成为抗击新冠肺炎疫情的重要原则，并且比较了两种社会制度在危机最严峻的时候所暴露出来的东西，那分别是疫情中的国际团结精神和制裁行为。

如果说新冠肺炎疫情带来了什么的话，除了卫生紧急状况和发现某些公共政策的弊病之外，就是加剧了美国与对其帝国主义模式构成威胁的国家之间的紧张竞争，如中国、古巴、伊朗和委内瑞拉等。一些分析人士认为，面对疫情的混乱，中国和古巴的国际团结是理解当前资本主义和新自由主义制度缺陷的关键。

中国和古巴医生一直在向伊朗、意大利、西班牙提供医疗援助，并向拉丁美洲、非洲和欧洲的最脆弱的国家提供服务和专业知识。他们在古巴研发了重组人干扰素 α2b 等药物，这是有可能击败病毒的药物之一，它可降低感染新冠病毒的患者的死亡率。但最重要的是，中国和古巴愿意把药物分发给世界各国人民，而没有寻求任何专利费或利益。

据活动人士琳达（Linda）和法国古巴协会负责人罗斯－玛丽·卢（Rose-Marie Lou）说，古巴应对这一流行病蔓延的经验证明，只要拥有一个有组织的公共卫生系统和一个以团结主义和利他主义为原则和价值观的社会，即使面临美国长达 60 多年的经济、商业和金融制裁和封锁的威胁，古巴也会坚定不移地去做现在它正在做的事。

据这名活动人士说，古巴声援的一个最新证据是接待了"布雷马尔女士"号游轮，这艘游轮在加勒比海航行，船上包括乘客和船员共有 1000 多人。"古巴将接待来自英国的'布雷马尔女士'号游轮，并为携带新冠病毒的旅客提供医疗服务。我们坚持与人类团结一致的信念。"古巴总统米格尔·迪亚兹－卡内尔（Miguel Diaz-canel）说。

华盛顿拉丁美洲事务办公室（WOLA）强调，古巴有着悠久的医疗合作历史，其专业人员以其强大的能力、团结的精神和信守承诺的品格而得到国际社会赞誉，这一点在面对新型冠状病毒传播时得到了证明。

第二批古巴医生于 2020 年 3 月 27 日抵达伯利兹，帮助伯利兹抗击新冠肺炎疫情。目前，古巴向意大利、委内瑞拉、尼加拉瓜、伯利兹、洪都拉斯、海地、牙买加、巴巴多斯等加勒比国家联盟（ACS）成员和安哥拉、多哥等非洲国家共计 59 个国家提供了医疗支持。

在这场危机中，中国向 80 多个国家提供了医疗援助。在意大利、西班牙、古巴、委内瑞拉、伊朗等国，中国政府还派出了医生和传染病专家救治新冠患者。中国国家主席习近平强调，人类是命运共同体，只有团结协作才能共同应对各种全球性风险和挑战。目前，中国医生已抵达委内瑞拉，帮助委内瑞拉抗击疫情。

面对美方的指责和攻击，中国外交政策始终坚持引领国际社会团结应对疫情，得到国际社会的重视和认可。尽管受到美国的制裁，委内瑞拉最近还是向圣文森特、格林纳丁斯、安提瓜和巴布达、多米尼加和格林纳达等加勒比国家联盟成员提供了援助。委内瑞拉副总统德尔西·罗德里格斯（Delcy Rodriguez）说："我们向加勒比海的兄弟们表示声援，我们与他们共享加勒比海。"

一些专家说，在疫情不稳定和混乱的时期，世界上大多数政府首脑都会诉诸恐惧来迷惑民众。从战略上讲，他们为获取某种利益会设法制造恐慌。

他们表示："恐慌是一种自然反应，社会关系的普遍解体加速了这种反应。"因此，一旦社会结构破裂，对社会的操纵就更容易了。

正是这个原因，"国际团结"的概念对现在的统治制度及其利益并不适用。国际团结意味着承认基本的人类价值，而这正是美国等国家的领导人所忽视的。

随着新冠疫情的蔓延影响到伊朗或委内瑞拉等已经很弱小的国家，美国的人道主义反应本应该是结束制裁，让它们进口医疗设备和物资。然而，美国的反应是让这些国家已被制裁摧毁的局势继续恶化。

2020 年 3 月 26 日，美国政府又对伊朗的航运、化学工业实施制裁，伊朗目前是新冠肺炎疫情下中东地区受制裁影响最大的国家。

根据人权观察（Human Rights Watch）[①] 的观点，惩罚性制裁措施破坏了这些国家的医疗卫生系统，阻断了伊朗人获得医疗资源的途径。这一形势在病毒袭击全国之前就已经很复杂了。

委内瑞拉外交部部长豪尔赫·阿雷扎（Jorge Arreaza）在接受来自三大洲社会研究所（Tricontinental: Institute for Social Research）的研究人员采访时说，委内瑞拉在新冠疫情中正面临"及时获取药物的困难"，但委内瑞拉和伊朗一样，得到了中国、古巴和世界卫生组织（WHO）的援助。

三大洲社会研究所的研究人员说，在疫情期间，美国单方面的制裁是要负刑事责任的。哥伦比亚大学可持续发展中心主任、经济学家杰弗里·萨克斯（Jeffrey Sachs）说："一般的制裁就会导致成千上万的不必要的死亡，但是更致命的危害是疫情期间对进口药品、医疗设备、纯净水的封锁，以及对环境、卫生系统基础设施的限制，这都是美国制造的罪恶。"萨克斯说："特朗普政府利用对伊朗和委内瑞拉的这些制裁，通过制造全社会的危机作为威胁，向它们的政府施压。"他称这一政策是不可接受的，而且公然违反了国际法。

另外，美国政府习惯于看到人们因为它的制裁而丧生。在阿富汗，数千人在长达 18 年的冲突中死亡，并且这场冲突直到今天还没有结束的迹象。在 20 世纪 90 年代，美国战略家们承认，由于他们实施的经济制裁，伊拉克人将会大规模死亡。当时的国务卿马德琳·奥尔布赖特说，50 万名儿童的死亡是"值得的"。可悲的是，美国的外交活动中充斥着这种恶行的事例。事

---

① 　人权观察（Human Rights Watch，HRW）是一个非营利的国际非政府组织，总部设在美国纽约。在全球各地拥有约 400 名工作人员。其成员由跨领域人权专家组成，包括国别研究专家、律师、记者以及不同背景与国籍的学者。——译者注

实上，美国在新冠肺炎疫情下的决策和打着"禁毒"幌子在加勒比地区的军事部署，恰恰揭示了美国政府对苦难和生命的冷漠态度和对冷血的政治手段。因此，新冠病毒成为一种战争武器，因为没有什么能阻止美国继续其军事和干预计划。

美国还无视欧盟（EU）、拉丁美洲和加勒比经济委员会（ECLAC），联合国的报告员、经济学家、某些 G20 成员国以及天主教会教皇，对于"请美国解除制裁让这些国家抗击疫情"的合理要求。

欧盟方面回顾，美国和其他国家实施的对这些脆弱国家的所有经济制裁"总是搬出人道主义条款作为借口，要么就说是例外"。即使被制裁国家出现了紧急情况，美国也从未在新冠疫情期间暂停过所谓的"人道主义的"制裁。与此同时，美国死于新冠肺炎的人数高居世界第一位，超过 22000 人，这打破了美国的历史纪录。总统灾难声明最近在所有 50 个州生效，然而新冠肺炎病例还是超过了 50 万例。左翼活动人士及其领导人认为，由于新冠肺炎应当要求美国解除制裁。

此外，面对世界经济的崩溃，美国政府却避免任何对资本主义制度弊病的抨击，而是选择诋毁和攻击中国或者干涉别国内政，因为它永远不会中伤自己所在的政治体制。因此，制造混乱并呼吁国际社会拒绝古巴医疗队对美国来说是更加有利的，例如，美国解雇白宫首席流行病学家或暂停向世界卫生组织提供资金。

冷眼观察地缘政治战略，只有国际团结在种种复杂的因素中是最合理、最正义的。

可以想象，随着病毒扩散到拉丁美洲最脆弱的国家，古巴医生在该地区发挥的作用变得至关重要，因为他们的公共卫生系统仍然十分脆弱。但是厄瓜多尔和玻利维亚竟在美国的指使下把古巴医生驱逐出境。

特朗普政府和该地区盟国政府对古巴的零容忍制裁，结束了过去与古巴政府达成的和平协议。古巴政府派遣医疗队主要是前往这些国家最贫穷的地区，这些地区现在正与病毒作斗争。厄瓜多尔现在就有许多新冠感染者横尸街头，画面惨不忍睹。

　　这就是为什么在危机时期，如果将干预主义和新自由主义政策强加在人民之上，其后果只能对社会生活产生多方面的负面影响，这种影响往往是十分可怕且难以想象的。当前的全球危机虽然是全世界必须面对的最大斗争之一，但是这也恰如其分地证实了一个越来越普遍的猜想，即资本主义扭曲的制度再次彻底失败了。新冠疫情尖锐地暴露了制度问题的复杂性，并在道路尽头留下一盏灯，而这盏灯只要求世界做一件事，那就是：改变。

新冠疫情期间中国对世界的团结性援助 [①]

[美] 斯坦菲尔德·史密斯（Stanfield Smith）

　　美国的企业媒体几乎从未报道过中国的世界性援助和为他国提供的医疗服务。相反的是，这些媒体却大肆掀起反华舆论热潮。这其实是美国掩盖自己在抗击病毒方面的无能。正如约翰·皮尔格（John Pilger）在奥巴马执政时期他的电影《即将到来的对华战争》（*The Coming War on China*）中所展示的那样，这并不是什么新奇的运动。

　　美帝国主义意识到，中国正在慢慢地把美国赶出世界经济的舞台。如果到了美国不能再把美元作为国际通用的兑换媒介的时候（虽然这还很遥远），它将迅速走上昔日大英帝国的老路。中国的崛起也标志着白人血腥的 500 年世界霸权的式微。

　　中国在全世界面前展示了其遏制新冠病毒的有效策略。相比之下，美国却每天都向世界表明它无法作出有效的反应，也无法控制局势。早在 2020 年 3 月 13 日，美国

[①] 选自芝加哥 ALBA 团结组织官网，2020 年 3 月 13 日。（ALBA 团结组织全称为 "Alianza Bolivariana para los pueblos de America"，美洲玻利瓦尔联盟。——译者注 ）

新冠死亡人数仅为 40 人的时候，特朗普就宣布全国进入卫生紧急状态。现在，经过 8 周的"紧急"措施，美国官方的死亡人数已经超过 8.7 万人，每天增加约 2000 人。

美国本可以像 50 多年前它对小儿麻痹症所做的那样，领导国际社会抗击新冠肺炎疫情的斗争。但一直拖到如今，却是中国和古巴正在填补这一空缺。（古巴向其他抗击新冠肺炎疫情的国家派驻了 2030 多名医务人员）

弗吉尼亚州参议员马克·华纳（Mark Warner）对《新闻周刊》（Newsweek）表示："本届政府退出多边主义，对中国的软实力是一个福音。"他补充说，美国"历来是应对全球紧急情况的领导者，但随着唐纳德·特朗普（Donald Trump）总统退出世界舞台，我们看到中国政府及其代理人填补了这一空白"。

甚至 CNBC 报道说："欧亚集团的分析师本周在一份报告中说：'这是中国第一次在国际危机中积极扮演全球领导角色，与美国形成鲜明对比。美国蔑视国际合作，投入更多政治资本来诋毁中国纵容疫情蔓延。'在社交媒体和官方媒体上，中国继续倡导向欧洲和非洲受灾严重的国家运送医疗用品。"

中国领导人习近平在为团结全世界做出努力，他认为抗击新冠肺炎疫情最有力的两大武器是团结与合作。习近平 3 月 26 日在二十国集团峰会上说："国际社会必须坚定信心，团结一致，共同应对。""我们必须全面加强国际合作，增强合力，使全人类在抗击这一重大传染病的斗争中取得胜利。"习近平提出了包括二十国集团（G20）联合行动计划在内的四项计划，以推动抗击新冠肺炎疫情和提振世界经济的斗争。

中国一直通过捐赠和售卖的方式向世界提供医疗物资。相比之下，美国继续轰炸伊拉克以推翻他们的政权，并阻止"国际货币基金组织和其他国家向古巴、委内瑞拉和伊朗提供医疗援助"。美国还利用疫情将移民围捕并驱逐出境，无视公共卫生官员的建议。

《中国日报》发表题为《新冠肺炎表明所谓美国领导力的消亡》的文章，称"中国在危机中带头支援世界"。这一点甚至在欧洲也表现明显，因为与美国结盟的国家发现自己转向了中国而不是美国，并看到特朗普政府扣留了本应该提供给德国、加拿大、意大利和法国等其他遭受危机打击的国家的医疗物资。

古巴也是应对病毒大流行的医疗团结的典范。截至 3 月底，已有 850 多名古巴卫生专业人员前往国外帮助抗击新冠病毒。美国对此采取了报复行动，通过阻止瑞士向古巴出售防毒面具、阻止古巴进口医药原料，来削弱古巴在国内抗击病毒的能力，甚至还阻止了马云从中国捐赠的医疗物资。这导致超过 25 名美国议员签署了一封致特朗普总统的信，请求允许古巴获得抗击病毒的医疗用品。

截至 2020 年 4 月初，已有 100 多名中国公共卫生专家利用在武汉抗击新冠病毒的经验，前往其他国家帮助开展救援工作，当时有 14 个医疗队在 12 个国家工作。现在医疗队在伊朗、伊拉克、意大利、西班牙、塞尔维亚、柬埔寨、巴基斯坦、委内瑞拉、古巴、俄罗斯、菲律宾、尼日利亚和阿尔及利亚进行救援工作。截至 4 月中旬，中国已向 140 个国家捐赠医疗物资。此外，由于美国削减了对世界卫生组织的资助，中国在此前 2000 万美元的基础上额外捐赠了 3000 万美元作为补偿。

这些信息很少在美国企业媒体上报道，他们通常会指责中国出于阴险的动机，出口不合格的口罩（然后阻碍中国出口以达到其他国家的标准），掩盖中国帮助世界控制病毒的努力，等等。以下是中国在国际上团结一致，其他国家对此表示感谢的例子。

一、中国对加拿大和美国的捐赠

在特朗普阻止 3M 公司向加拿大运送 N95 口罩后不久，为了优先满足美国国内需求，华为向加拿大各省空运了大量医疗物资。加拿大收到了超过 100 万个口罩、5 万副手套和 3 万副护目镜，随后还将收到 500 万个口罩。《新闻周刊》指出："加拿大总理特鲁多接受并赞赏了他们的慷慨。"据 CNN 报道，布鲁克林篮网队（Brooklyn Nets）的老板蔡崇信夫妇（Joe Tsai and Clara Tsai）接到了中国捐赠的 260 万个口罩、17 万副护目镜和 2000 台呼吸机。蔡崇信与马云一起创立了中国电商巨头阿里巴巴（Alibaba），目前是该公司的执行副总裁。纽约州州长安德鲁·库莫对他们表示感谢："中国政府帮助捐赠了 1000 台呼吸机，今天将运抵肯尼迪国际机场。"

中国驻美大使崔天凯在《纽约时报》的评论文章《中美必须合作对抗冠状病毒》中写道，"华为向纽约和华盛顿捐赠了包括口罩、手套和护目镜在内的数以万计的个人防护用品，中国企业共捐赠了 150 万个口罩、20 万个测试包，向美国提供 18 万副手套和许多其他医疗用品"。

在美国首次暴发疫情时，中国也向俄勒冈州提供了援助。俄勒冈州州长凯特·布朗感谢中国"非常慷慨地向俄勒冈州捐赠了 5 万个急需的口罩"，此前中国还捐赠了 1.2 万个口罩。美国驻华大使特里·布兰斯塔德（Terry Branstad）也对中国的援助表示感谢："几个月后，我们发现我们的角色互换了——中国现在为美国医疗系统提供个人防护装备，包括来自中国私营实体的捐赠。美方高度赞赏中国企业和其他组织向美方提供的大量个人防护用品和医疗物资。这些捐助既是商业出口也是捐赠，既有大的也有小的，既有短期的也有长期的。但美国人民非常感谢中国人民的支持，在我们需要的时候许多真诚的帮助触动了我们的内心。"

二、中国对欧洲的捐赠

4 月初，中国向俄罗斯派出 10 名医务人员，共赠送口罩 1.5 亿个。中国向波兰、白俄罗斯、罗马尼亚、匈牙利、希腊、法国、意大利、保加利亚、斯洛文尼亚、爱沙尼亚和西班牙等多个欧盟国家提供了医疗援助。中国医生于 3 月 9 日抵达意大利，此前欧盟国家拒绝了意大利对医疗物资的请求。意大利驻欧盟大使马萨里（Maurizio Massari）表示，"没有一个欧盟国家对委员会的呼吁作出回应……只有中国作出了双边回应。当然，这不是欧洲团结的好迹象"。除医生外，中方还向意方提供了急需的医疗设备，包括 1 万台呼吸机、200 万个口罩和 2 万套防护服。

不仅仅是意大利经历了欧盟的冷遇和中国的慷慨相助。捷克总统泽曼（Zeman）说："因此，我要感谢中华人民共和国，它是唯一一个在我们寻求援助时给予我们帮助的国家。"乌克兰总统泽伦斯基（Volodymyr Zelenskiy）也作出了类似的回应："我们同意中国的观点，我们非常感谢他们，尤其是马云帮助我们融资了 8000 万美元。"欧盟发言人表示，中方对欧盟整体和个别成员国的捐赠表示"高度赞赏"。

三、中国对非洲的援助

2020 年 3 月，中国政府和企业家马云向埃塞俄比亚捐赠了 500 台呼吸机、80 万套个人防护装备、600 万个口罩和 110 万套检测试剂盒。54 个非洲国家每个国家都将收到至少 2 万个检测试剂盒、10 万个口罩和 1000 套防护服。

《中非项目》主编埃里克·奥兰德（Eric Olander）说："非洲迫切需要医疗防护设备和装备来支持公共卫生工作者，而中国的捐赠正好填补了这一需求的一部分，而目前并没有很多其他人来提供帮助。"

除此之外，3 月份还有一个由 13 名医护人员组成的中国医疗队抵达阿尔及利亚，带来 45 万美元的呼吸器和其他医疗设备。同时一支由 15 名医护人员组成的中国医疗队抵达尼日利亚。

四、中国对亚洲的援助

中国医务人员先后在伊朗、伊拉克、巴基斯坦等国提供医疗援助。中国专家赴柬埔寨、老挝、马来西亚、缅甸、菲律宾等国开展医疗捐助活动。

中国政府和企业的医疗援助已经抵达印度尼西亚、泰国、斯里兰卡、阿塞拜疆、日本、韩国等国。专家小组已经前往亚洲国家进行了两到三周的访问，参观了医院和实验室，与卫生专业人员讨论东道国正在采取的遏制新冠肺炎蔓延的措施。

4 月 5 日，12 名中国医疗专家抵达马尼拉，帮助菲律宾应对疫情。该小组再次带来了政府捐赠的个人防护装备、外科口罩、医用防护面罩和 30 台呼吸机。

巴勒斯坦权力机构收到了 5 万个冠状病毒检测试剂盒的援助包。巴勒斯坦卫生部部长凯拉（Mai Al-Kaila）对当地记者说，援助是与中国电子商务巨头阿里巴巴的联合创始人马云合作提供的。

五、中国对拉丁美洲的援助

从南锥地区 [①] 到中美洲，各国政府收到了从检测试剂盒到呼吸机的各种捐赠。委内瑞拉是首批接受中国医疗物资的国家之一。此前不久，国际货币基金组织（IMF）拒绝了马杜罗总统提出的 50 亿美元贷款的要求，以加强委内瑞拉抗击病毒的能力。副总统西罗德里奎兹（Delcy Rodr í guez）表示："我们由衷地感谢习近平主席、中国政府和人民。"

路透社报道称，"中国赢得了接受其帮助的拉美国家政府的赞誉。中国政府表示，已经向 80 多个国家和国际组织提供了检测试剂盒、防护服和其他形式的医疗援助"。

"感谢中国与厄瓜多尔的合作和团结！"受灾严重的厄瓜多尔副总统奥托·索南霍尔兹纳（Otto Sonnenholzner）写道。

古巴不仅从中国政府那里得到了援助（为了避开美国的封锁，这些援助通过中国渠道重新运抵古巴），而且中国学生也提供了人道主义援助。280 多名曾在古巴学习的中国学生获得了古巴政府提供的奖学金，共筹集了约 14 万元人民币（19823 美元）。这笔资金用于购买 420 套防护医疗设备和 38750 个医用口罩，捐赠给古巴。

习近平主席强调，自疫情发生以来，古巴政府一直对中国表示支持，体现了"两国深厚传统友谊"。

---

① 南锥地区（Southern Cone）是指南美洲的巴西、巴拉圭、乌拉圭、阿根廷和智利所组成的地区。——译者注

六、结语

中国对目前美国反华造谣运动作出回应，公布了中国抗疫的时间轴以及中国的应对措施。随着美国新冠死亡人数继续上升（几乎占世界总死亡人数的 1/3），以及美国经济急剧下滑，特朗普试图将新冠肺炎的灾难性后果归咎于中国。然而在此之前，特朗普还对中国的努力表示了赞赏。

长期以来，美国社区卫生中心和项目的资金严重不足，而这些项目本可以在遏制病毒传播方面发挥重要作用。自 2008 年以来，美国卫生部门已经流失了超过 5.5 万名员工。我们对美国政府能保护美国人民福利的说法的信任处于历史最低点。员工的流失也导致了美国的"避难所"项目收效甚微，难以与中国的抗疫成果相比。

从对新冠肺炎疫情的应对措施来看，世界看到了中国在国内控制新冠病毒的公共卫生效率模式。世界见证了中国在提供国际援助和关怀方面的全球主导地位。同时也见证了美国放弃主导地位，甚至故意阻碍寻求解决方案的所作所为。现在美国仍然无法控制病毒，仍然深陷经济危机，而中国正在迅速复苏。总而言之，这场疫情让世界对中国和美国都有了新的认识。这也给美国统治者长达 20 年的对中国崛起的遏制造成了沉重打击。

南非共产党支持中非合作抗击新冠肺炎疫情的特别峰会 ①

[南非] 亚历克斯·莫胡贝茨瓦纳·马希洛（Alex
Mohubetswane Mashilo）

南非共产党赞赏《中非团结抗击新冠肺炎特别峰会联合声明》所体现的进步精神，该声明于 2020 年 6 月 18 日星期四在非洲国家元首出席峰会之后发表。南非共产党呼吁各方共同应对、共同努力抗击新型冠状病毒。本次峰会是在中国、南非以非洲联盟主席身份和塞内加尔以中非合作论坛（FOCAC）联合主席身份的共同倡议下，在非洲抗击新冠肺炎疫情的关键时刻召开的。

峰会承诺共同维护全球公共卫生安全，维护发展中国家正当权益，为世界和平与发展作出更大贡献，对于构建人类健康共同体具有重要意义。南非共产党坚决支持这一承诺，并说：世界和平与发展应与正义联系在一起。这就必须有坚决的反对帝国主义的立场，也必须有争取民主主

---

① 选自"南非共产党"（South African Communist Party）网，2020 年 6 月 19 日。

权的立场。

因此，非洲大陆作为一个集体和各个非洲国家必须摆脱殖民主义的影响，在适当考虑到非洲相关条件的情况下建立一个以人民为基础的医疗保健系统。新冠肺炎疫情是最新的灾难之一，它表明，具有共产主义信仰或采取团结等社会主义措施的国家，比那些以资本主义自相残杀的市场原教旨主义（Market Fundamentalism）为指导的国家情况要好得多。

一方面，古巴和中国等国派出医疗队援助其他国家，这一重要的举措是建立在团结的基础上的；另一方面，那些以牺牲生命为代价追求利润最大化的人，正在寻找机会从这场疫情中获得经济利益，却完全不管死亡人数是多少。似乎这还不够，美国利用新冠疫情加强对古巴和委内瑞拉等其他国家的帝国主义侵略，这仅仅是其中的几个例子。

南非共产党欢迎对暂停美国偿债倡议的支持以及峰会认可的解除美国制裁的立场。制裁以及不公正、不可持续的国际金融机构的债务、利息和惩罚是抗击新冠肺炎疫情的一个重大阻力。因此，南非共产党再次呼吁取消阻碍发展中国家发展的国际金融机构不公平和不可持续的债务、利息和惩罚。在新冠肺炎疫情之前，世界经历了一场资本主义危机。由于新冠病毒危机和帝国主义侵略的影响，新冠肺炎疫情暴发前的资本主义危机正在恶化。美国除了加强对委内瑞拉和其他国家的帝国主义侵略，包括阻止对古巴抗击疫情的人道主义援助，还宣布退出世界卫生组织。南非共产党表示：我们不能回到危机前的危机。南非共产党呼吁世界各国人民不仅要团结起来抗击新冠肺炎疫情，而且必须团结起来反对资本主义。

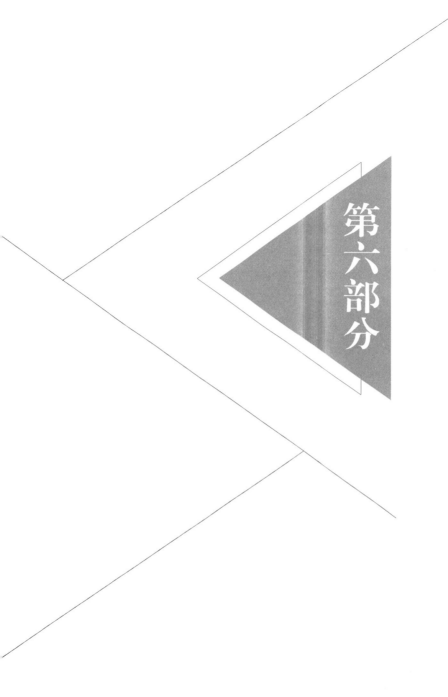

第六部分

掀起反华恶浪

当华盛顿的内部争斗遇上新冠肺炎疫情^①

[美] 约翰·卡塔利诺托（John Catalinotto）

2020 年 3 月 15 日五角大楼的军事演习计划与本周新冠肺炎疫情的传播相冲突。虽然病毒无法阻止美帝国主义武装部队的一切侵略，但也对一些计划中的演习构成了障碍。

名为"保卫欧洲 2020"的军事演习的计划已经缩减，这次演习涉及约 3 万名美军和 1.7 万名来自欧洲北约成员国的士兵。尽管美国总统禁止欧洲人进入美国，但这些美国军队仍将穿越欧洲。

欧洲司令部（EUCOM）官员在一份新闻稿中表示："在仔细审查了正在进行的'保卫欧洲 2020'演习活动后，考虑到当前的新冠疫情，我们将调整演习规模，减少美国的参与人数。"^②

演习内容主要是：派遣 2 万名美国士兵，带着重型武器和车甲穿过欧洲，抵达俄罗斯边境，然后返回美国。甚

---

① 选自"工人世界"网，2020 年 3 月 16 日。

② 《陆军时报》（*Army Times*），2020 年 3 月 11 日。

至一些美国部队在命令下达之前就已抵达；现在其他美国军队业已进入欧洲。尽管其策划者给这次演习起了一个听起来无害的名字，但显然"保卫欧洲2020"对俄罗斯是一个巨大的威胁。

即使这些演习没有引发战争，但随着军队接触到平民，也有可能在整个欧洲国家传播新冠病毒。现在美国表示将不再增派2万名士兵，但是战争演习将继续以目前的规模进行。

由于新冠病毒危机，美国原定在挪威举行的另一场名为"冷反应"（Cold Response）的侵略战争演习已被推迟。

美国将武器运往包括意大利在内的欧洲各国，而中国则将医疗物资运往被隔离的意大利半岛。3月13日上午，由9名中国专家组成的专家组抵达罗马机场，协助意大利抗击疫情。他们带来了31吨医疗物资，主要是防护服和包括呼吸机在内的重症监护设备。

中国是世界上主要的医用口罩、呼吸机和常规口罩生产国。中国在武汉疫情高峰期间停止了这些物资的出口，目前已恢复出口，并向疫情最严重的国家提供了援助。中国援助的另外两个国家是伊朗和伊拉克。美帝国主义却继续给伊朗和伊拉克人民带来苦难。美国对伊朗的制裁损害了伊朗的医疗体系，造成了不必要的死亡。本周在伊拉克，美国对与巴格达政府有关部队进行了炮弹袭击。

新冠肺炎疫情暴露美国的武装力量 ①

[美] 约翰·卡塔利诺托

　　本周媒体的报道显示，作为帝国主义国家权力核心的美国武装力量远不能对新冠病毒免疫。美国陆军和海军的行动都受到了新冠肺炎疫情的干扰。这次袭击还产生了政治影响。

　　疫情影响了部队军人的身体健康，五角大楼对这一疫情的反应也开始影响他们的认知。它暴露了美国军队官兵的双重特征：一方面，在全球范围内，绝对服从的军队是资本帝国意志的执行者；另一方面，一些部队军人对美国穷兵黩武的反抗行为显露出他们只是穿着军装的工人。

　　《陆军时报》（*Army Times*）2020 年 3 月 26 日报道称："随着美国全军新型冠状病毒病例的增加，军队最高领导人表示，他们正在加强对士兵流动的限制。承认军队的相关政策在防治新冠疫情方面一直不见成效。本周，部队的军人告诉《陆军时报》，他们对指挥官继续训练和列队的决定感到十分担忧。"

---

① 选自"工人世界"网，2020 年 4 月 6 日。

　　《商业内幕》（*The Business Insider*）发表了一篇更全面的文章，讨论了遍布在全球各地的美国军事基地的疫情形势。总而言之，在控制社交距离方面，美国军方几乎没有采取什么措施，士兵和水手住得很近，工作地点也很近，防疫安全性并不比美国平民好。因此，疫情迅速蔓延，士兵们都很担心。

　　在海军方面，西奥多·罗斯福号航空母舰上的水兵们的反抗情绪更为明显。布雷特·克罗泽（Brett Crozier）舰长给海军官员写了一封长达 4 页的信，要求撤离航母上的船员，并在新型冠状病毒在舰上传播时采取"果断行动"。"我们不是在打仗，"他写道，"因此，我们不能让一名水手不必要地死于这场瘟疫。"①

　　代理海军部部长托马斯·莫德利（Thomas Modly）当即解雇了布雷特·克罗泽舰长，原因就是他写了这封信。这封信后来发表在《旧金山纪事报》（*San Francisco Chronicle*）上。他离开时，船上数百名水手高呼"克罗泽舰长！克罗泽舰长！"所有士兵都在鼓掌。脸书（Facebook）上的一段视频显示，士兵水手们情绪激动地为舰长送别。

　　很少有高级军官站出来对抗五角大楼的决定，为自己手下的低级军官辩护。这段经历表明，对于一个在指挥系统中处于如此高位的人来说，持不同意见的下场一定非常糟糕。据报道，克罗泽舰长在 4 月 5 日的核酸检测中呈阳性，五角大楼对他的惩罚反倒促使水手们坚定地站在了他的一边。

　　在美国对越南战争期间，当时有一支应征入伍的美国军队，军官从中尉到将军，都被许多其他军队鄙视。军队之间戾气嚣张，没有团结可言。10 年来越南英勇的解放斗争将美军推向了崩溃的边缘。当时美军士官变得士气低落甚至叛逆厌战，严重阻碍了美国对越南的占领计划。

　　士兵厌战的态度迫使五角大楼在 1973 年结束征兵制度，转向培养专业化军队。将军们这样做是出于报复，直到现在他们的军事力量只有 1973 年的一半，但是这些军人都能操作高科技重型武器，军队的后勤则外包了

---

① 《今日美国》（*USA Today*）2020 年 4 月 3 日报道。

出去。

　　然而，即使是在这个专业化的军队中，低级别的士兵仍然是穿着制服的工人。他们的日常压力与亚马逊（Amazon）的"必要劳动力"（essential worker）、超市职员、卡车司机和邮局工作人员没有太大区别。军队由工人阶级组成，被压迫民族占30%—40%，全都集中在下层。

　　如果美国军队和国民警卫队在新冠肺炎疫情期间被要求在美国境内行动，军队将面临两个挑战：一方面他们自己很容易感染新冠病毒；另一方面如果他们不是用于帮助群众而是镇压人民，他们就会对服从不受欢迎的国民政府的反动的命令感到反感。

　　如果认为五角大楼本周的报告预示着一场大规模叛乱即将来临，那就大错特错了。如果认为工人组织不可能迎合军队中底层工人的阶级利益，那也是错误的。工人组织首先是支持水手离开他们的船只，并帮助士兵呼吁推迟所有的军事演习和训练。

美国军方不择手段地想要征服中国 ①

[印度] 维伊贾·普拉沙德（Vijay Prashad）

2020 年 4 月 1 日，美国印太司令部司令菲利普·戴维森（Philip Davidson）上将向美国国会表示，他希望拿出 200 亿美元，建立一条从加利福尼亚州到日本再到亚太地区的强大军事警戒线。他提出的名为《重获优势》的提案指出："我们面临的来自大国竞争的新威胁……如果没有成效显著且令人信服的常规威慑力量，中国和俄罗斯将有可能在该地区采取行动，取代美国的地位。"

真正的焦点是中国。2019 年 1 月，美国代理国防部部长帕特里克·沙纳汉（Patrick Shanahan）告诉美国军方官员，问题是"中国、中国、中国"。这一直是美国总统特朗普（Donald Trump）提名的所有国防部部长人选的重点，无论是沙纳汉还是现任首席执行官马克·埃斯珀（Mark Esper）。埃斯珀一开口就会诋毁中国，他最近对意大利《斯坦帕报》（*La Stampa*）说，中国正利用新冠病毒紧急状态，通过华为等"恶意"势力和向意大利提供援助来增强

---

① 选自《人民快讯》（*Peoples Dispatch*），2020 年 4 月 6 日。

230

自己的优势。在特朗普和埃斯珀看来，中国和俄罗斯受到美国武力威胁的可能性是较小的。

一、导弹差距

参议员汤姆·科顿（他是来自阿肯色州的共和党人）一直在宣扬这样一种观点，即中国的军事现代化计划造成了对中国有利的导弹缺口。2018 年 3 月，科顿就中国导弹问题向美国太平洋司令部司令、现任美国驻韩国大使、海军上将哈里·哈里斯（Harry Harris）提出了意见。哈里斯对国会表示："今天，我们在与中国的关系上处于不利地位，因为中国拥有地面弹道导弹，威胁到我们在西太平洋的基地和我们的军舰。"为了解决这个问题，哈里斯建议美国退出《中导条约》（INF），特朗普在 2019 年初就这么做了（特朗普指责俄罗斯不遵守该条约，但很明显，真正的目的是担心中国的导弹优势）。2019 年 8 月，美国试射了一枚中程导弹，这表明美国早在退出《中导条约》之前就有了这样的意图。

2019 年 3 月，科顿在美国传统基金会表示，美国应该开始生产中程弹道导弹，部署在美国关岛和美国盟友领土上的基地；这些导弹应该直接威胁中国。"北京已经储备了数千枚导弹，可以瞄准我们的盟友、我们的基地、我们的军舰和我们在整个太平洋的公民"，科顿以其独创的夸张口吻说。夸张是科顿这样的人的核心伎俩，因为对他们来说，制造恐惧是制定政策的必要方式，而说明事实是不利于制定政策的。

约翰·肯尼迪（John Kennedy）曾在 1958 年的总统竞选中使用过"导弹差距"的概念，尽管他很可能知道，说苏联的导弹比美国多是错误的。但是从那以后，历任美国总统的论述就几乎没有过什么变化了。

2018 年 11 月，在美国退出《中导条约》之前，戴维森上将在华盛顿的一个智库发表了关于"中国的力量"的讲话。戴维森说，2015 年，他的前任哈里·哈里斯曾开玩笑说，中华人民共和国沿海的岛屿是"沙子的长城"；现在，戴维森说，这些岛屿已经成为"地对空导弹的长城"。戴维森从军事方面、科顿从民众立场，开始一遍又一遍地重复，中国在"导弹差距"方面具有军事优势。他们使用这个概念不再需要经过仔细调查，因为这已经是显而易见的事实了。

美国拥有世界上最强大的军事力量。2020 年 4 月，斯德哥尔摩国际和平研究所（Stockholm International Peace Research Institute）发现，美国的军事预算比前一年增长 5.3%，达到 7320 亿美元；这一年的增长量就是德国全部的军事预算。世界上只有 5 个国家拥有可以打击地球上任何国家的导弹：美国、俄罗斯、中国、英国和法国。无论是洲际武器还是空中力量，毫无疑问，中国对美国根本不具备军事优势。

每一个已知的武器库存量都表明，美国比中国有更大的能力在军事上造成严重破坏。美国能对抗包括中国在内的任何国家；但美国现在明白，虽然它可以把一个国家炸成碎片，但不能再让所有国家都屈从于它。

二、撤退

美国海军既过度扩张，又受到威胁。美国在太平洋的两艘航母罗纳德·里根号和西奥多·罗斯福号陷入困境；里根号航空母舰停在日本，正在进行维修，而罗斯福号航空母舰被困在关岛，原因是舰载人员大量感染新冠病毒。

伊朗和中国展示的导弹能力预示着美国将撤回其长期在卡塔尔乌代德空军基地（Al-Udeid Air Base）和关岛安德森空军基地（Andersen Air Force Base）驻扎的轰炸机。这些轰炸机现在撤退到迈诺特空军基地（北达科他州）和巴克斯代尔空军基地（路易斯安那州）。美国空军全球打击司令部（US Air Force Global Strike Command）的蒂莫西·雷（Timothy Ray）将军面对这次撤兵只能强颜欢笑，称这次行动给了美国更大的灵活性。轰炸机离开卡塔尔和关岛的真正原因是美国军方担心这些战略资产受到伤害。

中国和伊朗都没有能力在军事对抗中完全击败美国。但在两国边境，伊朗和中国都有能力打击美国的军事目标和盟友。这种能力阻碍了美国建立这些国家对其完全附庸关系的能力。美国想要消灭的正是这种由中国和伊朗发展起来的地方力量。

三、重新获取优势

戴维森上将 4 月的报告呼吁"以前方为基地、轮换联合部队"作为"最可信的方式来展示美国对潜在对手的承诺和决心"。印太司令部的意思是，美国不会有一个易受攻击的固定基地，而是将派遣轰炸机进入其在印度—太平洋网络盟友（澳大利亚、印度和日本）领土上的基地，以及该地区其他国家（例如韩国）的基地。他认为，轰炸机在这些地方会得到更好的保护。根据这一布局，中国仍将受到美国威胁，但中国的导弹若想对美国构成威胁则将会更加困难。

戴维森的报告具有惊人的科幻色彩。美国渴望在太平洋沿岸建立"高度可生存的精确打击网络"，包括在帕劳、夏威夷和太空部署各种导弹和雷达。戴维森要求以一笔巨额资金来发展一支已经非常强大的军队。

此外，美国致力于发展反太空武器、自主武器、滑翔飞行器、高超音速导弹和进攻性网络武器——所有这些都意味着突破导弹防御技术并压倒任何对手。这种发展预示着一场新的军备竞赛，其代价将非常高昂，并将进一步破坏世界秩序的稳定。

美国已经单方面增加了在中国周边的军事建设，并加强了对中国的言论威胁和攻击。尽管有冷静的声音要求中国政府不要卷入与美国的军备竞赛，但是中国国内对于美国对中国发动战争的可能性日益担忧。中国也越来越希望建立某种形式的威慑。没有一个强大的世界和平运动来阻止美国的猖狂发展，这对整个世界来说是相当令人担忧的。和平运动已经非常有必要了。

企业媒体忽视了：国际合作才是研发冠状病毒疫苗的捷径 [①]

[美] 约书亚·周（Joshua Cho）

当乔纳斯·萨尔克（Jonas Salk）教授在一次传奇式的采访中被问道，他和他的团队开发的小儿麻痹症疫苗的专利属于谁的时候，他说这一成就应当属于"人民"，并把从他们的创新中获利的行为比作"为太阳申请专利"一样不道德 [②]。在全球新冠肺炎疫情肆虐之际，他们团队的故事是一个恰当的提醒，因为萨尔克和他的团队明白，普遍免费或低成本地让全体人民从他们的科研成果获得健康，符合他们根除这个时代祸害的使命。

据正在密切研究新冠病毒病原体基因编码的科学家表示，这种冠状病毒的突变率特别慢，这使得研制疫苗的可能性特别大。它可能只需要一种能长时间免疫的单一疫苗，比如麻疹和水痘疫苗，而不是像快速变异流感病毒的

---

① 选自"公正"网，2020 年 4 月 2 日。（"公正"（FAIR）是美国非营利组织，成立于 1986 年，总部位于纽约，目标是监督美国媒体报道的准确性，揭露其中存在的偏见。——译者注）

② 《华盛顿邮报》（*Washington Post*），2020 年 3 月 2 日。

病毒一样每年都需要新疫苗。

　　然而，尽管确诊病例每天呈指数级增长，死亡人数也使美国加快了成为新冠疫情中心的速度，但企业媒体对各国竞争式研发疫苗的报道却忽视了研发出新冠疫苗的最有效、最安全的途径，那就是：打破企业营利目的的阻碍和知识产权保护的壁垒，开放共享地开展疫苗研发的国际合作。

　　《纽约时报》（*The New York Times*）把研发新冠疫苗的行动描绘成一场"全球军备竞赛"，并在 2020 年 3 月 19 日宣称"最初的问题是谁将获得科学荣誉、专利和最终从成功疫苗中获得利润，现在突然变成了一个紧迫的国家安全问题"。尽管《纽约时报》援引了几位消息人士的话，他们敦促制药公司与各国开展国际合作。但该报也指出，将有希望研发出疫苗的公司国有化会"造成一个复杂的局面"；因为在这个"试图尽快制造疫苗"的时代，快速获得疫苗的最有效方法是激励制药公司为了最终利润的诱惑进行竞争。

　　《纽约时报》还将这种"竞争"描述为和美国一样自私的国家所面临的"严酷现实"，称"有效对抗新冠病毒的疫苗都肯定会供不应求，因为各国政府都在努力确保自己的人民用上第一批疫苗"。《纽约时报》发出不祥的警告称，不要想着在国外势力那儿获得了疫情中所需的药物就对其感恩戴德；并且该报在描述中国对外援助的事件时，把中国人形容成不值得信赖的种族主义者。该报认为，中国给予疫情严重的国家医疗援助，而这些国家都是曾经指望欧洲和美国能给予援助的，所以这意味着中国在以疫情为契机来发挥其地缘政治优势。

　　虽然中国正致力于研发疫苗，并已将瑞德西韦（Remdesivir）① 应用于新冠病例治疗申请了保护性专利（如果不愿透露姓名的外国公司与他们合作，这项专利的保护将不会强制执行），但中国首席研究专家也表示，如果最初的实验成果表明他们研发的疫苗是安全且有效的，他们则打算发起世界性合

---

① 瑞德西韦（Remdesivir），又译伦地西韦，商品名韦如意（Veklury），是一种新型实验性广谱抗病毒药物，用来针对埃博拉病毒及被认为可以有效抑制呼吸道上皮细胞中 SARS 病毒和 MERS 病毒的复制。——译者注

作，在国际范围内共享研发的成果。中国与美国形成了鲜明的对比，特朗普政府窃取了德国 CureVac 制药公司专门为美国研制的疫苗，并对委内瑞拉和伊朗继续实施种族灭绝式的制裁，而中国极力敦促美国结束非法的单方面制裁，并向世界各国提供医疗物资和专业援助。

《新闻周刊》（Newsweek）继续其"黄祸论"[①] 报道，称"前驻华大使马克斯·鲍卡斯（Max Baucus）警告过，中国在新冠疫苗研发领域的竞争可能导致其治疗方法不安全"。除此之外，他还警告称，疫苗研发竞赛"可能导致中国政府在寻找疫苗时走捷径"。他说："这里最大的危险是，中国在研发疫苗方面行动过快，这将是不安全的。"他指出，快速研发出安全有效的疫苗的可能性较小，"而相比于中国，美国的食品和药物管理局（Food and Drug Administration）等机构通常有更严格的疫苗生产监管法规"。鲍卡斯补充说，急于研制疫苗是一把"双刃剑"。

《新闻周刊》忽略了美国制药公司在竞争研发新冠病毒疫苗以获取垄断利润时"偷工减料"的可能性。此前有报道称美国制药商跳过了动物试验阶段，或者同时进行人体试验。因为美国没有法律要求他们将疫苗在进入人体实验之前必须在动物身上进行实验。

这样仓促的检测会带来疫情加剧的风险。因为疫苗可能会变异，新冠病毒疫苗更是如此，这尤其危险。尽管如此，《纽约邮报》（New York Post）还是不加掩饰地报道说，美国科学家主张"避开道德限制，用少量的新冠病毒感染健康人，以加速疫苗研发的竞争"。

尽管企业媒体发出了关于美国制药公司在疫苗研发中走捷径的报道，但是伴随着它的还有许多文章解释为什么疫苗研发需要这么长的时间。因为他们认为，知识产权保护是合法的，制药公司除了保护好他们的研究成果、与其他研发团队公开竞争之外别无选择。

---

① "黄祸论"（Yellow Peril），是形成于 19 世纪的一种极端民族主义理论。该理论宣扬黄种人对于白人是威胁，白人应当联合起来对付黄种人。19 世纪末 20 世纪初，"黄祸论"甚嚣尘上，矛头指向中国和日本等国。——译者注

　　《商业内幕》（*Business Insider*）2020 年 3 月 24 日在报道新冠疫苗上市需要数月时间的原因时解释说，"疫苗研发确实很昂贵"，"这些公司很难知道投资回报率"。《洛杉矶时报》（*Los Angeles Times*）在 3 月 12 日的一篇名为《为什么要这么长时间才能研制出能够预防新冠病毒的疫苗？》的报道中说，一种潜在的疫苗可能需要 12 至 18 个月的时间来研发，并指出"成功研制出疫苗的实验室可能规模并不会扩大"，"因为疫情可能在疫苗投入市场的机会到来之前结束，所以许多公司可能会谨慎地投入制造新疫苗所需的资源。"

　　《纽约客》（*New Yorker*）的一篇题为《研制出冠状病毒疫苗需要多长时间？》的报道称，如果新冠病毒疫苗在 12 至 18 个月内在全球范围内研发成功并且广泛应用，将是"前所未有的、非凡的甚至是革命性的成就"，因为"其他疫苗的研发速度从未如此之快"。《纽约客》援引盖茨基金会成立的流行病防范创新联盟的宣传和通讯主任雷切尔·格兰特（Rachel Grant）的话说："生物技术公司和制药行业拥有丰富的资源和专业知识，它们也有自己的商业模式。""但它们不是慈善机构，它们不能免费做这些事情。"

　　奇怪的是，所有这些文章都没有提到对这种商业模式的质疑。这种商业模式涉及研发过程走捷径，危及人类生命，通过专利将公共费用开发的药物的利润私有化，以及通过垄断来猖獗地哄抬价格，使普通患者买不起疫苗。

　　当企业媒体没有忽视以利润为导向的疫苗开发的替代方案时，它们发表专栏文章，称赞它是理想的解决方案。《华尔街日报》（*Wall Street Joural*）编委会成员金·斯特拉尔（Kim Strassel）称赞美国公司在新冠疫情中的表现，并称赞这种"利润和竞争驱动"是"足智多谋的"，并将"尽管伯尼·桑德斯（Bernie Sanders）[①] 正在谴责制药公司，但是它们能拯救生命"作为副标题。

　　《国家评论》（*National Review*）的编辑里奇·劳里（Rich Lowry）发表了一篇评论文章，称"现在也只有制药行业的'骗子'才能拯救我们"。这篇文

---

① 伯尼·桑德斯（Bernie Sanders），生于 1941 年 9 月 8 日，是一位美国政治家，自称是民主社会主义者，自 2016 年总统大选以来一直被认为影响了民主党的向左转变。他是社会民主和进步政策的倡导者，以反对经济不平等和"新自由主义"而著称。——译者注

章竭力吹捧制药公司，劳里声称，它们为"公众健康提供了好处，这是无可争辩的事实"，"（制药公司）经常创造医疗奇迹，我们都应该心怀感激"。为了证明专利保护的合理性，劳里认为，专利保护能"确保公司从昂贵、耗时和有风险的研究中获益"，并断言如果公司没有知识产权保护以获取"市场利益"，那么他们的大部分"研究动力就会枯竭"。

但正如经济学家玛丽安娜·马祖卡托（Mariana Mazzucato）于2020年3月18日在《卫报》（Guardian）中指出的那样，美国政府每年通过美国国家卫生研究院（NIH）投资400多亿美元用于制药公司的研发工作，并在新冠病毒研究上投入约7亿美元，比其他国家都多。直到1995年，美国国家卫生研究院实际上一直有权要求制药公司以合理价格生产基于公共研究的药物。但是，当2000年恢复该权力的修正案提交参议院时，当时的参议员拜登（Joe Biden）是与共和党一起投票否决该修正案的8名民主党人之一。拜登也是在本次大选中从制药行业获得资金最多的总统候选人。

瑞德西韦是世界卫生组织认为可能对治疗冠状病毒"真正有效"的唯一药物，实际上是在美国国家卫生研究院的资助下与阿拉巴马公立大学（The Public University of Alabama）合作开发的，尽管它现在已经被吉利德科学公司垄断。因此，马祖卡托认为，用纳税人的钱开发的新冠病毒疫苗和治疗方法应该"不给私营制造商营业许可证"。

批评市场驱动公共药物研发的人还包括比尔·盖茨（Bill Gates）和彼得·霍特兹博士（Dr.Peter Hotez）等人。此人做证说，他和他的团队已经研制出一种有潜在可能性的冠状病毒疫苗，该疫苗本来可以用于加快治疗方案的研究，或者可能为人们提供防护，但由于缺乏财政方面的支持，团队一直无法在人体上进行实验，因此疫苗的面世也遥遥无期。

经济学家迪恩·贝克（Dean Baker）于3月12日也指出，知识产权是功利主义的行为，在道德上是极其荒谬的，尤其是在疫情肆虐期间。他认为，这种秘密竞争只会导致低效冗余的工作和不可避免的资源浪费。所谓的专利设置实际上正在阻碍冠状病毒疫苗的研发："很有可能疫苗的研制和销售成本比市场上显示的便宜很多。如果疫苗价格昂贵，那只是因为政府会逮捕那些与专利持有者竞争的疫苗生产商。使疫苗维持昂贵价格的是政府授予的垄断，而不是生产过程或市场正常运作所固有的东西……""世界各地都有研究人员在研发疫苗。这原本是一件伟大的工作——但是这些人是在竞争中工作，而不是在合作中工作。他们都想成为第一个开发专利疫苗的人，因为疫苗研发的成功能使他们变得非常富有。试想，如果这些研究人员能够通力合作，相互分享他们的研究成果，并将其发布在网上，以便世界各地的研究人员能够从中学习，那么研究进展将会快得多。"

　　新冠病毒疫苗可以仿照人类基因组合作计划（collaborative Human Genome Project）的先例研发。该计划主张尽快向全世界分享研究成果，因为绘制人类基因组图谱被认为是一项造福全人类的共同项目。然而卫生和公共服务部部长亚历克斯·阿扎尔（Alex Azar）却认为，接受冠状病毒治疗和疫苗注射不应该人人都能负担得起。另外，还有相关行业的游说者要求从新冠病毒财政支出计划文件中删除威胁知识产权的语言。对以上情况，我们认为，政府的正确做法是对其施压，动用一切力量让每一位有需要的人都能接受新冠病毒疫苗的注射。

"以和平为中心"必须取代美国的"以反华为中心" [①]

[美] 凯文·泽斯（Kevin Zeese）

玛丽格特·弗劳尔斯

特朗普政府试图转移国内人民对其在新冠疫情中的糟糕表现和对处理经济崩溃的无能做法的注意力，所以有意让美国两党的反华政策逐渐升级。这增加了中美两国之间发生军事冲突和贸易战的可能性。

特朗普总统正在加大全球经济萧条和战争的可能性。美国需要做的其实是缓和冲突，与中国和其他国家合作，共同应对疫情、经济崩溃、气候危机和核扩散。现在不是冲突升级的时候，而应该是冲突降级的时候，应该是一个多极合作的新时代。

一、反华是美国两党的一项长期政策

一些人指责特朗普要为中美冲突升级负责，但其实在

---

① 选自"人民抵抗运动"网，2020 年 3 月 10 日。

21 世纪，两国的冲突始于奥巴马总统的重返亚太战略。这一战略包括对军事、信息和经济侵略的全面控制。

美国把亚太当作"美国的湖"（US lake），就像拉丁美洲是美国的"后花园"一样，这种做法的根源可以追溯到 1878 年。当时美国海军准将罗伯特·舒菲尔德（Robert W. Shufeldt）在美国蒂康德罗加号（USS Ticonderoga）军舰上称太平洋是"美国在海洋上的新娘"。他宣布了太平洋地区的门罗主义（Monroe Doctrine），并将亚洲描述为"寻求帝制灭亡，人民力量达到顶峰"的地方。有趣的是，1873 年的大恐慌（The Panic）导致了经济危机，也促使美国去寻找海外新市场。美国在 1871 年入侵朝鲜失败了，舒菲尔德需要改善美国的国际关系。1882 年，他促成了美国和朝鲜在环太平洋地区签署的第一份条约。

如今美国经济崩溃是特朗普政府与中国的斗争升级的一个主要原因，因此特朗普正在努力重塑巴拉克·奥巴马（Barack Obama）的政策。奥巴马曾宣称自己是"第一位太平洋总统"（First Pacific President），作为一个用来挑衅中国的地缘政治战略。他的国务卿希拉里·克林顿（Hillary Clinton）在《美国的太平洋世纪》（*America's Pacific Century*）一书中宣称：未来将由亚洲决定，美国将处于行动的中心。他们提出了"重返亚洲"战略，导致与中国的军事对抗升级，打算将美国 60% 的作战能力转移到太平洋。

在特朗普入主白宫椭圆形办公室（Oval Office）[1]之前，美国就已经与中国有了摩擦。美国军方和其他政府部门正在为一场持久战做准备，包括对中国施加经济和外交压力，并在中国周边地区加强军事力量。上周四，KPFA[2]报道 K. J. 诺（K.J. Noh）[3]指出，空海作战是美军的核心原则，旨在确保美国

---

[1]　椭圆形办公室（Oval Office）位于白宫西厢，是美国总统的正式办公室。顾名思义，办公室呈椭圆形，总统办公桌后有三扇朝南的窗户，房间北侧有一个壁炉。建于 1909 年塔夫脱总统时期。——译者注

[2]　KPFA（94.1 FM）是美国听众资助的谈话广播和音乐广播电台，位于加利福尼亚州伯克利，向旧金山湾区广播。KPFA 主要播放公共新闻、公共事务、谈话和音乐节目。——译者注

[3]　K. J. Noh 是美国亚洲地缘政治学专家、和平活动家。——译者注

在在世界范围内的自由行动。美国与其盟国建立陆、海、空联合作战体系，并且都培养了网络集体作战能力。

2011 年，美国外交关系委员会开始敦促美国退出《中导条约》（Intermediate-Range Nudear Forces Treaty）。为美国军方提供咨询的兰德公司（RAND Corporation）在 2016 年出版了《思考不可思议》（*Thinking through The unthinkable*）一书。报告描述了美国应该如何赢得与中国的战争，并称美国需要在 2025 年之前做到这一点。这一战略旨在以高成本的代价长期聚焦于中国南海，以切断中国的燃料供应和贸易往来。大约 10 年前，军事战略家詹姆斯·霍尔姆斯（James Holmes）和吉原敏（Toshi Yoshihara）发现，第一岛链是一个天然屏障，极有可能封锁中国海军。

兰德公司敦促美国废除《中导条约》，这样导弹就可以对中国构成威胁。2018 年，特朗普宣布美国将退出《中导条约》，这看似是他个人的意愿。美国以俄罗斯违反了该条约为幌子，实际上毁约是为了方便挑衅中国。2019 年 8 月，美国退出该条约，并立即开始研发新型导弹。随后，美国进行了新型陆基巡航导弹的首次试射。

美国一直扩大在太平洋的军事基地。2019 年 9 月，美国国防部部长马克·埃斯珀（Mark Esper）在海军战争学院（Naval War College）发表演讲时呼吁进一步扩大太平洋地区的军事基地，称印度洋是"我们的优先战场"。埃斯珀认为："美国庞大的联盟和伙伴关系网络为我们提供了战略优势，而这是我们的对手无法匹敌的。"

美国对中国的综合作战不仅包括信息战，还包括制造经济冲突。就在新冠肺炎疫情之前，香港爆发的抗议活动和关于维吾尔族人的造谣宣传最为明显。自 1996 年以来，美国一直在为香港的反华活动提供资金。人们错误地把反华抗议称为"民主抗议"。虽然一些民众对抗议活动感到困惑，但当他们呼吁"特朗普拯救我们"并与右翼反华参议员合作时，就能够很明显看出香港是美国反华战略的一部分。美国通过了《香港人权与民主法案》，美国将以此为借口，干涉中国香港特区的内政。

与之类似的是，美国基于一份可疑的研究报告诬称数百万维吾尔族人被大规模监禁，甚至在中国存在穆斯林大屠杀。这些都是用来煽动反华势力的错误言论。长期以来，美国一直支持反华分裂主义组织世界维吾尔代表大会（World Uyghur Congress），以此作为其从内部削弱中国的努力的一部分。民族分裂分子、宗教极端分子是中国的一大社会问题，这些人在中国参与了恐怖主义的暴力活动，还在叙利亚作战。实地访问过该地区的人和采访过维吾尔族民众的人，将这些荒谬的言论描述为美帝国主义兜售的"可耻的谎言"。

当时奥巴马领导下的经济霸权统治体现在组织签订历史上最大的企业贸易协定——跨太平洋伙伴关系协定（Trans-Pacific Partnership，TPP）。跨太平洋伙伴关系协定包括美国和 11 个环太平洋国家，却不包括东半球最大的经济体中国。其目的是通过这些国家的企业来帮助巩固美元的主宰地位，确保美国在亚太地区的霸权。"人民抵抗"帮助组织了一场为期 5 年的活动①以抵制跨太平洋伙伴关系协定。这次抵抗被视为美国在亚洲霸权终结的开始。

但是，跨太平洋伙伴关系协定的失败并没有阻止美国对亚洲的关注。2018 年，美国宣布了以中国为首要目标的"大国冲突"（Great Power Conflict）新国防战略。大约在同一时间，美国发布的《核态势评估报告》（*Nuclear Posture Review*）宣布了核武器发展的升级，这也是在奥巴马任内开始的。新的军备竞赛还包括太空、传统武器、网络防御和监视等领域。

美国担心 21 世纪的全球主导者将变成中国，因此它正竭尽全力阻止中国的这种发展。这迫使两党都支持采取以核武器和其他武器对中国实施军事包围的政策。

二、特朗普时期的疫情恶化

特朗普政府正在利用新冠疫情加剧对中国的挑衅。这包括一场正在成为中国版"俄罗斯门"的宣传攻势。特朗普政府诬称其为"中国病毒"或"武汉病毒"，尽管他被告知这些描述是不准确的，因为我们仍然不知道病毒的

---

① 这次活动名为"movement of movements"。——译者注

源头。荒谬的宣传还在继续，声称中国隐瞒死亡人数、泄漏或操纵病毒等。

一项彻底的事实核查表明，这些说法是错误的，但是美国人已经建立了对中国的仇恨、对亚洲人民的偏见。这无形中加剧了中美之间冲突的升级。现在特朗普和拜登互相指责对方对待中国的政策太软弱。拜登指责特朗普不追究中国在新冠疫情中的罪责，而特朗普则竭力把中国作为他应对疫情失败的替罪羊。这些散布的谣言证明了中美经济和军事冲突急剧恶化。

现实情况是，中国对病毒的反应之迅速震惊了全世界。中国为各国争取了抗击病毒的时间，赢得了卫生专家的赞誉。中国允许世界卫生组织的公共卫生官员审查其应对措施，专家也确认了其应对措施是成功的。中国的做法为其他国家提供了对抗新冠病毒的经验教训。此外，中国还向世界各国提供援助，帮助它们应对疫情。虽然一些国家从欧盟和美国得到的帮助很少，甚至没有得到帮助，但却从中国和古巴那里得到了充分的医疗援助。

2月，中国最高情报部门国家安全部向中央高层领导人提交了中国当代国际关系研究院的一份报告，警告中国需要为与美国发生武装对抗的最坏情况做好准备。这种风险在很大程度上来自美国在疫情中滋生的对中国的强烈不满。

路透社（Reuters）报道称，美国正在斥巨额军费制造对抗中国的武器。预算文件显示，海军陆战队明年预计花费 1.25 亿美元购买 48 枚战斧导弹，并花费 32 亿美元研发高超音速技术，将主要应用于新型远程导弹。五角大楼还希望在 2021 年为另外 53 枚新的远程反舰导弹筹集 2.24 亿美元军费。他们预计到 2025 年将有 400 多架飞机投入使用。这些武器将用于辅助海军超级大黄蜂喷气机（Navy Super Hornet jets）和空军 B-1 轰炸机。

据路透社报道，美国海军陆战队成功测试了新型短程反舰武器——海军打击导弹。"在战术的重大转变中，海军陆战队将与美国海军联手攻击敌人的军舰。美国海军陆战队配备反舰导弹的小型机动部队将成为舰艇杀手。"它们将分散在西太平洋和沿第一岛链的关键地点。

中国敦促美国停止在亚太地区"移动棋子"。中国军方发言人吴谦大校2019 年 10 月警告称，如果华盛顿在亚太地区部署陆基远程导弹，中方将

"不会袖手旁观"。美国的举动正在亚太地区引发一场军备竞赛。路透社发表了一系列关于中国军事的文章，大多数文章表示，中国的导弹现在已与美国的导弹不相上下，甚至超过美国。

《南华早报》（*The South China Morning Post*）5 月 10 日报道称，美国增加了在中国附近海域的军事行动。这其中包括在南海、东海、黄海和台湾海峡上空增加部署 39 架美军飞机，是 2019 年的 3 倍多。美国海军还在 2020 年前 4 个月在南中国海进行了 4 次所谓的"航行自由行动"，而 2019 年全年仅进行了 8 次。

美国已指示北约（NATO）把打击重点放在中国，美国也一直在亚太地区建立军事关系，特别是与其最亲密的军事盟友日本。中美之间的冲突将给全球带来战争的风险。中国与包括俄罗斯在内的许多国家建立了合作关系。美国一直在增加在该地区的军事开支，而俄罗斯和中国则以开发新武器和增加军费开支作为回应。五角大楼正计划与中国和俄罗斯展开一场新的持久战。

美国需要的不是"大国冲突"的国家安全战略，而是"大国合作"的战略。联合国呼吁国际合作和全球停火却遭到美国的阻挠。

随着冲突风险的升级，人们需要将促进和努力实现和平作为首要任务。我们敦促美国政府签署和平协议。美国的官员不应该因为诋毁中国而得到鼓励。我们必须共同努力，揭穿关于中国的谎言，这样做让政治家们制造谎言的行为产生适得其反的效果。

中国从一穷二白到成为全球经济引擎，这种和平崛起不应被视为对美国的威胁。中国的"一带一路"倡议可以帮助所有国家。如果美国以经济和军事冲突升级作为回应，这将削弱美国在全球的领导地位，给世界带来更大的不稳定性。在这个新的多极化世界里，美国必须与中国和其他国家合作，阻止和防范流行病、经济崩溃、气候灾难和核战争的风险。

特朗普"赢了"！他完成了奥巴马 "重返亚太"战略并且实现与中国的 抗衡 ①

[美]阿贾姆·巴拉卡

特朗普政府决心"让中国回到过去"，这种白人至上主义思维模式将不可避免地导致重大的判断错误。

一、"美国政策制定者公开宣称要与中国开战"

特朗普在成为美国第 45 任总统之前，就一直视中国为死敌——部分是由于他根深蒂固的白人至上主义和他对会引起他自卑情绪的自由主义精英"全球主义者"的反感。因此，他从未动摇过对中国"黄祸"的强烈反对。

奥巴马政府在 2011 年宣布美国外交政策的"战略中心"将聚焦在亚太地区的军事和政治上，尤其是东南亚，这其实就是暗中针对中国。这是特朗普少有的一次支持奥巴马的立场，尽管他们是出于不同的理由。

---

① 选自《黑色议程报告》，2020 年 5 月 13 日。

对特朗普来说，问题在于如何在生产全球化深入发展的新自由主义时期处理好金融资本与它们资助的跨国公司之间的融洽关系。这种关系导致美国大部分工业基础首先转移到墨西哥，然后转移到中国大陆。为了改变这种关系，特朗普将这些流失在海外的工作岗位"带回国内"归为他"美国优先"立场的一个部分，作为他竞选的议题和上任后的第一项任务。将贸易关系转变成对他有利的模式是他的首要目标，遏制中国是一个必要但近乎次要的目标。

二、"特朗普曾经支持过奥巴马的立场"

特朗普反对的跨太平洋伙伴关系（TPP）曾被希拉里·克林顿（Hilary Clinton）称为"贸易协议的黄金标准"，但是在她2016年竞选州长时又假装反对这一条约。精英人士认为这项协议将能够对中国在亚太地区乃至全球的野心施加压力，同时确保美国跨国资本经济关系的连续性，以更好地利用中国作为为美国和欧洲生产商品和服务生产的地区。

金融界和跨国公司的精英们认为，特朗普对跨太平洋伙伴关系的反对行为以及他对过去40年全球新自由主义政策整个架构的评论是鲁莽的。他们认为特朗普威胁到了他们的发展。这些精英甚至在特朗普上台之前就通过州议会和媒体来破坏他的政府的稳定。这部分人对特朗普在种族、穆斯林和移民问题上的言论毫不在意。事实上，当他们在布什和奥巴马领导下完成加强国家安全的任务，并密谋除掉特朗普或将他们的议程纪律强加给特朗普的政府时，特朗普在政治舞台上的戏剧性表演无疑成了一种非常有效的分散人们注意力的方式。

三、"金融和跨国公司的精英迅速行动，破坏特朗普政府的稳定"

在特朗普看来，实现"重返亚洲"需要一个战略角度——缓解与俄罗斯的紧张关系，意图将其纳入"欧洲"阵营，以便美国和欧洲联合起来制约中国。然而特朗普万万没有预料到，反对他执政的势力是如此强大。"俄罗斯门"彻底粉碎了特朗普寻求与俄罗斯和解以联合全部力量抵抗中国的构想。

但是如今，特朗普在经历了前所未有的在其总统任期内的破坏活动后，得到了越来越多的管理阶层力量联盟的支持。这代表了一种新兴的、越来越强烈的共识，即中国已经摆脱了美国的控制，成为对美国全球霸权的真正威胁。

什么会发生改变呢？

即使中国在 20 世纪 90 年代获得了"最惠国待遇"并且成为世界贸易组织（WTO）的成员，但是美国一直将把中国限制在国际分工中的特定角色作为反华战略的一部分。

"特朗普由于日益增长的共识而获得越来越多的支持，这一共识就是中国摆脱了美国的控制。"

美国跨国资本和中国政府之间的关系被认为是双赢的。中国为美国市场提供了商品和服务，美国的企业也为中国劳动力提供就业机会；中国为美国政府提供财政收入，同时也为美国消费者提供了廉价的产品。在这一过程中，人们认为，中国融入并参与全球资本主义世界市场将导致其经济和政治制度的"自由化"，并为美国资本打开一个巨大的新市场。

但问题是中国总有自己的应对策略。

美国两党执政阶层达成了新的共识，即需要采取更激进的措施来遏制中国。奥巴马 2011 年宣布的臭名昭著的"重返亚洲"战略就是一个典型。

如今，美国统治阶层日益增长的共识给特朗普的反华运动注入了新的活力，这一共识反映在美国社会的一些认知上，即与中国的经济一体化并未导致中国转变为"合格的"资本主义国家。随着中国国家主席习近平提出的"一带一路"倡议受到各国欢迎，美国认为中国是一个只能用军事手段来对抗的生存威胁。

四、抵抗中国、新冠肺炎和黑人工人阶级的地位

白人至上主义使美国的政策制定者们看不到美国作为超级大国正在经历不可逆转的政治衰退、经济萧条和地缘政治失败的事实。美国应对新冠肺炎的无能举措和社会的混乱，以及政府无力为其公民提供最基本的保障，暴露了美国经济和政府的深层结构性矛盾。但即使在危机中，美国仍拥有庞大的军事体系，随时可以制造大规模的死亡和破坏。

这使得美国成为全人类的威胁，因为美国决策者似乎掌握着生死权，他们仿佛随时准备在将霸权地位自愿让渡给中国这样的非欧洲国家之前摧毁世界。

例如，美国国务卿迈克·蓬佩奥（Mike Pompeo）公开宣布，美国及其西欧盟友必须让中国处于"适当的位置"。这代表了一种白人至上主义思维，将不可避免地会导致重大的判断错误。

"美国决策者在自愿放弃权力之前，似乎已经做好了毁灭世界的准备。"

这种白人至上主义、殖民主义的心态使得他们无法接受非白色人种拥有完整、平等的人权。因此，他们在这种观念的驱使下，丧心病狂地顽固反抗霸权向中国的转移，然而这已经是不可避免的事实。

为了防止这一客观的事实继续发展下去，美国的政策制定者公开宣称要与中国开战。这不是一场普通的战争，而是一场美国统治者们认为必须在2025年之前开火的战争！

几十年前，美国的军事战略家们就如何摧毁中国的燃料供应链和贸易路线展开了战争演习。兰德公司在奥巴马政府期间提供了美国在常规战争中击败中国的策略。2011年，美国外交关系委员会开始敦促美国退出《中导条约》，该条约于2019年8月失效，旨在于中国沿海重新部署中程导弹。

特朗普政府一直将新冠病毒称为"中国病毒"，想通过这种"指责游戏"诱使公众支持与中国的对抗行为。

然而，中方意识到了新冠疫情可能出现的危险情况，正在做好相应的准

备。然而这并非真正的危险。中共党内高层和军队高层警告说，中国必须为包括武装冲突在内的所有突发事件做好准备。

五、"这场指责游戏让公众支持与中国的对抗"

对非裔美国人来说，我们必须抵制一切企图将我们卷入与我们无关的冲突中的势力。我们必须清楚，我们不会让我们的儿女在又一场侵略战争中为白人资本主义和殖民者国家牺牲。

我们必须反对面向我们这一群体的反华宣传，他们编造骇人听闻的中国反黑人的种族主义故事，以及捏造所谓的中国"殖民"非洲的企图。这种立场既荒谬又侮辱，因为它忽视了一个残酷的现实，那就是曾被欧洲殖民的非洲大陆至今尚未恢复。

特朗普在关于中国问题的宣传战中大获全胜。其关键原因是特朗普呼吁白人跨阶层团结起来反对落后文明群体，而美国人非常容易受到这种呼吁的影响。塞缪尔·亨廷顿（Samuel Huntington）的《文明的冲突》不仅引起了右翼读者的共鸣，而且是挑战西方现代性的一个可接受的评论。

然而，面对这些宣传和呼吁，我们非裔美国人必须清楚我们的敌人是谁。因为我们没有保持社交距离而在街上殴打我们的人，不是中国人，而是那些白人；剥夺我们的医疗保障，关押我们、杀害我们、污染我们的水，并强迫我们为了生存而在工作中劳累致死的人，不是中国人，而是那些白人。

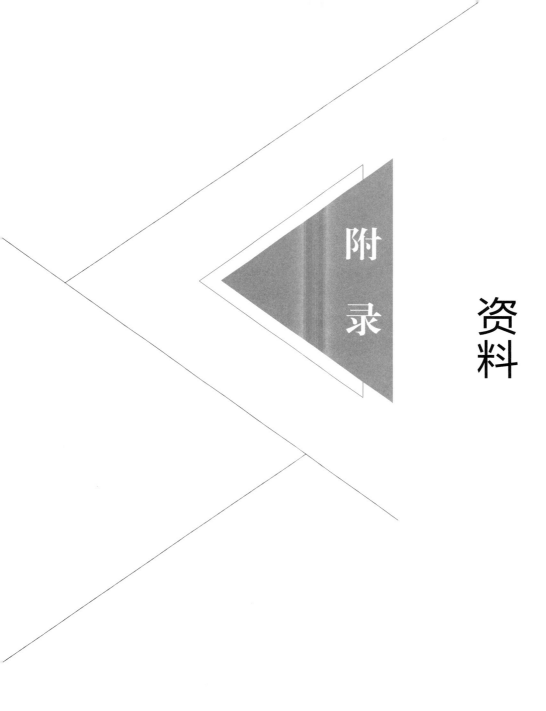

附录

资料

论社会主义越南对新冠肺炎疫情的应对 ①

[越南] 努坦年（Ngo Thanh Nhan）

[美] 默尔·拉特纳（Merle Ratner）

今晚，我想谈谈越南抗击新冠肺炎的经验。越南的首例病例发生在 2020 年 1 月 23 日。从那时到 7 月初，大约有 200 例感染病例，没有死亡病例。第二波新冠疫情于 7 月 1 日开始。即使是第二波疫情，截至 8 月 20 日，越南也只有 1034 例病例，29 人死亡。而且许多死亡的人原本就患有绝症，其中的一些病例与越南战争中橙剂毒素 ② 引起的慢性疾病有关。

在越南，全国各地的医院直接将患者和死亡病例提交给政府，并由卫生部及时向公众报告。

越南是一个人口超过 9700 万的国家，新冠疫情中的 29 例死亡病例相当于每百万人中只有 0.299 人死亡。美国有 3.31 亿人口，死亡人数超过 183650 人，也就是每百万

---

① 选自"工人世界"网，2020 年 8 月 27 日。

② 美军在 1955—1975 年越南战争中使用这种毒剂。美军用低空慢速飞行的飞机喷洒于被判断为共产党武装人员藏身之地的森林、丛林和其他植被上，使树木等植物落叶，以暴露打击目标。——译者注

人中有 554.83 人死亡——从比例上看，美国的死亡人数是越南的 1855.82 倍。

越南的第二波新冠肺炎疫情主要集中在岘港，这是可以理解的：首先，岘港是越南第三大城市，也是外国工人的主要移居城市和国际旅游的主要景点，境外输入病例可能性大。其次，岘港也是受到橙剂毒素危害最大的城市之一，群众普遍抵抗力弱。

作为一个仍处在 20 世纪美国化学战危害下的发展中国家，越南是如何在抗击疫情中取得如此令人印象深刻的成果的？

最重要的一点是越南以拯救生命为首要任务，全力抗击新冠肺炎疫情。在很早的时候越南总理就宣布，整个国家将集中其所有人力、财力和技术能力来对抗这一流行病。

在越南，抗击新冠肺炎疫情被当作一场战役，就像越南为赢得民族解放而进行的战役一样。他们的口号是"越南，敢赢，敢战胜冠状病毒"。保护人民的生命健康是越南最关注的问题，而不是经济增长！越南政府只有在劳动者及其生存环境足够安全的情况下，才会重新开放经济。

一、用社会主义价值观来对抗疫情

越南是一个社会主义市场经济国家。在应对新冠肺炎疫情时，越南共产党运用社会主义价值观成功克服了市场经济的弱点。

党和政府从越南的实际情况出发，对新型冠状病毒的传播途径、易感人群以及防治方法进行了唯物主义的分析。

作为一个中等水平的社会主义发展中国家，越南没有大量的高科技医疗设备可以使用，但是却可以发挥多年建立起来的为人民服务的公共卫生系统的作用。虽然越南的医院系统质量参差不齐，但它的预防性卫生规划、公共卫生规划和应对措施十分完备，对应急行动中心等公共卫生基础设施进行了认真投资。越南还从早期的"非典"和禽流感中吸取了公共卫生管理方面的经验教训。

越南决定通过联络和社区追踪检测的方法，在疫情广泛蔓延之前将工作重点放在疫情防控以及大规模的公共卫生教育和对外医疗援助上。

在新冠肺炎疫情蔓延的地区，越南关闭了非必要的企业和学校。在疫情高发区，居民被严格隔离。人们被要求居家隔离以避免进一步传播。政府和社区为居民们提供了食物、药品和医疗服务。海外归国的人员被安排在酒店或其他医疗中心进行为期两周的强制隔离，政府为他们免费提供食宿和医疗。

在越南，无论经济地位如何，每个人都可以接受治疗。医务人员、普通劳动者和民众全都获得了政府提供的口罩和个人防护装备。

二、科学防控与文化宣传，实行集中规划

越南利用最新科学成果研究了第一波疫情到第二波疫情中的新冠病毒毒株。在疫情早期，越南开发了一个社区模式的接触者全面追踪系统，该系统能向下延伸到基层、城市社区和农村村庄。越南领导人在很早就向人民讲述了新冠肺炎的原理，以及人们可以采取哪些措施来预防感染。

越南迅速让工厂转向生产个人防护用品和医疗设备。技术人员也在防控疫情中发挥了作用，他们发明了手机应用程序，可以让人们查看在一定半径内是否有人感染了新冠肺炎。注册这些应用程序是自愿的，但是在群众中很受欢迎。

越南政府动员文化宣传工作者，来教育、激励和动员人民抗击新冠肺炎疫情。街道上的彩色横幅、电视公告、总理和城市领导人的每日简报等，都传达了明确、真实和富有同情心的信息。

政府通过各个部门，尤其是卫生部，来动员更广泛的群众防控新冠病毒。他们通过中央网上平台传播即时信息。年轻的艺术家与卫生工作者一起创作了一首流行歌曲，向人们展示如何正确洗手，这首歌在越南媒体和国际上广泛传播。这种有效的信息和文化宣传工作杜绝了谣言的传播。

三、人民民主的力量

我们刚才所描述的一切，国际上都已作过报道了。越南的人民力量和社会主义民主是越南成功的关键，而这一点一直没有成为国际关注的焦点。

这其实是社会主义"以人民为中心"的思想，也是越南在抗击新冠肺炎疫情中发挥重要作用的因素。《全球卫生范例》将这种方法描述为"一种强大的普适性方法，使利益相关的各个部门参与决策过程，并促进正确措施的有力实施"[①]。

共产党、群众组织和全国人民共同开展了抗击新冠肺炎疫情的行动。党统筹领导，从基层到各省，再到全国，动员广大党员制定、解释和实施新冠肺炎疫情防控战略。

参与的群众组织有越南祖国阵线、越南妇女联盟、胡志明共产主义青年团、越南农民联盟、越南总劳工联合会和越南橙剂受害者协会等。这些群众组织以及军队，迅速采取行动，组织其成员参加公共卫生运动。

社区和街道的组织对党和群众的组织起到了补充作用。这些街区组织构成了最小的社区组织单元，存在于越南城市和农村的许多街道上。

居民们会帮助邻居识别新冠肺炎症状，并及时送诊。他们奉行集体主义，在社区中当志愿者，帮助监督居民戴口罩和遵守其他隔离规定，劝阻任何以自我为中心的或自私的行为。越南从来没有发生过像美国一样的反对隔离的武装抗议。

四、社会主义者的分析

社会主义社会的特征之一是能够对时间、地点和条件进行客观分析，并制定出符合当时人民需要的战略战术。与此同时，还要定期评估这些方法哪

---

① 资料来源：来自 ourworldindata.org/COVID-19-exemplar-vietnam。

些是成功的，哪些是失败的，并从中吸取经验教训，以便改进。

批评与自我批评的目的是加强人们的工作，用集体的力量克服自身的弱点。在这种方法的指导下，越南在第一波疫情暴发后认识到骄傲自满是一个毛病，于是积极动员民众采取纠正措施来遏制第二波疫情。

越南应对新冠肺炎疫情也带有国际主义色彩。古巴和越南的合作特别紧密。古巴向越南派出了一个医疗专家组，并捐赠了数千瓶重组人干扰素 α2b，来帮助越南抗击新冠肺炎疫情。越南最近也向古巴捐赠了 3 吨医疗设备，包括快速检测包、口罩和防护服以及 5000 吨大米。越南还帮助了其他遭受疫情肆虐的国家，甚至向欧洲和美国捐赠个人防护用品。

你可以看到越南这样的社会主义国家处理新冠疫情危机的方式与美国是截然不同的。在越南，抗击新冠肺炎疫情取得的成就，增强了人们对共产党和越南政府的信心。人们感到一种强烈的自豪感，因为国家团结在一起帮助每一个人，并且他们的国家做了其他国家很难做到的有意义的事情。

从中美两国疫情防控中汲取经验教训 ①

[美]卡尔文·德尚别

第一个事实：美国的新冠病例比世界上任何地方都多。

2020 年 7 月 4 日，美国确诊病例 280 万例，占世界确诊病例总数（1110 万例）的 25% 以上。其次是巴西，只有美国的一半左右。中国只有 8.4 万例，伊朗 24 万例，整个欧盟和英国约有 150 万例。②

第二个事实：美国疫情的暴发比世界上任何地方都快。

自 2020 年 3 月初以来，美国是世界上每天新增病例最多的国家，而且增长速度还在继续上升，而巴西曾短暂地与美国持平。截至 7 月 4 日，美国已经有 13.2 万人死亡，就在过去一天内死亡人数超过 661 人。中国只有 4634 人死亡，最近的一次还是在 5 月 16 日。

第三个事实：美国的营利性医疗体系使人们无法获得

---

① 选自"国际行动中心"网，2020 年 7 月 27 日。

② 资料来源：oecd.europa.eu。

治疗。

　　美国在医疗保健上的支出占 GDP 的 17%，比排名第二的瑞士（11%）高出一半以上。然而，每年只有 84% 的成年人会去看医生，美国药品的价格也高于世界其他国家和地区。美国的人均医院床位比大多数国家（80%）都要少，而且随着人口的增长，美国医院倒闭的速度也比其他大多数国家更快。

　　第四个事实：美国曾拒绝国际援助。

　　在发现新冠病毒的 12 天内，中国研究人员分析出了病毒的基因序列，并向世界卫生组织汇报，以开发诊断测试的方法。这些测试方法在美国首例死亡病例发生前几周就投入使用了。美国没有与中国或其他世卫组织研究人员合作，这才加速了疫情的暴发。

　　第五个事实：美国未能部署疫情控制措施。

　　美国从未将病毒传播速度减缓到最高速度的一半，却在世界上病例最多、病毒传播最快的时候解封。相比之下，中国在武汉持续隔离了 5700 余万人，直到每天没有新的病例出现才解封。

　　第六个事实：美国对疫情的反应更多的是关注经济利益，而不是人民的生命。

　　美国投入在金融和军队上的钱高达数万亿美元，但是却不为人民提供医疗、住房或食品。美国为群众提供仅仅一次现金补助。尽管美国拥有庞大的国家财富，但却没有面向全民的免费医疗、住房、食品安全或高等教育计划。

　　第七个事实：对疫情的有效回应应当是以人民为中心。

　　相比之下，中国作为一个发展中国家，已经安全地实施了大规模的疫情防控计划。这些计划以集体医疗保障、粮食稳定和教育计划为基础。这些早在 1949 年中国革命胜利的时候就已经建立好了。

　　第八个事实：美国在健康问题上转向军国主义。

　　自疫情暴发以来，美国一直在煽动针对中国人的恐华袭击，并荒谬地指责中国传播了病毒（事实上美国的许多病例来自意大利）。美国积极地在中国附近部署航空母舰，发布虚假报告声称该病毒是中国的生物武器。美国摆出随时开战的姿态，它并不关心和平与健康。

美国对华军事部署 200 年历史（1820—2020 年）[①]

[美] 迈克尔·克莱默（Michael Kramer）

从 1820 年到 1949 年，吉姆·克劳（Jim Crow）时代的美国陆、海、空三军开始占领并巡逻中国的城市、沿海水域和河流。这种残酷的种族主义占领一直遭到中国人民的抵抗。直到今天，美国的航空母舰、驱逐舰和核潜艇还在南海宣称"航行自由"。[②]

1820 年 5 月 16 日，拥有 38 门木壳外壳炮的三桅重型护卫舰"美国国会号"（USS Congress）在未经通知和未被邀请的情况下停靠在广州。

1835 年，美国海军东印度中队成立。中队的舰艇参加了第二次鸦片战争（1856—1860 年）。

---

① 选自"国际行动中心"网，2020 年 7 月 15 日。

② 本篇文章资料来源：（1）chinamarines.org。（2）Ellsworth, H.A.《美国海军陆战队的 180 次登陆》，1800—1934 年，美国海军陆战队总部历史和博物馆部，1974 年（再版），华盛顿特区。（3）1920—1942 年美国海军亚洲舰队在中国的长江巡逻和进行其他活动，如海军部年度报告所述。——由退伍军人争取和平／中国工作组成员迈克尔·克莱默编辑完成。

1854 年，东印度中队组成长江巡逻队，保护美国公民、美国财产和基督教传教士。它在上海和重庆之间运行，运行距离超过 1000 英里，持续到1949 年。

1854 年 4 月 4 日，美国"佩里"号巡洋舰海军陆战队员和海军士兵在上海登陆，与英国联合作战，以保护美国和欧洲的商业利益。他们直到 1854年 6 月才撤退。

1855 年 5 月 19 日，美国"波瓦坦"号巡洋舰海军陆战队和海军士兵在上海登陆以保护美国公民。

1855 年 8 月 4 日至 5 日，美国"波瓦坦"号巡洋舰和英国盟军在香港海岸的"泰和湾战役"（Battle of Ty-Ho Bay）中抢夺了 17 艘中国船只并炸毁另一艘中国船只。美国把中国人指责为海盗，导致数百名中国人被杀，1000 多人被俘。

1856 年的 10 月 22 日，美国"朴次茅斯"号巡洋舰海军陆战队员和水兵登陆广州，声称保护美国的利益。这支部队在未来几周内不断得到增援。

1856 年 11 月 16 日至 24 日，第二次鸦片战争期间，美国"朴次茅斯"号、"圣哈辛托"号和"利凡特"号巡洋舰联合英国毒品贩子轰炸并占领了珠江上的中国堡垒。

1859 年 6 月 24 日至 26 日，第二次鸦片战争期间的第二次大沽口战役爆发，美国、英国和法国军队因未能从天津海河上的中国守军手中夺取堡垒而战败。

1859 年 7 月 31 日，美国"密西西比"号巡洋舰海军陆战队和水兵在英国的帮助下部署到上海，以保护美国的利益。

1866 年 6 月 20 日，在美国领事据称遭到袭击后，美国"瓦舒塞特"号巡洋舰海军陆战队在中国营口登陆，并进行了报复性的进攻。这支部队在 5天后得到加强。美国海军在"瓦舒塞特"号巡洋舰撤军前对数十名中国人进行了审判和惩罚。

1867 年 6 月 18 日，美国"怀俄明"号和"哈特福德"号巡洋舰的海军陆战队和水兵在台湾岛登陆，进行报复性的进攻。但在 6 小时内，遭到民众的激烈抵抗后被迫撤退，最终他们的指挥官被杀。

1868 年，东印度中队解散，亚洲中队成立。1902 年，它被升级为亚洲舰队。

1894 年 12 月 4 日，美国"巴尔的摩"号巡洋舰海军陆战队部署到天津。他们一直待到 1895 年 5 月。

1898 年 11 月 4 日，美国"巴尔的摩"号、"波士顿"号和"罗利"号巡洋舰海军陆战队在北京和天津建立基地，以保护美国的外交使团。这些海军陆战队于 1899 年 3 月撤离。

1900 年 5 月 24 日，美国第一支地面部队在中国天津海河上的大沽登陆，与其他 7 个国家联合镇压了反对外国占领的义和团起义。在 1900 年 8 月 15 日占领皇城北京之前，所谓的"中国援军"的人数已超过 19000 人。1900 年 9 月 28 日，大部分军事单位均撤出北京，只有美国陆军第 9 步兵团仍在保护美国大使馆。

1905 年 9 月 12 日，来自菲律宾的美国海军陆战队抵达北京，接替美国陆军第 9 步兵团。

1905 年 12 月 20 日，美国"巴尔的摩"号巡洋舰的海军陆战队员和水兵在上海登陆，"帮助维持秩序"，以回应中国民众的反对外国示威活动。随后，英国、德国和日本的军队也加入。

1911 年 11 月 4 日，美国"奥尔巴尼"号和"彩虹"号巡洋舰的海军陆战队登陆上海，保护所谓美国的利益，于 11 月 14 日撤离。

1912 年 1 月 18 日，在中华民国宣告成立后不到 3 周，美国陆军第 15 步兵团进驻天津，直到 1938 年 3 月 2 日才离开。

1913 年 7 月 7 日至 8 月 17 日，美国"巴尔的摩"号和"彩虹"号巡洋舰先后 5 次在上海登陆，保护所谓美国的利益。

1922 年 4 月 28 日，美国"巴尔的摩"号巡洋舰海军陆战队被派往北京，加强对美国大使馆的守卫。

1922 年 5 月 5 日，美国"休伦"号巡洋舰海军陆战队部署到上海，以保护美国的利益。

1924 年 10 月 6 日，美国"阿什维尔"号巡洋舰海军陆战队组建第一远征军并在上海登陆。它们随后进入天津，直到 1925 年 2 月 8 日才撤退。

1925 年 1 月 22 日，美国海军陆战队组建第二远征军，从菲律宾部署到上海。同一年还部署了多支海军陆战队。

1927 年 2 月 24 日，美国海军陆战队第四团在斯梅德利·巴特勒（Smedley Butler）准将的指挥下从圣地亚哥登上"绍蒙特"号巡洋舰抵达中国，停靠在上海标准石油公司码头。当时，美国在中国的军事力量共有 6000 人，在中国海域有 44 艘海军舰艇。巴特勒后来承认："1927 年在中国，我帮助标准石油公司不受任何限制地向前发展。"

1927 年 3 月 4 日，美国"匹兹堡"号巡洋舰上的海军陆战队扣押了一艘被中国政府扣留的船只，并将其归还给标准石油公司。

1927 年 3 月 25 日，美国"匹兹堡"号巡洋舰上的海军陆战队开始在上海市中心的海滨大道上巡逻。"萨克拉门托"号巡洋舰的海军陆战队员开始保卫环球烟叶（Universal Leaf）和烟草公司（Tobacco Company）的财产。

1927 年 4 月 25 日，美国海军航空兵 VF–3M 和 V0–5M 从圣地亚哥和关岛出发抵达中国。他们占用了距天津 35 英里的中国牧场，并修建了一个机场。

1927 年 5 月 2 日，美国第 6 海军陆战队乘坐"亨德森"号巡洋舰抵达上海。

1932 年 2 月 4 日，美军第 31 团抵达上海增援海军陆战队第 4 团。1932 年 7 月 5 日撤回菲律宾。

1945 年 9 月 30 日，美军内部作战代号为"围困行动"（Operation Beleaguer）开始，海军陆战队第一师抵达中国，并部署到上海和北京。随后是第三水陆两栖兵团的 5 万海军陆战队、第七舰队的军舰、第十四空军和两个海军建造营。美军声明的任务是为第二次世界大战结束后 60 万日本士兵的投降和遣返提供便利。

1945 年 10 月 6 日，美军第十四航空队开始在中国各地空运 5 万名国民党军人，为期 3 周，他们与中国人民解放军开始进行一场必将失败的战争。

1946 年 7 月 13 日，中国人民解放军俘虏了守卫河北省一座桥梁的 7 名美国海军陆战队员。

1946 年 7 月 29 日，中国人民解放军伏击了一支美国海军巡逻部队，战斗持续了 4 个小时，4 名美国海军陆战队员死亡。

1947 年 4 月 4 日，中国人民解放军和美国海军陆战队展开了最后一次大规模军事冲突，造成美军 5 人死亡，16 人受伤。

1949 年 5 月 26 日，随着美军"曼彻斯特"号巡洋舰离开青岛，"围困行动"宣告结束。美国对中国的占领时期终于结束了。

1958—1974 年，美国中央情报局的西藏项目在科罗拉多州的黑尔营（Camp Hale）训练了数千名西藏分裂分子，以发动对中华人民共和国的战争。该计划包括空投物资、支持西藏分裂分子的低强度游击战，他们最终被中国人民解放军击溃。

2020 年 7 月，美国第七舰队的航母战斗群围绕尼米兹号和罗纳德·里根号航母在中国南海附近进行侵略性演习。

一场针对中国的新冷战有悖于人类利益①

我们注意到美国政府关于中国的言论和行动越来越具有侵略性。这对世界和平构成了威胁，并将阻碍人类共同应对所面对的极严重的问题，比如气候变化、疫情蔓延、种族歧视和经济发展。

因此，我们认为，任何新的冷战都将完全违背人类的利益。相反，我们支持最大限度的全球合作，共同应对我们作为同一个物种所面临的巨大挑战。

因此，我们呼吁美国从发动冷战威胁和其他对世界和平造成威胁的举措中后退一步，这些危险举措包括美国退出《中导条约》《巴黎气候协议》以及越来越多地与联合国相关机构脱钩。美国也应停止向其他国家施压，并对上述危险立场进行调整。

我们支持中美两国关系建立在相互对话、围绕人类共同关注的问题致力于全球团结的基础上。

---

① 参见 https://www.nocold war.org。

"东风组" ①

　　"世界各国对中国的兴趣与日俱增。然而，中国以外的大多数新闻和分析文章都是由全球发达国家的主流媒体制作出来的。为了让各国人民更好地了解中国的主张，我们成立了'东风组'（Dong Feng Collective）网站，由各国研究人员共同组成，目前正准备每周发布一篇关于中国的新闻摘要（原文为中文和英文）。作为参考和借鉴，我们还将对西方媒体的文章进行有限的选择。"

---

① 　参见 https://dongfengcollective.org。

"桥组"①

"'桥组'（Qiao Collective）是一个海外华人组织，致力于挑战美国的对华侵略政策。""我们的目标是挑战美国对中华人民共和国不断上升的侵略政策，并为美国国内的反战运动提供工具和支持，以更快地'掐灭'引发美国对华新冷战的火种。"

"我们寻求成为美国左翼和中国广大马克思主义者、反帝国主义政治工作和思想工作之间的桥梁，深化对中国和中国特色社会主义在当代地缘政治中作用的批判性思考。""我们的目的是打乱西方的错误信息和宣传，肯定中国人民的基本秉性、主观能动性和政治能动性。我们认为，在西方政治、军事和经济帝国主义控制全球南部国家的大背景下，错误的信息、沙文主义和虚假的对等削弱了美国左翼理解中国的能力。我们的目标是，通过批判地、现实地审视中国在世界反帝国主义和反资本主义斗争中的

---

① 参见 https://www.qiaocollective.com。

作用，对抗美国在左派内部的宣传。"

"我们致力于为人们了解中国在支持建立一个新兴的、独立的全球南部国家集团方面所扮演的角色来提供一个视角。这个新兴的集团饱受西方经济、军事和政治暴力的威胁。我们坚持社会主义国际主义的原则，努力实现中国社会主义道路与世界所有南部国家和殖民地人民民族解放运动间的团结与交流。"

"桥组是一个没有经费来源、由志愿团体构成的组织。我们完全是由生活在多个国家和地区的中国侨胞组成的。我们是一群散居海外的华人，包括来自东南亚、中国大陆、中国香港和中国台湾的华人。"

美国重返与中国和世界的和平关系

——退伍军人争取和平组织决议

退伍军人争取和平（Veterans for Peace）组织是一个退伍军人及其盟友组成的全球性组织，致力于通过利用我们的经验向公众宣传战争的真正原因和巨大代价，寻求治愈战争造成的创伤，并致力于结束国家之间的所有战争和敌对行动。

所谓的2011年美国"重返亚洲"政策实际上是把中国视为一个竞争者和对手，转向战争和对抗，带来了爆发核战争的危险。这种危险的政策造成了明显的恐惧、敌意甚至仇恨，不仅针对中华人民共和国，而且针对中国人民、美籍华人和其他在美国的亚洲人民。

人类现在面临着多重危机，威胁着我们的福祉和生存，这些危机需要两个最大和最强大的国家——中国和美国展开合作。

因此，退伍军人争取和平组织决定敦促美国政府，拒绝全球冲突升级，转而寻求和平、不干涉主义，并与中国和其他国家进行合作。

　　——《退伍军人争取和平组织决议》第 162 章和第 21 章，由尤金·E.
鲁伊尔（Eugene E Ruyle）（cuyleruyle@mac.com）提交。

美国退出南海

——退伍军人争取和平组织决议

2020 年 7 月，美国海军开始部署两艘核动力航空母舰尼 "米兹" 号和 "罗纳德·里根" 号进入南中国海，并配备了驱逐舰、潜艇和飞机的强大支持力量，他们称为 "航行自由"，然而，自第二次世界大战以来，这一海域的航运没有遭到任何威胁。估计有 1/3 的全球航运或 5.3 万亿美元的货物要通过南中国海，其中大部分是中国人的货物，很少有美国人的。

然而，该地区存在领土冲突和领海争端，几个邻国声称拥有部分或全部南海及其岛屿的主权，其中包括中国、文莱、印度尼西亚、马来西亚、菲律宾和越南。这些争端更多地集中在捕鱼权上，而不是贸易路线上。无论如何，都是由相关国家通过外交手段来解决的。这里不需要美国军队。而美国的本土丝毫没有受到南中国海事件的任何威胁，中国扩张的珊瑚礁的军事能力远远不及美国在太平洋地区建立的数百个军事基地和部署的军舰、核武器和轰炸机，其中包括在韩国和澳大利亚，被英国《太阳报》描述为围堵中国的"完美套索"。

然而，美国在距离中国海岸几百英里的范围内将具备核能力的军舰引入南中国海被中国——一个主要的核大国——视为一种挑衅行为。因此，无论是有意还是无意，都增加了核战争的危险。人类现在面临着多重危机，威胁着我们的福祉和生存，这些危机需要两个最大和最强大的国家——中国和美国展开合作。

因此，《东湾退伍军人争取和平决议》第 162 章敦促美国政府从南海撤出所有军事和海军力量，转而寻求和平、不干涉主义，并与中国和其他国家进行合作。

为了进一步解决这个问题，《东湾退伍军人争取和平决议》第 162 章敦促所有退伍军人争取和平组织成员和地方分会将这个决议的副本广泛地分发给当选官员、工会和社区组织。

——《退伍军人争取和平决议》第 162 章，由尤金·E. 鲁伊尔（Eugene E Ruyle）（cuyleruyle@mac.com）提交。

《美国重返与中国和世界的和平关系》

——旧金山劳工委员会决议（2020 年 7 月 13 日通过）①

退伍军人往往对战争的人类成本有着更深刻的理解。所以毫不奇怪，《退伍军人争取和平决议》第 162 章提出了一项决议，要求美国重返与中国和世界的和平关系，敦促各方缓和可能会导致一场大战的国际紧张局势。旧金山劳工委员会（San Francisco Labor Council）担心美国两个主要政党的领导人又开始鼓吹战争，通过了这项决议，供工会组织使用：

旧金山劳工委员会代表着各工会大约 10 万劳动人民的立场，多次主张通过和平手段来解决国际问题，反对把美国拖入战争的任何企图。所谓的 2011 年美国"重返亚洲"政策实际上是把中国视为一个竞争者和对手，转向战争和对抗，带来了爆发核战争的危险。这种危险的政策造成了明显的恐惧、敌意甚至仇恨，不仅针对中华人民共和国，而且针对中国人民、美籍华人和其他在美国的亚洲

---

① https://iacenter.org/2020/07/16/sf-labor-council-adopts-piv- ot-to-peace-with-china-july-13-2020-resolution/.

人民。

人类现在面临着多重危机，威胁着我们的福祉和生存，这些危机需要两个最大和最强大的国家——中国和美国展开合作。

因此，旧金山劳工委员会决定敦促美国政府，拒绝全球冲突升级，转而寻求和平、不干涉主义，并与中国和其他国家进行合作。

——由旧金山劳工委员会代表《退伍军人争取和平决议》第 162 章成员大卫·威尔士（David Welsh）介绍。

为什么要对新型冠状病毒肺炎对中国和美国的影响进行比较

　　截至 2020 年 9 月公布的数据，美国约翰霍普金斯数据库报告目前有超过 700 万例新冠肺炎病例，其中包括 20 万例死亡病例，平均每周约有 5000 例死亡，系全世界最高。

　　然而，中国的总死亡人数仍低于 5000 人。

　　截至 2020 年 8 月 4 日，美国每百万人中有 484 例死亡，中国每百万人中有 3 例死亡。

　　2019 年 12 月 31 日，中国首次向世界卫生组织发出警告，称有潜在危险的新型冠状病毒。同一天中国只报告了 27 个感染病例，没有死亡病例。中国政府立即发起了全国抗疫动员，没有耽搁时间。

　　尽管已经有许多警告、医疗报告和每日新闻报道，美国疾病控制和预防中心什么也没有准备。该中心直到 2020 年 4 月 3 日，也就是 3 个月之后，才建议人们戴口罩。为什么美国总是准备不足？

2020 年 3 月 18 日至 4 月 10 日，美国超过 2200 万人失业，失业率飙升至 15%。但就在同一时间段里，美国亿万富翁的财富却增加了 2820 亿美元，几乎增加了 10%。①

过去 6 个月疫情大流行的发展历程证明了动员人民群众抗击疫情所产生的巨大能量。即使拥有更少的资源，但社会主义国家及其组织的大规模抗疫运动却能更有准备地保护它们的人民。

作为全球资本主义中心国家和维护私有财产利益的美国，尽管拥有更先进的技术，但其原本有竞争力的基础设施却在混乱中让人民群众完全没有任何防疫能力。

---

① 数据来源：政策研究所（Institute for Policy Studies）的数据。

本书文章来源 [①]

Abu-Jamal, M., 2020. "Things fall apart." [online] Available at: <http://iacenter.org/2020/04Z12/things-fall-apart/>

Abu-Jamal, M., 2020. "COVID-19: Weapons of mass incompetence." [online] Available at: <https://iacenter.org/2020/08/03/covid-19-weapons-of-mass-incompetence/>

Baraka, A., 2020. "COVID-19: The capitalist emperor has no clothes," [online] Black Agenda Report. Available at: <https://blackagendareport.com/covid-19-capitalist-emperor-has-no-clothes>

Baraka, A., 2020. "Trump wins! Completing Obama's pivot to Asia and the confrontation with China," [online] Black Agenda Report. Available at: <https://www.blacka-gendareport.com/trump-wins-completing-obamas-pivot- asia-and-confrontation-china>

[①] 所有网站文章皆于 2020 年 9 月 16 日访问。

Baspineiro, R., 2020. "Solidarity vs. sanctions in times of a global pandemic," 〔online〕Telesurenglish.net. Available at: <https://www.telesurenglish.net/analysis/COVID- 19-lnternational-Solidarity-vs.-Sanctions-in-Times-of- Global-Pandemic-20200415-0018.html>

Blumenthal, M., 2020. "The new Cold War with China has cost lives against Coronavirus," 〔online〕Chicago Reader. Available at: <https://www.chicagoreader.com/chicago/ coronavirus-china-us-response/Content?oid=78757637>

Brooks, C., 2020. "The hammer and the dance:Why reopening now will kill," 〔online〕Labor Notes. Available at: <https://labornotes.org/2020/05/ hammer-and-dance-why-reopening-now-will-kill>

Catalinotto, J., 2020. "COVID-19 exposes the U.S. Armed Forces," 〔online〕Workers World. Available at: <https:// www.workers.org/Z2020/04/47512/>

Catalinotto, J., 2020. "Washington's war drive bumps into COVID-19," 〔online〕Workers World. Available at: <https:// www.workers.org/2020/03/46877/>

Cho, J., 2020. "Corporate media ignore international cooperation as shortcut to coronavirus vaccine," 〔online〕FAIR. Available at: <https://fair.org/home/corporate-me- dia-ignore-international-cooperation-as-shortcut-to-coro- navirus-vaccine/>

Cho, J., 2020. "Debunking Trump and corporate media's WHO/China coverup conspiracy theories," 〔online〕FAIR. Available at: <https://fair.org/home/debunk-ing-trump-and-corporate-medias-who-china-cover- up-conspiracy-theories/>

Choi, C. and Kulkarni, M., 2020. "Verbal harassment, shunning and physical assaults," 〔online〕Chinese for Affirmative Action. Available at: <https://caasf.org/press-release/in-six-weeks-stop-aapi-hate-receives-over-1700-incident-reports-of-verbal-harassment-shun- ning-and-physical-assaults/>

Cole, D., 2020. "As COVID-19 deaths surge, evictions and raids resume," 〔online〕Workers World. Available at: <https://www.workers.org/2020/05/48964/>

Crissman, M., 2020. "Migrants in detention in Texas face COVID-19," 〔online〕Workers World. Available at: <https:// www.workers.org/2020/04/47542/>

Davis, S., 2020. "Health care for gender-oppressed people complicated by COVID-19," ［ online ］ Workers World. Available at: <https://www.workers.org/2020/03/47167/>

Deutschbein, C., 2020. "China pushes back U.S. empire of lies." ［ online ］ Available at: <https://iacenter. org/2020/08/01/china-pushes-back-u-s-empire-of-lies/>

Deutschbein, C., 2020. "Learning from COVID-19 responses in the U.S. and China（Slideshow）," ［ online ］ Available at: <https://iacenter.org/2020/07/27/learning-from-covid-19-responses-in-the-u-s-vs-china/>

Dunkel, G., 2020. "Racism, lack of jobs as workers face social pandemic," ［ online ］Workers World. Available at: <https://www.workers.org/2020/06/49363/>

Flounders, S., 2020. "China's socialist planning and COVID-19," ［ online ］ Workers World. Available at: <https:// www.workers.org/2020/04/47484/>

Flounders, S., 2020. "How socialist base helps China combat coronavirus," ［ online ］Workers World. Available at: <https://www.workers.org/2020/02/46128/>

Flounders, S., 2020. "Introduction to capitalism on a ventilator: Unfolding crisis - drawing conclusions." ［ online ］ Available at: <https://iacenter.org/2020/08/02/introduc- tion-to-capitalism-on-a-ventilator-unfolding-crisis-drawing-conclusion/>

Flowers, M., 2020. "The COVID-19 pandemic exposes deep flaws in America's broken healthcare system," ［ online ］ RT International. Available at: <https://www.rt.com/ op-ed/486842-covid-19-exposes-america-healthcare/>

Flowers, M., 2020. "The United States is where COVID-19 deaths are being under-reported," ［ online ］ PopularResistance.Org. Available at: <https://popular-resistance.org/the-united-states-is-where-covid-19- deaths-are-being-under-reported/>

Flowers, M., 2020. "The US's wave of hospital closures left us ill-equipped for COVID-19," ［ online ］ Truthout. Available at: <https://truthout.org/articles/the-uss-wave-of-hospi- tal-closures-left-us-ill-equipped-for-covid-19/>

Griswold, D., 2020. "Virus statistics reveal class truth," ［online］Workers World. Available at: <https://www. workers.org/2020/08/50409/>

Gutierrez, T., 2020. "Im/migrants and COVID-19: free them all now!"［online］Workers World. Available at: <https:// www.workers.org/2020/03/47138/>

Haiphong, D., 2020. "China and Cuba's medical internationalism is a shining example of global solidarity,"［online］Black Agenda Report. Available at: <https:// blacka- gendareport.com/china-and-cubas-medical-internation- alism-shining-example-global-solidarity>

Hanks, J., 2020. "China mobilizes to combat coronavirus,"［online］Workers World. Available at: <https://www. workers.org/2020/01/45847/>

Hanks, J., 2020. "Coronavirus highlights gap between socialist and capitalist responses,"［online］Workers World. Available at: <https://www.workers. org/2020/03/46803/>

Hayes, R., 2020. "Eyewitness China: How socialism is defeating COVID-19,"［online］FightBack! News. Available at: <http://www.fightbacknews.org/2020/4Z7/ eyewitness-china-how-socialism-defeating-covid-19>

Hayes, R., 2020. "Report from China: COVID-19 a tale of two systems,"［online］FightBack! News. Available at: <http://www.fightbacknews. org/2020/3Z17/ report-china-covid-19-tale-two-systems>

Idris, O., 2020. "New data examines political anti-Chinese rhetoric and anti-AAPI hate,"［online］Chinese for Affirmative Action. Available at: <https://caasf. org/ press-release/new-data-examines-political-anti-chi- nese-rhetoric-and-anti-aapi-hate/>

Kimberley, M., 2020. "Opposing war propaganda against China."［online］Available at: <http://iacenter. org/2020/08/02/no-the-new-cold-war/>

Kramer, M., 2020. "200 years of U.S. military deployments against China 1820-2020."［online］Available at: <https:// iacenter.org/2020/07/15/resource-section-200-years-of- u-s-military-deployments-against-china-1820-2020/>

Lee, S.H., 2020. "'U.S.'s Chernobyl': Why the U.S. failed miserably in the fight against COVID-19." 〔online〕Available at: <https://iacenter.org/2020/08/01/u-s-s-cher- nobyl-why-the-u-s-failed-miserably-in-the~fight-against- covid-19/>

Lee, S.H., 2020. "Corporate theft of COVID $$." 〔online〕Available at: <http://iacenter.org/2020/08/03/ corporate-covid-theft/>

Martinez, C., 2020. "Karl Marx in Wuhan: How Chinese socialism is defeating COVID-19," 〔online〕PopularResistance.Org. Available at: <https://popularre-sistance.org/karl-marx-in-wuhan-how-chinese-socialism- is-defeating-covid-19/>

McFarland, D., 2020. "China, COVID-19, and the 2020 presidential election," 〔online〕Massachusetts Peace Action. Available at: <https://masspeaceaction.org/china-covid-19-and-the-2020-presidential'election/>

Moorehead, M., 2020. "Not a riot - REBELLION!" 〔online〕Workers World. Available at: <https://www.workers. org/2020/06/49079/>

Moorehead, M., 2020. "Racism, COVID-19 and Black people," 〔online〕Workers World. Available at: <https:// www.workers.org/2020/04/47525/>

Neeley, L., 2020. "China and Cuba lead in curbing pandemic," 〔online〕Workers World. Available at: <https:// www.workers.org/2020/03/47171/>

Nhan, N., and M. Ratner, 2020. "On Socialist Vietnam's response to COVID-19," 〔online〕Workers World. Available at: <https://www.workers. org/2020/08/50904/>

Noh, K., 2020. "Yellow-caking an epidemic: New York Times spreads the virus of hatred, again," 〔online〕MR Online. Available at: <https://mronline. org/2020/03/05/ yellow-caking-an-epidemic/>

Piette, Betsey, 2020. "Fossil fuel money funds 'back to work' movement," 〔online〕Workers World. Available at: < https ://www. workers. org/2020/05/48934/>

Prashad, V., 2020. "The US military is hell-bent on trying to overpower China," 〔online〕Peoples Dispatch. Available at: <https://peoplesdispatch.

org/2020/05/12/the-us-mili- tary-is-hell-bent-on-trying-to-overpower-china/>

Prashad, V., Weiyan Zhu, and Du Xiaojun, 2020. "Truth and propaganda about coronavirus," [online] Independent Media Institute. Available at: <https:// independentmedi- ainstitute.org/growing-xenophobia-against-china-in-the- midst-of-coronashock/>

Robinson, A., 2020. "Georgia 'reopens' with questionable data," [online] Workers World. Available at: <https://www. workers.org/2020/05/48959/>

Sheehan, C., 2020. "The scandal of eldercide." [online] Justice For COVID-19 Eldercide. Available at: <https://justice- for covid-19 eldercide.com/the-scandal-of-eldercide/>

Smith, S., 2020. "China's solidarity aid to the world during the corona pandemic," [online] Chicago ALBA Solidarity. Available at: <https:// chicagoalbasolidarity. wordpress.com/2020/05/13/chinas-international-solidari- ty-aid-to-the-world-during-the-corona-pandemic/>

South African Communist Party, 2020. "SACP supports extraordinary China-Africa summit against COVID-19 (SACP supports the progressive thrust of the outcome of the extraordinary China-Africa summit on solidarity against COVID-19)." [online] Available at: <https://www.sacp.org.za/ content/sacp-supports-progressive-thrust-outcome-extraor- dinary-china-africa-summit-solidarity>

Vandepitte, M., 2020. "Corona crash. You ain't seen nothing yet," [online] Workers World. Available at: <https://www. workers.org/2020/03/47268/>

Walsh, J., 2020. "China's COVID reporting truthful, contrary to US rhetoric," [online] Asia Times. Available at: <https://asiatimes.com/2020/04/ chinas-covid-reporting-truthful-contrary-to-us-rhetoric/>

Zeese, K., and M. Flowers, 2020. "Pivot to peace must replace US pivot to war with China," [online] Popular Resistance. Available at: <https://popularresistance. org/ pivot-to-peace-must-replace-us-pivot-to-war-with-china/>